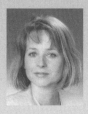

Dr. Ulla Beushausen
- Professorin für Logopädie an der Fachhochschule Hildesheim
- Psycholinguistin (M.A.)
- Staatlich geprüfte Logopädin
- Langjährige therapeutische Erfahrung mit kindlichen Stimmstörungen

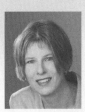

Claudia Haug
- Ärztin im Praktikum
- Promotion an der Abteilung für Biometrie der Medizinischen Hochschule Ulm
- Staatlich geprüfte Logopädin
- Langjährige therapeutische Erfahrung mit kindlichen Stimmstörungen

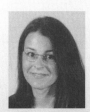

Monika M. Thiel
Herausgeberin von »Praxiswissen Logopädie«
- Studium der Theologie in Tübingen und Münster
- Ausbildung zur Logopädin in Köln
- Mehrjährige klinische Tätigkeit als Logopädin in Bremerhaven und Frankfurt/Main, parallel Dozententätigkeit
- Forschungsaufenthalt in New York City
- Mehrjährige Tätigkeit als Lehrlogopädin und Leitende Lehrlogopädin an der Staatlichen Berufsfachschule für Logopädie an der Universität München
- Ausbildung in systemischer Supervision/Praxisanleitung
- Seit 2002 selbstständige Tätigkeit als Logopädin

Praxiswissen Logopädie

Herausgegeben von Monika M. Thiel

Springer
Berlin
Heidelberg
New York
Hongkong
London
Mailand
Paris
Tokio

Ulla Beushausen
Claudia Haug

Kindliche Stimmstörungen

Mehrdimensionale Diagnostik und Therapie

Mit einem Geleitwort von Gerhard Böhme

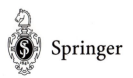

Professor Dr. Ulla Beushausen
Fachhochschule Hildesheim, Fachbereich Logopädie
Tappenstraße 55
31134 Hildesheim
e-mail: ulla.beushausen@fh-hildesheim.de

Claudia Haug
Keplerweg 9
87700 Memmingen
e-mail: c.g.haug@t-online.de

Monika M. Thiel
Theklastraße 1
80469 München
e-mail: thielmonika@mail.com

ISBN 3-540-42869-0 Springer-Verlag Berlin Heidelberg New York

Bibliografische Information Der Deutschen Bibliothek
Die Deutsche Bibliothek verzeichnet diese Publikation in der Deutschen Nationalbibliografie; detaillierte bibliografische Daten sind im Internet über <http://dnb.ddb.de> abrufbar.

Dieses Werk ist urheberrechtlich geschützt. Die dadurch begründeten Rechte, insbesondere die der Übersetzung, des Nachdrucks, des Vortrags, der Entnahme von Abbildungen und Tabellen, der Funksendung, der Mikroverfilmung oder der Vervielfältigung auf anderen Wegen und der Speicherung in Datenverarbeitungsanlagen, bleiben, auch bei nur auszugsweiser Verwertung, vorbehalten. Eine Vervielfältigung dieses Werkes oder von Teilen dieses Werkes ist auch im Einzelfall nur in den Grenzen der gesetzlichen Bestimmungen des Urheberrechtsgesetzes der Bundesrepublik Deutschland vom 9. September 1965 in der jeweils geltenden Fassung zulässig. Sie ist grundsätzlich vergütungspflichtig. Zuwiderhandlungen unterliegen den Strafbestimmungen des Urheberrechtsgesetzes.

Springer-Verlag Berlin Heidelberg New York
ein Unternehmen der BertelsmannSpringer Science+Business Media GmbH

http://www.springer.de/medic-de/buecher/index.html

© Springer-Verlag Berlin Heidelberg 2003
Printed in Germany

Die Wiedergabe von Gebrauchsnamen, Warenbezeichnungen usw. in diesem Werk berechtigt auch ohne besondere Kennzeichnung nicht zu der Annahme, daß solche Namen im Sinne der Warenzeichen- und Markenschutzgesetzgebung als frei zu betrachten wären und daher von jedermann benutzt werden dürften.

Produkthaftung: Für Angaben über Dosierungsanweisungen und Applikationsformen kann vom Verlag keine Gewähr übernommen werden. Derartige Angaben müssen vom jeweiligen Anwender im Einzelfall anhand anderer Literaturstellen auf ihre Richtigkeit überprüft werden.

Umschlaggestaltung: deblik Berlin
Layout: deblik Berlin
Satz: medio Technologies AG, Berlin
Gedruckt auf säurefreiem Papier   22/3160/is – 5 4 3 2 1 0

Geleitwort

Stimmtherapie mit Kindern ist eine wichtige interdisziplinäre Aufgabe. Wenn man von den organischen Stimmstörungen absieht, gelten funktionelle Stimmstörungen im Kindesalter generell als schwer therapierbar.

Nach Darstellung der Grundlagen von organischen Stimmstörungen erörtern die Autorinnen die phoniatrisch-logopädische Diagnostik und schwerpunktbetont ihren mehrdimensionalen therapeutischen Ansatz bei funktionellen Stimmstörungen. Dabei empfehlen Sie neben einer Beachtung des Stimm-Mißbrauches besonders entwicklungsbedingte, psychische, familiäre und soziale Faktoren.

Die informative Monographie zeigt eine klare Strukturierung. Angereichert ist die Darstellung mit instruktiven Tabellen und informativen Abbildungen. Das therapeutische Vorgehen wird abwechslungsreich und motivierend beschrieben und auf den praktischen Bedarf abgestimmt. Einen wesentlichen Teil der Therapie bilden Familiengespräche. Ausführlich werden von den Autorinnen Bausteine stimmtherapeutischer Übungen und ein Kommunikationstraining beschrieben. Auch subjektive und objektive Erfolgskontrollen werden erörtert.

Mehrere Anamnese- und Diagnostikbögen sowie Elterninformation sind von praktischer Relevanz und runden die umfangreiche Darstellung der Stimmtherapie mit Kindern ab. Der Interessierte kann sich anhand von zahlreichen beigefügten Literaturstellen weiterführend informieren.

Die Monographie erfüllt die Qualitätskriterien für ein Lehrbuch. Das praxisbezogene Buch kann allen Berufsgruppen uneingeschränkt empfohlen werden, die sich mit der Stimmtherapie im Kindesalter beschäftigen. Das gilt besonders für Logopäden und Studierende der Lehranstalten für Logopädie.

Professor Dr. Gerhard Böhme
München, im Mai 2003

Vorwort

Heiserkeit, Aphonie, gepresste Stimmgebung und Sprechanstrengung sind typische Symptome, die Kinder mit Stimmstörungen zum Hals-, Nasen-, Ohrenarzt, zum Phoniater oder zum Kinderarzt und danach zur Logopädin oder Sprachtherapeutin* führen. Meist treten die kindlichen Stimmstörungen in Form von hyperfunktionellen Stimmstörungen (Dysphonien) oder Stimmlippenknötchen auf. Im Vorschul- und Grundschulalter sind (mit zunehmender Tendenz besonders in städtischen Gebieten) etwa 20–30% der Kinder von Stimmstörungen betroffen.

Ein von einer Stimmstörung betroffenes Kind ist in seiner verbalen Kommunikationsfähigkeit beeinträchtigt. Nicht selten leidet es unter sozialen Kontaktstörungen, da gestörte Stimmen beim Hörer Widerstands- und Abwehrreaktionen (z.B. Antipathie, Nachlassen der Konzentration) auslösen oder Sprechängste bei den betroffenen Kindern hervorrufen. Auch für die spätere Berufswahl und Berufsausübung spielt eine funktionstüchtige Stimme eine erhebliche Rolle.

Die meisten der bisher veröffentlichten Empfehlungen oder Therapiekonzepte zielen darauf ab, dem Kind sein stimmmissbräuchliches Verhalten abzuerziehen und eine physiologische Stimmgebung zu erarbeiten.

Wir machten im Rahmen unserer logopädischen Tätigkeit die Erfahrung, dass die schwerpunktmäßige Arbeit **direkt am Symptom allein** nicht dauerhaft zum Erfolg führt. Die Eltern der betroffenen Kinder versuchen ohnehin schon lange, bevor sie sich an Spezialisten wenden, das Kind zu einem schonenderen Umgang mit seiner Stimme anzuhalten. Die geforderte Selbstkontrolle, auf der viele Therapiekonzepte aufbauen, ist von den betroffenen Kindern aber nur schwer einzuhalten. Besonders kleine Patienten im Vorschulalter und in den ersten Schulklassen sind kaum in der Lage, in dem Maße Einfluss auf ihre Stimme zu nehmen, wie es für den Ablauf eines stimmgesundenden Prozesses nötig wäre.

Die Stimmstörung des Kindes sollte deshalb vielmehr in ihrem komplexen Ursachengefüge betrachtet werden. Neben stimmmissbräuchlichem Verhalten spielen **entwicklungsbedingte, psychische, familiäre** und **soziale Faktoren** für die Entstehung und Aufrechterhaltung der Stimmstörung eine wichtige Rolle.

Vor diesem Hintergrund verlangt eine effektive Therapie kindlicher Dysphonien ein Herangehen an das Störungsbild von unterschiedlichen Seiten im Sinne eines **multimodalen Therapieansatzes**. Medizinische und psychosoziale Sichtweisen sollten sich dabei sinnvoll ergänzen. Zentrales Ziel des hier vorgestellten Therapieverfahrens ist es, die einzelnen Verursachungsfaktoren zu beeinflussen – vor allem auch unter Mitarbeit der betroffenen Familie.

---

* Für diese Berufsbilder verwenden wir im gesamten Buch die weibliche Form. Selbstverständlich sind dabei immer auch unsere männlichen Kollegen gemeint.

Besonders im **Vorschulalter** gilt die kindliche funktionelle Dysphonie als schwer therapierbar. Gerade aber für diese Altersstufe eignet sich der von uns verfolgte Ansatz auf sehr wirksame Weise. Um zu vermeiden, dass sich pathologische Stimmgebungsmuster immer mehr verfestigen, plädieren wir deshalb für eine möglichst frühe logopädische Intervention bei stimmgestörten Kindern und ihren Familien.

Ulla Beushausen und Claudia Haug
Hildesheim und Memmingen im Oktober 2002

Inhalt

1	**Was ist eine kindliche Stimmstörung?**	**1**		**3**	**Diagnostik der kindlichen hyperfunktionellen Dysphonie**	**29**
1.1	Anatomische und physiologische Grundlagen der Kinderstimme	2		3.1	Einleitung und Überblick	30
1.1.1	Anatomie und Lage des Kehlkopfs	2		3.2	Anamnese bei kindlicher Dysphonie	31
1.1.2	Stimmfunktion	2		3.2.1	Aktuelle Stimmproblematik	32
1.2	Definition der kindlichen Stimmstörung	3		3.2.2	Entwicklungsbereiche	32
				3.2.3	Familiäre Faktoren	34
1.3	Nicht funktionelle kindliche Dysphonien	4		3.2.4	Soziale Faktoren	35
1.3.1	Entzündliche Veränderungen	4		3.2.5	Sozial-kommunikative Faktoren	36
1.3.2	Larynxanomalien	5		3.3	Befunderhebung bei kindlicher Dysphonie	38
1.3.3	Larynxpapillomatosen	6		3.3.1	Stimmstatus	39
1.3.4	Stimmlippenzysten	7		3.3.2	Entwicklungsbereiche	44
1.3.5	Stimmlippenpolypen	7				
1.3.6	Stimmlippenparesen	7		**4**	**Therapieverfahren**	**47**
1.3.7	Stimmstörungen im Rahmen komplexer Erkrankungen und Syndrome	8		4.1	Kontroversen zur Therapie kindlicher Stimmstörungen	48
				4.1.1	Medizinische Sichtweise	48
1.3.8	Reflux	9		4.1.2	Verhaltenstherapeutische Ansätze	49
1.3.9	Hormonell bedingte Stimmstörungen	9		4.1.3	Kommunikationstherapeutische Ansätze	50
1.3.10	Traumatisch bedingte Dysphonien	9		4.1.4	Mehrdimensionale Ansätze	50
1.4	Funktionelle kindliche Dysphonien	10		4.1.5	Systemische Ansätze	51
1.4.1	Häufigkeit der kindlichen funktionellen Dysphonie	11		4.1.6	Zusammenfassung	51
				4.2	Kriterien eines mehrdimensionalen Ansatzes	53
1.4.2	Erscheinungsbild der kindlichen hyperfunktionellen Dysphonie	13		4.2.1	Ursachenorientierte Therapieplanung	53
				4.2.2	Therapiebereiche	54
2	**Ätiologie der kindlichen hyperfunktionellen Dysphonie**	**17**		4.2.3	Therapieende	54
2.1	Ätiologie aus medizinischer Sicht	18		4.3	Therapieschwerpunkte und Therapieplanung	55
2.2	Ätiologie aus psychosozialer und entwicklungsphysiologischer Sicht	18		4.3.1	Einflussfaktoren	55
2.2.1	Das Kind	19		4.3.2	Beispiele für Therapieentscheidungen	55
2.2.2	Soziale Faktoren	22				
2.2.3	Familiäre Einflüsse	23		**5**	**Die Therapie bei kindlichen Stimmstörungen**	**63**
2.3	Ursachen im Modell	25				
2.4	Prognose der kindlichen hyperfunktionellen Dysphonie	26		5.1	Mehrdimensionales Vorgehen	64

5.2	Setting der Therapie	65	8.2	Bausteine des Kommunikationstrainings	111
5.2.1	Qualitätssicherung	65	8.2.1	Baustein Wahrnehmung	111
5.2.2	Selbstverständnis der Therapeutin	66	8.2.2	Baustein Fertigkeiten	113
5.2.3	Die Rolle der Therapeutin in der Therapie	66	8.2.3	Baustein Bewältigungsstrategien	114
5.3	Prognose und Grenzen der Therapie	67	8.3	Gruppentraining	115
			8.3.1	Modelllernen im Rollenspiel	116
			8.3.2	Coaching/Prompting im Rollenspiel	116
6	**Therapiebereich Familiengespräche**	**69**	8.3.3	Kognitive Verfahren im Rollenspiel	117
6.1	Theoretische Grundlagen	70	8.3.4	Shaping im Rollenspiel	117
6.2	Kommunikative Voraussetzungen	72	8.3.5	Verhaltensübung in vivo	117
6.3	Phasen eines Familiengesprächs	74	8.3.6	Die Phasen eines Rollenspiels	118
6.4	Prinzipien der Familiengespräche	76			
6.5	Themenbausteine der Familiengespräche	77	**9**	**Fallbeispiel**	**121**
6.5.1	Informationsaustausch	78	9.1	Ausgangssituation	122
6.5.2	Ursachenmodell	78	9.2	Hypothesen zur Verursachung	122
6.5.3	Wahrnehmungsschulung	79	9.2.1	Das Kind	122
			9.2.2	Die Familie	124
			9.2.3	Das soziale Umfeld	124
7	**Therapiebereich stimmtherapeutische Übungen**	**83**	9.3	Therapieverlauf	124
7.1	Ziele stimmtherapeutischer Übungen	84	9.3.1	Familiengespräche	124
7.2	Bausteine stimmtherapeutischer Übungen	88	9.3.2	Therapiestunden mit dem Kind	127
7.2.1	Baustein Wahrnehmung	90	9.4	Befunde nach Abschluss der Behandlung	129
7.2.2	Baustein Tonusregulation	92			
7.2.3	Baustein Atmung	95	**10**	**Erfolgskontrollen in der Praxis**	**131**
7.2.4	Baustein Phonation	97	10.1	Dokumentationsverfahren und Bewertungskriterien	132
7.2.5	Baustein Artikulation	101	10.1.1	Phoniatrischer Befund	133
7.2.6	Baustein Training einzelner Fertigkeiten	101	10.1.2	Logopädischer Befund	133
			10.1.3	Perzeptive Stimmanalyse	135
			10.1.4	Akustische Stimmanalyse	138
8	**Therapiebereich Kommunikationstraining**	**105**	10.2	Therapiestudien	142
			10.3	Anwendbarkeit in der Praxis	147
8.1	Studien zu sozialkommunikativen Defiziten	106	**11**	**Anhang**	**151**
8.1.1	Das Modell sozialkommunikativer Kompetenz	108	11.1	Anamnesebögen zur kindlichen Dysphonie	153
8.1.2	Wahrnehmung sozialkommunikativer Kompetenz	109	11.1.1	Anamnesebogen I: Aktuelle Stimmproblematik	153
8.1.3	Ursachen sozialkommunikativer Defizite	110	11.1.2	Anamnesebogen II: Entwicklungsbereiche	155
			11.1.3	Anamnesebogen III: Familiäre Faktoren	157

11.1.4	Anamnesebogen IV: Psychosoziale Faktoren	158	11.5.4	Welche Folgen hat eine Stimmstörung? 171
11.1.5	Anamnesebogen V: Sozialkommunikative Faktoren ...	159	11.6	Elterninformation: Motorische Entwicklung 171
11.2	Diagnostikbögen zur kindlichen Dysphonie	160	11.7	Elterninformation: Spiele zur motorischen Förderung 171
11.2.1	Diagnostikbogen I: Stimmstatus – Perzeptive Beurteilung	160	11.7.1	Grobmotorische Spiele 171
			11.7.2	Feinmotorische Spiele 172
11.2.2	Diagnostikbogen II: Stimmstatusfunktionsprüfung	162	11.7.3	Mundmotorische Spiele 173
			11.8	Informationen für Chorleiterinnen und Pädagoginnen 174
11.2.3	Diagnostikbogen III: Entwicklungsbereiche	163	11.8.1	Stimmcheck: Ihre eigene Stimme . 174
11.3	Elterninformation: Stimme	165	11.8.2	Stimmhygiene 175
11.3.1	Die Stimme – wie funktioniert sie eigentlich?	165	11.9	Arbeitsblätter für Familiengespräche 176
11.3.2	Wissenswertes rund ums Thema Stimme	165	11.9.1	Ursachenmodell 176
			11.9.2	Leitfaden für Familiengespräche .. 176
11.4	Elterninformation: Stimmentwicklung des Kindes	168	11.9.3	Phasen eines Familiengesprächs .. 177
			11.9.4	Anregungen für die Familie 177
11.5	Elterninformation: Stimmstörungen bei Kindern	169	11.10	Beobachtungsbögen 178
11.5.1	Ab wann spricht man von einer Stimmstörung?	169	**12**	**Literatur** **179**
11.5.2	Was passiert bei einer Stimmstörung im Kehlkopf?	170	**13**	**Sachverzeichnis** **183**
11.5.3	Medizinische Befunde bei Stimmstörungen	170		

Was ist eine kindliche Stimmstörung?

1.1	**Anatomische und physiologische Grundlagen der Kinderstimme**	**– 2**
1.1.1	Anatomie und Lage des Kehlkopfs	– 2
1.1.2	Stimmfunktion	– 2
1.2	**Definition der kindlichen Stimmstörung**	**– 3**
1.3	**Nicht funktionelle kindliche Dysphonien**	**– 4**
1.3.1	Entzündliche Veränderungen	– 4
1.3.2	Larynxanomalien	– 5
1.3.3	Larynxpapillomatosen	– 6
1.3.4	Stimmlippenzysten	– 7
1.3.5	Stimmlippenpolypen	– 7
1.3.6	Stimmlippenparesen	– 7
1.3.7	Stimmstörungen im Rahmen komplexer Erkrankungen und Syndrome	– 8
1.3.8	Reflux	– 9
1.3.9	Hormonell bedingte Stimmstörungen	– 9
1.3.10	Traumatisch bedingte Dysphonien	– 9
1.4	**Funktionelle kindliche Dysphonien**	**– 10**
1.4.1	Häufigkeit der kindlichen funktionellen Dysphonie	– 11
1.4.2	Erscheinungsbild der kindlichen hyperfunktionellen Dysphonie	– 13

1.1 Anatomische und physiologische Grundlagen der Kinderstimme

> Im Folgenden werden **Besonderheiten** der Anatomie des kindlichen Kehlkopfs und einige Aspekte der Funktion der Kinderstimme beschrieben. Die besonderen Eigenheiten werden in Bezug zur Anatomie und Physiologie des erwachsenen Kehlkopfes erläutert. Die wesentlichen Unterschiede werden aufgezeigt.

1.1.1 Anatomie und Lage des Kehlkopfs

Zu den anatomischen und physiologischen Grundlagen des Kehlkopfes bei Erwachsenen wird auf die entsprechende Literatur zur Erwachsenen-Stimmtherapie verwiesen (z.B. Hammer 2002). Im Anhang dieses Buchs (▶ Kap. 11.3 bis 11.5, »Elterninformation«) finden sich allgemein verständliche Erklärungen zu den Vorgängen bei Phonation und Artikulation, zur Stimmentwicklung des Kindes und zur Entstehung von Stimmstörungen.

Besonderheiten des kindlichen Kehlkopfs
- Der kindliche Kehlkopf ist gegenüber dem des Erwachsenen **kleiner**: Die **Stimmlippen** des Kindes sind wesentlich **kürzer** als die des Erwachsenen. So nimmt die Stimmlippenlänge bei Männern während der Mutation um 10 mm, bei Frauen um 3–4 mm zu.
- Der **Winkel**, den die beiden Schildknorpelflächen bilden, liegt beim Kind (und bei der Frau) bei ca. **120 Grad**. Im Laufe der Mutation wird er sich bei Männern auf 90 Grad verkleinern (Wendler u. Seidner 1987).
- Der Kehlkopf des Kindes liegt im Vergleich zum erwachsenen noch wesentlich **höher**. Während beim Säugling der Ringknorpel in etwa auf die Höhe des 5. Halswirbels projiziert ist, befindet sich dieser beim 15- bis 17-jährigen Menschen bereits einen Wirbel tiefer. Im Greisenalter liegt dieser dann noch etwas tiefer (physiologischer Deszensus; vgl. Rohen 1992).

1.1.2 Stimmfunktion

Nach Erkenntnissen von Siegert (1972) und Sedlackova (1961) können die Abläufe des **Schwingungsverhaltens der Stimmlippen** im Erwachsenenalter nicht ohne Einschränkungen auf das bei Kindern übertragen werden. Hiernach können auch bei stimmgesunden Kindern Schlussinsuffizienzen oder verkürzte Amplituden vorliegen.

Besonderheiten der kindlichen Stimmfunktion
Die Kleinheit des Organs, aber auch die noch nicht vollständige Ausdifferenzierung der phonatorischen Fähigkeiten bringen eine im Vergleich zum Erwachsenen höhere mittlere Sprechstimmlage, einen geringeren Stimmumfang und eine geringere Dynamikbreite mit sich (vgl. Wendler u. Seidner 1987; Kittel 1989):
- Die mittlere Sprechstimmlage beim Kind liegt zwischen a und d'.
- Der Stimmumfang eines dreijährigen Kindes beträgt in etwa eine Oktave von h–h'. Bis zum 7. Lebensjahr nimmt dieser zu auf einen Umfang von f–g'' (vgl. hierzu ◘ Tabelle 1, ▶ Kap. 3.3 »Befunderhebung bei kindlicher Dysphonie«).
- Die Dynamikbreite bei Kindern beträgt in etwa 5–12 dB (zum Vergleich: die des Erwachsenen beträgt durchschnittlich 27 dB).
- Die Tonhaltedauer sollte bei einem Vorschulkind mehr als 10 Sekunden betragen.

> **Zusammenfassung**
> Die **Unterschiede** zwischen kindlichem Kehlkopf und dem des Erwachsenen:
> - Der kindliche Kehlkopf ist **kleiner** und **liegt höher**.

- **Dynamikbreite** und **Stimmumfang** sind bei Kindern geringer.
- Die mittlere Sprechstimmlage liegt höher als bei Erwachsenen.
- Das **Schwingungsverhalten der Stimmlippen** bei Erwachsenen lässt sich nur mit Einschränkung auf die Geschehnisse im kindlichen Kehlkopf übertragen.

1.2 Definition der kindlichen Stimmstörung

Neben einer Definition kindlicher Stimmstörungen werden unterschiedliche Formen des Störungsbildes mit klinischem Erscheinungsbild und möglicher therapeutischer Intervention aufgezeigt. Die hier vorgenommene Unterteilung der Erscheinungsformen in **nicht funktionelle** und **funktionelle kindliche Dysphonien** orientiert sich an der **Praktikabilität** für den logopädischen Alltag.

❗ Beachte

Eine kindliche Stimmstörung kann ganz allgemein definiert werden als eine über längere Zeit bestehende Beeinträchtigung des Stimmklanges oder eine Beeinträchtigung des Phonationsvorganges.

- Die Beeinträchtigung des Stimmklanges kann sich in einer rauen, heiseren, gepressten oder verhauchten Stimmqualität darstellen.
- Die akustische Symptomatik kann von einem unphysiologisch hohen oder reduzierten Krafteinsatz bei Phonation begleitet sein oder von Missempfindungen bei Phonation.
- Alle Symptome können auch isoliert auftreten.
- Begleitet wird diese Beeinträchtigung des Stimmklanges häufig durch eine verminderte stimmliche Leistungsfähigkeit, was die Belastbarkeit, das Volumen oder den Stimmumfang betrifft.

Den hier beschriebenen Beeinträchtigungen des Stimmklanges und der Leistungsfähigkeit der Kinderstimmen können (auch im weiteren Sinne) primär nicht funktionelle und funktionelle[1] Ursachen zugrunde liegen.

Stimmstörungen mit **nicht funktioneller** Ursache bedürfen meist **vorrangig** einer anderen Behandlungsform, **sekundär** kann aber eine logopädische Intervention nötig werden. Störungsbilder mit **funktioneller** Ursache fallen meist **primär** in den Behandlungsbereich von Logopädinnen und Sprachtherapeutinnen.

Dieses Buch beschäftigt sich vorrangig mit der Therapie der **funktionellen kindlichen Dysphonie**. Dass auch nicht funktionelle Ursachen für Dysphonien vorliegen können (z. B. plötzlich auftretende idiopathische Paresen, hormonelle Störungen etc.), sollte der behandelnden Logopädin unbedingt bekannt sein, um ein noch nicht komplett diagnostiziertes Kind an geeigneter Stelle vorzustellen. Auf diese Weise kann durch eine aufmerksame Therapeutin eine für das Kind inadäquate Therapie in die falsche Richtung mit hohem Zeit- und Kostenaufwand vermieden werden.

Die Zusammenarbeit von Phoniatern, Kinderärzten und Logopädinnen, im Sinne einer exakten Diagnostik ist bei kindlichen Stimmstörungen unerlässlich.

In ▶ Kap. 1.3 und 1.4 wird ein Überblick über einzelne Formen und Ursachen für Dysphonien gegeben. Im Hinblick auf die logopädische

---

[1] In diesem Buch wird ein ursachenorientiertes Vorgehen in der Behandlung vorgestellt. Analog ist auch die hier gewählte Einteilung ursachenorientiert. Diese kann an manchen Stellen von Einteilungen in gängigen Phoniatrielehrbüchern, in denen streng nach Vorliegen oder Nichtvorliegen morphologischer Veränderungen eingeteilt wird, abweichen.

Tätigkeit bietet sich die Einteilung in **funktionelle Dysphonien** und **nicht funktionelle Dysphonien** an. Die hier vorgestellte Unterteilung orientiert sich auch am Interventionsbedarf durch Logopädinnen und Sprachtherapeutinnen und der Relevanz im logopädischen Alltag. Überlappungen der Teilbereiche sind möglich und nicht selten. Nicht immer ist die Zuweisung unstrittig.

> **Zusammenfassung**
> - **Kennzeichen der kindlichen Dysphonie:** veränderter Stimmklang, der mit Missempfinden, Sprechanstrengung und einer Leistungsminderung der Stimme einhergehen kann.
> - Die Symptomatik kann **funktionell** oder **nicht funktionell bedingt** sein.
> - Die behandelnde Therapeutin kann durch ihr verantwortungsbewusstes Handeln dazu beitragen, dem Kind eine für das entsprechende Störungsbild **passende, adäquate Therapie** zukommen zu lassen.

1.3 Nicht funktionelle kindliche Dysphonien

Bei den nicht funktionellen Dysphonien finden sich **lokale Veränderungen** oder **Veränderungen von Strukturen**, die die Stimmgebung beeinflussen (z. B. nerval, hormonell). Diese Veränderungen erklären teilweise den pathologischen Stimmklang. Ohne Anspruch auf Vollständigkeit werden im Folgenden Beispiele für solche **Veränderungen im Larynxbereich** aufgeführt. Es werden in diesem Kapitel auch einige **Erkrankungen** vorgestellt, die im Zusammenhang mit komplexen Veränderungen Stimmstörungen mit sich bringen können.

> **Übersicht 1.1.**
> Formen vorwiegend nichtfunktioneller Dysphonien
>
> Man unterscheidet:
> - entzündliche Veränderungen,
> - Larynxanomalien,
> - Larynxpapillomatose,
> - Stimmlippenzysten,
> - Stimmlippenpolypen,
> - Stimmlippenparese,
> - Dysphonien im Rahmen chromosomaler Veränderungen,
> - Dysphonien auf dem Boden eines gastroösophopheagealen Refluxes,
> - hormonell bedingte Stimmstörungen,
> - traumatisch bedingte Dysphonien,
> - entzündliche Veränderungen

In **Übersicht 1.1** sind nicht funktionelle Dysphonien aufgelistet (vgl. Böhme 1997; Biesalski u. Frank 1982; Kittel 1989; Sopko 1986; Wendler et al. 1996).

1.3.1 Entzündliche Veränderungen

Akute Laryngitis

Bei einer akuten Laryngitis klingt die Stimme heiser oder rau bis hin zur völligen Aphonie. Die Stimmsymptomatik kann von Schmerzen oder Missempfindungen im Larynxbereich begleitet sein, die spontan, aber auch bei Phonation auftreten.

Das Krankheitsbild kann durch Viren, Bakterien, Strahlung, mechanische oder allergische Reizung hervorgerufen werden. Es kommt lokal zu einer Schleimhautirritation der Stimmlippen und des umliegenden Gewebes. Diese Schleimhautirritation stellt sich in einer vermehrten Gefäßzeichnung (Rötung), Schleimauflagerung oder Schwellung der betroffenen

Stimmlippen dar. Derartige Veränderungen führen zu einer Beeinträchtigung des Schwingungsverhaltens, und die Randkantenverschiebung wird beeinflusst, was den veränderten Stimmklang erklärt.

Anmerkungen zur Therapie. In erster Linie ist Stimmruhe anzuraten. Ist die absolute Stimmruhe nicht umsetzbar, gilt es, vor allem lange Sprechsequenzen und das Sprechen in lauter Umgebung zu vermeiden. Begleitend können Inhalationen oder eine medikamentöse, antiphlogistische Therapie durchgeführt werden. Inhalative Noxen (Nikotin, reizende Dämpfe etc.) sollten gemieden werden. Die akute Symptomatik klingt in der Regel im Laufe einer Woche ab. Eine über längere Zeit bestehende Heiserkeit bedarf der entsprechenden fachärztlichen Diagnostik. Eine nicht ausgeheilte Laryngitis kann zu einer Schwäche des M. vocalis mit weiter bestehenden Stimmproblemen führen. In diesem Fall ist eine logopädische Therapie unerlässlich.

1.3.2 Larynxanomalien

Dazu gehören anlagebedingte oder erworbene Veränderungen im Larynxbereich.

Larynxhypoplasien

Die Stimme klingt bei einer Larynxhypoplasie dünn und hoch. Der Kehlkopf ist hier im Bezug zur Körpergröße zu klein angelegt.

Anmerkungen zur Therapie. Eine logopädische Therapie kann dazu beitragen, unter den gegebenen anatomischen Voraussetzungen die Stimme so ökonomisch wie möglich einzusetzen.

Kehlkopfasymmetrien

Asymmetrien im Kehlkopfaufbau sind relativ häufig. Ein asymmetrischer Kehlkopf bringt jedoch nicht zwingend eine pathologische Stimme oder Beschwerden mit sich. Dysphonien, eine veränderte mittlere Sprechstimmlage (vgl. ▸ Kap. 3.3.1 »Stimmstatus«), Stimmermüdung oder Missempfindungen können aber Symptome der Asymmetrie sein.

Bei der phoniatrischen Untersuchung stellt sich diese Asymmetrie unterschiedlich dar, z.B. in Form eines Glottisschiefstandes, eines Niveauunterschiedes der Stimmlippen, einer unterschiedlichen Breite der Stimmlippen, einer einseitigen Taschenfaltenhyperplasie oder in Form des Aryüberkreuzungsphänomens bzw. der Überkreuzung oder Asymmetrie der Tubercula corniculata (Höckerchen in der aryepiglottischen Falte über den Santorini-Knorpeln) oder Tubercula cuneiforme (Höckerchen in der aryepiglottischen Falte über den Wrisberg-Knorpeln) (Böhme 1997). Das Erkennen der beschriebenen Phänomene kann sich mitunter schwierig gestalten und ergänzend zur lupenlaryngoskopischen und stroboskopischen Untersuchung möglicherweise eine bildgebende Diagnostik erfordern.

Anmerkungen zur Therapie. Im Falle von Beschwerden kann u.a. eine logopädische Therapie in Erwägung gezogen werden. Hierbei sollte unter Berücksichtigung der durch die veränderte Anatomie gesetzten Grenzen eine möglichst ökonomische Stimmgebung angestrebt werden. Wichtig ist weiterhin das Vermeiden unphysiologischer, ineffektiver Stimmgebungsmuster.

Stimmlippensynechien bzw. Diaphragma laryngis

Bei diesem Störungsbild kann die mittlere Sprechstimmlage erhöht sein (vgl. ▸ Kap. 3.3.1 »Stimmstatus«) und die Stimme dünn und verhaucht klingen.

Die Stimmlippen sind hier über eine gewisse Länge im Bereich der vorderen Anteile zusammengewachsen oder durch die Ausbildung eines Segels miteinander verbunden. Diese Form der Anomalie kann angeboren oder erworben sein

(z. B. nach Intubation, operativen Eingriffen im Bereich der vorderen Kommissur z. B. bei Kehlkopfpapillomatose usw.). Durch die damit verbundene Verkürzung des schwingenden Anteils der Stimmlippe bzw. das »Zusammenklappen« des Segels bei Phonation, das den Stimmlippenschluss beeinträchtigt, kann der pathologische Stimmklang bedingt sein.

Anmerkungen zur Therapie. Je nach Ausprägungsgrad der Anomalie (z. B. Einschränkung der Atemfunktion mit Stridor, stark eingeschränkte Stimmfunktion) kann eine operative Therapie im Sinne einer Separation der kontaktierenden Anteile nötig sein. Erneuten Verwachsungen sollte aber durch spezielle Maßnahmen (Einbringen eines Kunststoffröhrchens, Einlegen eines Silikonstreifens bis zur Ausheilung) vorgebeugt werden. Postoperativ kann eine logopädische Behandlung die Stimmqualität verbessern.

Laryngozele

Symptomatisch stehen (vor allem bei der inneren Laryngozele) Heiserkeit, Hustenreiz, Fremdkörpergefühl oder Luftnot im Vordergrund.

Kennzeichnend für die Laryngozele ist eine Ausweitung des Sinus Morgagni (Raum im Kehlkopf zwischen Stimmlippe und Taschenband). Bei einer Ausweitung, die in den Kehlkopf reicht, spricht man von innerer Laryngozele, bei einer Ausweitung nach außen, von einer äußeren (Letztere hat auf die Stimmgebung meist keinen Einfluss). Die **innere Laryngozele** ist mit einer Vorwölbung der Taschenfalten verbunden. Die **äußere Laryngozele** kann nach außen durch die Membrana thyrohyoidea (Membran zwischen Zungenbein und Schildknorpel) in die Halsweichteile durchtreten, weshalb sie am äußeren Hals tastbar bzw. sichtbar wird.

Anmerkungen zur Therapie. Je nach Grad der Beeinträchtigung ist eine operative Intervention indiziert. Eine anschließende logopädische Behandlung zum Abbau oder zur Vermeidung einer unphysiologischen Stimmgebung ist sinnvoll.

Sulcus glottidis

Die Stimmsymptomatik kann sich in einer Dysphonie, einer veränderten mittleren Sprechstimmlage oder einer mangelnden Belastbarkeit der Stimme zeigen.

Bei diesem Störungsbild sind eine oder beide Stimmlippen der Länge nach gefurcht. Der Ausprägungsgrad der Furchung kann sehr unterschiedlich sein. Je nach Ausprägungsgrad der Furchung sind das Schwingungsverhalten und die damit verbundene Stimmqualität mehr oder weniger stark beeinträchtigt.

Anmerkungen zur Therapie. Die Patienten können in einzelnen Fällen von einem »Aufspritzen« der Stimmlippen mit Kollagen profitieren. Auch eine logopädische Therapie zur Vermeidung ungünstiger Stimmgebungsmuster kann für die betroffenen Patienten hilfreich sein.

1.3.3 Larynxpapillomatosen

Bei der Larynxpapillomatose steht die ausgeprägte Heiserkeit im Vordergrund der stimmlichen Symptomatik. Je nach Ausprägungsgrad können neben der Heiserkeit auch respiratorische Probleme entstehen.

Die Stimmlippen- und Larynxschleimhaut ist von blumenkohlartigen blassroten Wucherungen übersät. Bedingt sind diese Wucherungen durch humane Papillomaviren. Die Wucherungen können extrem stark ausgeprägt sein, und dadurch kann es neben den vorstellbaren stimmlichen Veränderungen durch die Raumforderung zu respiratorischen Einschränkungen kommen. Beobachtet werden diese Papillome vom Neugeborenenalter bis zur Pubertät mit einer Häufung der Erstinzidenzrate vom 2. bis 4. Lebensjahr. Nach der Pubertät wird die

Erkrankung, wohl aufgrund hormoneller Einflüsse weit seltener beobachtet. Dennoch kann die Erkrankung bis ins höhere Alter bestehen bleiben, wobei sich die Gefahr der malignen Entartung erhöht.

Anmerkungen zur Therapie. In den meisten Fällen ist bei einer Papillomatose eine laserchirurgische Entfernung indiziert. Bei den kindlichen Papillomen besteht eine stark ausgeprägte Rezidivneigung. In vielen Fällen sind mehrere Abtragungen nötig, wobei dabei die Gefahr der postoperativen Narbenbildung mit nachfolgender Einschränkung der Stimmfunktion steigt, was die zufriedenstellende Behandlung dieser Erkrankung nicht vereinfacht. Begleitend ist auch hier die logopädische Therapie sinnvoll, um, unter Berücksichtigung der bestehenden Schleimhautveränderungen, einer ineffektiven und unökonomischen Stimmgebung vorzubeugen bzw. pathologische Stimmgebungsmuster abzubauen.

1.3.4 Stimmlippenzysten

Bei der Stimmlippenzyste steht die Dysphonie im Vordergrund. Sekundär können durch den Versuch, die Heiserkeit zu kompensieren, hyperfunktionelle Veränderungen auftreten.

Die Stimmlippenzyste ist eine flüssigkeitsgefüllte, meist einseitig auftretende, breitbasig aufsitzende Gewebsneubildung mit zarter Wandschicht. Sie ist entweder als Missbildung oder als Folge einer metaplastischen Veränderung der Schleimdrüsen bzw. eines Verschlusses ihrer Ausführungsgänge mit konsekutivem Sekretstau anzusehen. Die Stimmlippenzyste sitzt zwischen vorderem und mittlerem Drittel der Stimmlippe und beeinträchtigt den Glottisschluss, was die konstante Heiserkeit zur Folge hat.

Anmerkungen zur Therapie. Die Stimmlippenzyste wird mikrochirurgisch abgetragen. Bei sekundär bestehender hyperfunktioneller Symptomatik ist zusätzlich eine logopädische Therapie indiziert.

1.3.5 Stimmlippenpolypen

Je nach Ausprägungsform des Stimmlippenpolyps wird eine unterschiedliche Beeinträchtigung der Stimmfunktion oder ein Fremdkörpergefühl beobachtet. So kann der Polyp breitbasig oder gestielt sein. Der breitbasige Polyp behindert die Phonation ständig, was zu einer konstanten Heiserkeit führt, der gestielte Polyp kann im Kehlkopf pendeln und erzeugt im Einzelfall eine sehr wechselhafte Symptomatik (je nach momentaner Lage) von völliger Aphonie bis hin zur Symptomfreiheit.

Morphologisch handelt es sich bei Stimmlippenpolypen meist um einseitig auftretende Gewebsneubildungen von fester, undurchsichtiger Beschaffenheit im Bereich des vorderen und mittleren Drittels der Stimmlippe mit konsekutiver Beeinträchtigung des Schwingungsverhaltens. Stimmlippenpolypen treten in der Kindheit eher selten auf. Pathogenetisch spielt die mechanische Überbeanspruchung eine wesentliche Rolle; deshalb kann der Stimmlippenpolyp nicht eindeutig den primär nicht funktionellen Dysphonien zugeordnet werden.

Anmerkungen zur Therapie. Der Polyp kann mikrochirurgisch abgetragen werden. Eine vor- und nachbereitende Stimmtherapie (sog. Sandwichtherapie) ist empfehlenswert.

1.3.6 Stimmlippenparesen

Heiserkeit und Verhauchung sind Leitsymptome der **Stimmlippenparese**. Aber auch respiratorische Probleme bis hin zu akuter Luftnot (bei doppelseitiger Parese und entsprechender Stellung der Stimmlippen) gehören zum Erscheinungsbild der Erkrankung.

Durch eine Schädigung des N. laryngeus inferior oder superior oder beider können beim Phonationsversuch eine oder beide Stimmlippen nicht in die Phonationsausgangsstellung gebracht bzw. die Stimmlippen nicht ausreichend gespannt werden. Die Folge ist ein fehlender Stimmlippenschluss mit vermehrtem Luftdurchtritt/Verhauchung und eingeschränktem Schwingungsverhalten. Zu ausgeprägten respiratorischen Problemen bis hin zur vitalen Bedrohung können doppelseitige Paresen führen, bei denen sich die Stimmlippen in Medianstellung befinden. Häufiger werden Paresen nach operativer Manipulation beobachtet (vgl. klassische Komplikation der Strumaresektion). Unter Umständen treten sie aber (auch im Kindesalter) angeboren, idiopathisch (»ohne erkennbare Ursache«; Pschyrembel 1998) oder postinfektiös auf.

Anmerkungen zur Therapie. Bei einer **einseitigen Parese** kann durch eine Stimmübungsbehandlung ein Überschreiten der Mittellinie durch die gesunde Stimmlippe angestrebt werden, wodurch ein Stimmlippenschluss möglich wird. Bei **doppelseitiger Parese** können bei Auftreten respiratorischer Probleme (Paresen in Median-/Paramedianstellung) operative Verfahren zur Verbesserung der respiratorischen Funktion nötig sein. Mittels logopädischer Intervention wird dann eine Verbesserung der stimmlichen Klangqualität oder das Ausweichen auf den Einsatz der Taschenfalten angestrebt. Die Wirkung von niedrigfrequentem Reizstrom wird bei Erwachsenen widersprüchlich diskutiert und ist bei Kindern nicht praktikabel.

1.3.7 Stimmstörungen im Rahmen komplexer Erkrankungen und Syndrome

Myasthenia gravis pseudoparalytica

Stimmlich äußert sich die Erkrankung in einer Stimmermüdung, in einer Rhinophonie und in einer kloßigen Artikulation nach länger andauernder Sprechzeit.

Die zu den Autoimmunerkrankungen gehörende Erkrankung führt über eine Blockade der Acetylcholinrezeptoren durch Autoantikörper an der motorischen Endplatte zu einer verminderten neuromuskulären Erregbarkeit. Diese Erkrankung kommt im Kindesalter eher selten vor.

Anmerkungen zur Therapie. Im Vordergrund steht die medikamentöse Behandlung.

Stimmstörungen im Rahmen chromosomaler Veränderungen

Hier kann es chromosomal bedingt zu einer Veränderung des Stimmklanges und einer schnelleren Ermüdbarkeit der Stimme kommen (z. B. bei Morbus Down).

Diese Symptome erklären sich u.a. durch die veränderte Masse und durch die abweichenden Schleimhautverhältnisse im Phonationsapparat.

Anmerkungen zur Therapie. Im Rahmen des notwendigen komplexen interdisziplinären therapeutischen Vorgehens ist die logopädische Therapie ein Teil der Gesamttherapie. In Einzelfällen kann aber eine begleitende Stimmtherapie für den betroffenen Patienten besonders hilfreich sein.

1.3.8 Reflux

Ein Reflux kann neben anderen Symptomen wie retrosternalen Schmerzen, häufigem Aufstoßen usw. zu einer Dysphonie führen.

Vor dem Hintergrund einer Schlussinsuffizienz der Kardia kann vor allem im Liegen Magensäure in den Rachenraum zurücklaufen. In manchen Fällen führt dies zu Schleimhautirritationen. Diese können einen veränderten Stimmklang nach sich ziehen.

Anmerkungen zur Therapie. Diese Patienten sollten durch Pädiater oder Internisten betreut werden. Eine medikamentöse Behandlung kann notwendig sein.

1.3.9 Hormonell bedingte Stimmstörungen

Bei den hormonellen Stimmstörungen kommt es durch ein Missverhältnis im hormonalen Regelkreis [angeboren aber auch iatrogen z.B. als Folge von Operationen zu einer Veränderung der Massenverhältnisse im Larynxbereich. Der Bereich der hormonellen Stimmstörungen ist umfassend an unterschiedliche medizinische Disziplinen gekoppelt. Als Beispiel wird im Folgenden die **Hypothyreose** erläutert.

Hypothyreose

Bei einer Schilddrüsenunterfunktion (Hypothyreose) kann die Stimme tief und rau klingen. Die betroffenen Kinder können zudem unter anderem auch durch eine allgemeine Verlangsamung und Entwicklungsretardierung auffallen.

Bei dieser Erkrankung kommt es durch die allgemeinen Veränderungen und abhängig vom Zeitpunkt des Einsetzens des Schilddrüsenhormonmangels zu Muskelatrophie und ödematöser Verdickung der Schleimhaut auch im Larynxbereich. Dies erklärt den pathologischen Stimmklang. Die üblichen Stoffwechseltests im Neugeborenenalter ermöglichen ein frühes Erkennen der angeborenen Hypothyreose.

Anmerkungen zur Therapie. Therapeutisch steht die medikamentöse Therapie durch den Pädiater oder Internisten im Vordergrund.

1.3.10 Traumatisch bedingte Dysphonien

Larynxtraumen

Die stimmlichen Veränderungen nach Larynxtaumen können unterschiedlich sein. Sie sind vom Ausmaß und der Lokalisation der Schädigung abhängig.

Stumpfe oder scharfe Gewalteinwirkung auf den Kehlkopf birgt nach den primär auftretenden akuten Beeinträchtigungen (Einblutungen, Ödembildung mit Beeinträchtigung der Atemfunktion) die Gefahr der **sekundären Larynxstenosen** oder **anatomischen Anomalien** mit Stimmfunktionsstörungen.

Anmerkungen zur Therapie. Zur Adaptation an die veränderten anatomischen Strukturen ist eine individuelle Stimmtherapie erforderlich. Larynxstenosen sollte durch eine optimale Frühversorgung nach Auftreten des Traumas vorgebeugt werden.

Intubationsfolgen

Nach Operationen, die eine Intubationsnarkose erforderten, oder nach Langzeitintubationen können die unterschiedlichsten stimmlichen Symptome von einer diskreten Heiserkeit mit Missempfinden und Schluckbeschwerden, die nach ein bis zwei Tagen abklingen, bis hin zur völligen Aphonie auftreten. Das Ausmaß der stimmlichen Beeinträchtigung ist im Wesentlichen von der Art des Traumas abhängig.

Die Veränderungen im Kehlkopfbereich entstehen vorwiegend nach unvorsichtigen Intubationsversuchen oder aufgrund verstärkter Druckeinwirkung des Tubus im Larynxbereich. Am häufigsten werden hier die Intubationsgranulome beobachtet. Prädilektionsstelle (»bevorzugte Stelle«; Pschyrembel 1998) ist der Processus vocalis. Die Granulome können ein- oder beidseitig auftreten. Interessanterweise können die Granulome erst bis zu zwei Wochen nach der Intubation symptomatisch werden. Weitere auf Langzeitintubation beruhende Veränderungen sind die Synechiebildung (»Verwachsung«; Pschyrembel 1998) und Interarytaenoidfibrose (Zunahme des Bindegewebes zwischen den Aryknorpeln). Bei der Interarytaenoidfibrose kommt es somit zur Narbenbildung im Bereich der hinteren Kommissur. Auch können intubationstraumatisch bedingte **Paresen** auftreten. Ebenfalls intubationsbedingt kann eine **Aryknorpelluxation** auftreten.

Anmerkungen zur Therapie. Die Brückensynechie (Vernarbung) im Bereich des Processus vocalis kann laserchirurgisch oder operativ durchtrennt werden. Auch die Vernarbung der Interarytaenoidfibrose sollte operativ gelöst werden. Bei der traumatisch bedingten Parese ist eine Stimmübungsbehandlung empfehlenswert. Im Falle einer Aryknorpelluxation sollte der luxierte Aryknorpel möglichst rasch reponiert werden.

> **❗ Beachte**
> Die Beispiele von Dysphonien, denen keine funktionelle Ursache zugrunde liegt, sollen besonders die Notwendigkeit einer fundierten Anamnese und Diagnostik aufzeigen. Es wäre nicht zu verantworten, einem Kind mit Larynxpapillomatose eine ausschließlich auf die Stimmfunktion ausgerichtete Therapie zukommen zu lassen.

> **Zusammenfassung**
> — Je nach Krankheitsbild kann eine **operative oder medikamentöse Therapie** nötig werden.
> — In vielen Fällen können die Betroffenen von einer **begleitenden Stimmtherapie** profitieren.
> — Die aufgezeigten nicht funktionellen Veränderungen verdeutlichen die Notwendigkeit der **gründlichen anamnestischen und diagnostischen Abklärung** der Symptome »**Heiserkeit und Stimmschwäche**«.
> — Nur die **eindeutig als funktionelle Dysphonie** diagnostizierte Stimmstörung darf auch als solche therapiert werden.

1.4 Funktionelle kindliche Dysphonien

> Als funktionelle kindliche Stimmstörungen mit und ohne sekundäre organische Veränderungen werden solche Formen bezeichnet, denen primär keine krankhaften lokalen Veränderungen zugrunde liegen. Im Vordergrund steht ein Fehlgebrauch des Phonationsapparates mit nachfolgender Symptomatik.

Funktionelle kindliche Stimmstörungen sind gekennzeichnet durch eine Störung des Stimmklanges, der Stimmfunktion oder der stimmlichen Leistungsfähigkeit. Bei Inspektion oder lupenlaryngoskopischer Betrachtung weisen sie keine krankhaften Veränderungen im engeren Sinne auf, wenngleich eine Funktionsschwäche beobachtbar sein kann. Wie ◘ Abb. 1.1 zeigt können die Übergänge hier aber fließend sein.

Man kann zwischen der hyperfunktionellen und der hypofunktionellen kindlichen Dysphonie unterscheiden.

Hyperfunktionelle Dysphonie

Die hyperfunktionelle kindliche Dysphonie zeigt sich in einem übermäßigen Einsatz der an der

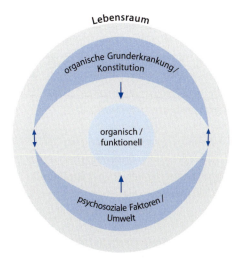

◘ **Abb. 1.1. Organische und funktionelle Ursachen im Zusammenhang** (Dohmen et al. 2001)

Stimmgebung beteiligten Muskulatur. Die Gründe für den übermäßigen Gebrauch sind unterschiedlich (vgl. auch ► Kap. 2 »Ätiologie der kindlichen hyperfunktionellen Dysphonie«).

Häufig ist auch ein übermäßiger Gebrauch der nicht direkt an der Phonation beteiligten Muskelgruppen beobachtbar, oder es zeigt sich insgesamt eine körperliche Fehlspannung bzw. ein Spannungsungleichgewicht.

Sekundär kann es unter anderem durch die Fehlbeanspruchung des Phonationsapparates, aber auch auf dem Boden einer funktionellen Schwäche des Phonationsapparates zu **organischen Veränderungen** (z.B. Phonationsverdickungen) im Larynxbereich kommen.

❗ **Beachte**

Stimmstörungen mit sekundären organischen Veränderungen werden im Folgenden aufgrund ihrer Ätiologie ebenfalls zu den **funktionellen kindlichen Stimmstörungen** gezählt.

Hypofunktionelle Dysphonie

Bei der hypofunktionellen kindlichen Dysphonie steht die muskuläre Tonusminderung bei Phonation im Vordergrund. Sie kann von einer Schwäche im Bereich der Haltemuskulatur begleitet sein (vgl. Wendler et al. 1996; Kittel 1989 usw.).

Organische und funktionelle Ursachen

◘ **Abbildung 1.1** verdeutlicht den Zusammenhang funktioneller und organischer Ursachen bei kindlichen Stimmstörungen. Organische Grunderkrankungen und psychosoziale Faktoren greifen dabei ineinander. Beides ist eingebettet in den jeweiligen Lebensraum des Kindes. Die Trennung zwischen organisch und funktionell ist somit nicht immer klar vorzunehmen. Vielmehr ist von fließenden Übergängen auszugehen.

Dieses Buch behandelt in erster Linie die Therapie kindlicher Stimmstörungen, die auf eine Fehlfunktion zurückgehen. Mit eingeschlossen sind aber selbstverständlich auch kindliche Stimmstörungen, die **sekundär** organische Folgen dieser Fehlfunktion nach sich ziehen.

1.4.1 Häufigkeit der kindlichen funktionellen Dysphonie

Die Häufigkeit (Inzidenz) der hyperfunktioneller Dysphonien und der Phonationsverdickungen mit allen Zwischenformen im Vorschul- und Schulalter wäre von besonderem Interesse.

▶ **Exkurs**

Leider variieren die Angaben in der gängigen Literatur über die **Häufigkeit kindlicher Stimmstörungen** extrem. Hinzu kommt, dass häufig eine **genaue Klassifikation der Stimmstörungen fehlt**.
So wird in vielen Veröffentlichungen, die sich epidemiologisch mit kindlichen Stimmstörungen beschäftigen, von kindlicher Dysphonie oder chronischer Heiserkeit gesprochen, ohne dass diese genauer definiert werden. Ebenso unterscheiden sich viele Untersuchungen über kindliche Dysphonien hinsichtlich ihrer

zugrunde liegenden diagnostischen Kriterien (phoniatrische Untersuchung, klangliche Analysen, Lehrerbefragung usw.) sowie hinsichtlich der Stichprobenart und -größe. Diese Tatsache erschwert es, genaue Angaben zur Häufigkeit zu machen. Lediglich Schulze (1992) und Böhme (1997) treffen eine Aussage über die Art der beobachteten Stimmstörung und den Altersrahmen, in dem die Stimmstörung beobachtet wurde. So beschreibt Schulze (1992) das Vorliegen einer Stimmstörung unter den Drei- bis Zehnjährigen mit 20 bis 30 Prozent, wobei er den überwiegenden Teil den hyperfunktionellen Dysphonien und Stimmlippenknötchen zuschreibt. Nach einer von Schulze und Schroeder(1991) veröffentlichten Studie an 208 Schul- und Kindergartenkindern wiesen 32 Prozent eine Stimmstörung auf, wobei von diesen in 63 Prozent Stimmlippenknötchen vorlagen, in 28 Prozent hyperfunktionelle Dysphonien und in 6 Prozent hypofunktionelle Dysphonien. Böhme (1997) beschreibt das Vorliegen chronischer Stimmstörungen im Vorschul- und Schulalter mit 20 bis 40 Prozent, wobei auch er dabei am häufigsten hyperfunktionelle Dysphonien und Stimmlippenknötchen beobachtet. Kittel (1989) beschreibt im Vorschulalter eine Erkrankungshäufigkeit ebenfalls von 20–40 Prozent. Powell et al. (1989) finden unter 847 Schulkindern 17 Prozent Kinder mit Stimmstörungen – beide Studien differenzieren nicht die Art der Stimmstörung.

Eine weitgehende Übereinstimmung vieler Autoren (vgl. Böhme 1997; Kittel 1989; Schleier u. Siegert 1972; Schulze u. Schroeder 1991; Siegert 1972) findet sich in der **Geschlechterverteilung**. So sind Knaben von einer hyperfunktionellen Dysphonie mit und ohne sekundäre organische Veränderungen häufiger betroffen als Mädchen.

> **Beachte**
> Die Häufigkeitsangaben für das Auftreten **hyperfunktioneller Stimmstörungen** und Phonationsverdickungen bei Kindern im deutschsprachigen Raum variieren zwischen 17 und 40 Prozent.

Mit Ausnahme der Untersuchung von Schulze und Schroeder (1991), finden sich keine genauen Angaben zur Häufigkeit der **hypofunktionellen Dysphonie** im Kindesalter. Es ist wohl anzunehmen, dass eine reine hypofunktionelle Dysphonie im Kindesalter eher selten auftritt bzw. die betroffenen Kinder weniger häufig einem Phoniater vorgestellt werden. Ihr Auftreten ist z. B. im Rahmen ganzkörperlich schwächender Erkrankungen (z. B. Tumoren, Kachexien) oder nach einer Myositis des M. vocalis mit konsekutiv dauerhafter Schädigung dieser Struktur denkbar.

In den weiteren Kapiteln liegt der inhaltliche Schwerpunkt auf Erscheinungsbild und Therapie der Symptome der **hyperfunktiollen kindlichen Dyphonie** und der **Phonationsverdickungen**.

> **Zusammenfassung**
> - Der überwiegende Teil der **zur Behandlung überwiesenen** Kinder zeigt Symptome einer **hyperfunktionellen kindlichen Dysphonie** mit und ohne Sekundärveränderungen.
> - Die Angaben zur Häufigkeit (Inzidenz) dieses Störungsbildes variieren zwischen 17 und 40 Prozent.
> - **Jungen** sind häufiger als Mädchen betroffen.

1.4.2 Erscheinungsbild der kindlichen hyperfunktionellen Dysphonie

Phoniatrische Befunderhebung

Bei der Untersuchung einer hyperfunktionellen Dysphonie mit und ohne sekundäre organische Veränderungen zeigt sich **lupenlaryngoskopisch** bei Phonation häufig eine vermehrte Dorsalneigung der Epiglottis. Die Taschenfalten können sich nach median neigen, und die Stimmlippen werden vermehrt zusammengepresst. Dabei können die Stimmlippenränder im Sinne einer Hyperämie gerötet sein. Nicht selten wird dann eine unterschiedliche Spaltbildung auf Glottisebene beobachtet (vgl. Böhme 1997). Wohl als Vorstufe von Stimmlippenknötchen können zudem doppelseitige Verdickungen oder Auflockerungen der Stimmlippenränder auftreten. Eventuell zeigen sich auch knötchenförmige Epithelhyperplasien am Übergang vom vorderen zum mittleren Drittel der Stimmlippe, die Schreiknötchen oder, freundlicher ausgedrückt, Phonationsverdickungen. Diese Phonationsverdickungen entstehen als organische Manifestation der Hyperfunktion (Böhme 1997). Bedingt durch die Phonationsverdickungen ist bei Phonation ein vollständiger Glottisschluss unmöglich (Böhme 1997). Es kontaktieren dann lediglich die verdickten Anteile der Stimmlippen, wodurch das Bild der Sanduhrglottis entsteht.

Bei der **stroboskopischen Untersuchung** können eine verkürzte Amplitude und eine verminderte Randkantenverschiebung zu erkennen sein. Diese Bild zeigt sich besonders bei Zunahme der Schleimhautveränderungen im Sinne von Stimmlippenauflockerungen oder Knötchen.

❗ **Beachte**
Zu beachten ist, dass die Erkenntnisse über das Schwingungsverhalten der Stimmlippen im Erwachsenenalter nicht ohne Einschränkungen auf das bei Kindern übertragen werden können.

Nach einer Untersuchung von Siegert (1972) und Sedlackova (1961) können auch bei stimmgesunden Kindern Schlussinsuffizienzen oder verkürzte Amplituden vorliegen. Hinzu kommt, dass der auditive Eindruck nicht zwingend mit dem klinischen Bild übereinstimmen muss. So kann der Larynxbefund eines Kindes mit einer ausgeprägten akustischen Symptomatik relativ unauffällig erscheinen und umgekehrt. Auch bei vorhandenen Knötchen korreliert die Größe der Knötchen nicht zwingend mit der Stimmqualität (Böhme 1997).

❗ **Beachte**
Entscheidend für die Diagnosestellung ist die Zusammenschau des phoniatrischen und logopädischen Befundes.

Logopädische Befunderhebung

Im Rahmen der logopädischen Befunderhebung zeigen sich folgende typische Veränderungen:

Veränderter Stimmklang. Der Stimmklang ist gepresst, rau, heiser und/oder verhaucht. Nicht selten sind die Sprechsequenzen von aphonen Anteilen unterbrochen.

Pathologische Stimmeinsätze. Die Stimmeinsätze können hart oder verhaucht sein.

Veränderte mittlere Sprechstimmlage. Die mittlere Sprechstimmlage, die beim gesunden Kind in einem Bereich von a bis d' (220–294 Hz) liegt (Wendler u. Seidner 1987), kann zu hoch oder zu tief sein. Eine erhöhte mittlere Sprechstimmlage kann vor allem bei einer vermehrten Presstendenz bei Phonation beobachtet werden, wenn auf Stimmlippenebene keine wesentliche Massenzunahme vorliegt. Im umgekehrten Fall liegt die mittlere Sprechstimmlage unterhalb der Norm, wenn die phonatorischen Fehlfunktionen Veränderungen auf Stimmlippenebene nach sich ziehen, die zu einer Massenzunahme führen.

Eingeschränkter Stimmumfang. Der Stimmumfang eines **stimmgesunden Vorschulkindes** beträgt ca. eine Oktave von h bis h' (247–494 Hz), der eines Schulkindes ca. zwei Oktaven von d bis f" (147–698 Hz) (Wendler u. Seidner 1987). Bei der hyperfunktionellen Stimmstörung, auch mit organischen Veränderungen, kann ein eingeschränkter Stimmumfang beobachtet werden. Die Stimmfeldmessung (soweit durchführbar) ergibt ein entsprechend pathologisch verändertes Bild. Der eingeschränkte Stimmumfang erklärt sich aus der Tatsache, dass zur Tonhöhenzunahme eine fein differenzierte Zunahme der Stimmlippenspannung nötig ist, zur Tonhöhenabnahme eine fein differenzierte Abnahme der Stimmlippenspannung mit einer gleichzeitig auf den jeweiligen Spannungszustand abgestimmten Zu- bzw. Abnahme des subglottischen Anblasedrucks. Bei einer funktionellen Beeinträchtigung der muskulären Funktion ist diese Feinabstimmung nicht mehr möglich.

Herabgesetzte Leistungsfähigkeit. Die verminderte stimmliche Leistungsfähigkeit ist ebenfalls ein typisches Symptom der kindlichen hyperfunktionellen Stimmstörung. Wohl aufgrund des unphysiologischen Krafteinsatzes bei Phonation kommt es zu einer vorzeitigen Stimmermüdung. Organische Veränderungen führen durch die veränderte Anatomie zusätzlich zu einer Fehlbelastung des Phonationsapparates mit nachfolgender vorzeitiger Stimmermüdung.

Inadäquate Lautstärke. Ein weiteres Symptom der hyperfunktionellen Stimmstörung ist die häufig auftretende inadäquate Lautstärke. Auch hier können wieder beide Extreme beobachtet werden. Bei zunehmender Lautstärke verkleinert sich der offene Anteil einer Schwingungsphase gegenüber dem geschlossenen Anteil. Zusätzlich nimmt dabei die Zeit, die die Stimmlippen zur Rückkehr in die Medialposition benötigen, im Vergleich zu der Zeit, die für die Bewegung nach lateral benötigt wird, ab. Gleichzeitig kann bei zunehmender Lautstärke eine weitere Amplitude und eine vermehrte Randkantenverschiebung beobachtet werden. Für diese Vorgänge ist eine Feinabstimmung bzw. Koordination der an der Phonation beteiligten Muskeln und Schleimhaut nötig. Da diese Feinabstimmung bei Funktionsstörungen der Stimme aufgehoben sein kann, kommt es zu einer »Fixation« auf eine bestimmte Lautstärke. Ganz grob gilt auch hier die Annahme, dass die **zu laute Stimme** eher im Anfangsstadium der Erkrankung besteht oder kompensatorisch eingesetzt wird, wenn anatomische Veränderungen auf Stimmlippenebene überwunden werden müssen, um die Phonation zu ermöglichen. Wird die Kraftanstrengung dann aber zu groß, weichen die Kinder häufig auf eine **Flüsterstimme** aus.

Eingeschränkte Dynamik. Die Einschränkung der Stimmdynamik ist ein weiteres Symptom des Störungsbildes. Aus dem oben beschriebenen Sachverhalt wird deutlich, dass Funktionsminderungen der an der Phonation beteiligten Strukturen zusammen mit evtl. vorhandenen sekundären anatomischen Veränderungen eine fein abgestufte Lautstärkenzunahme unmöglich machen.

Begleitende Atemfehlfunktion. Bei der hyperfunktionellen kindlichen Dysphonie wird auch eine begleitende Atemfehlfunktion beobachtet. Alle bisher beschriebenen Symptome sind eng mit einem erhöhten Luftverbrauch bei Phonation verbunden. So wird bei erhöhter Lautstärke, bei vermehrter Presstendenz oder zur Überwindung anatomischer Veränderungen ein konstant erhöhter Anblasedruck, verbunden mit einem vermehrten Luftverbrauch, benötigt. Verminderte Schlussphasen, z.B. bei einer Sanduhrglottis, verursachen zusätzlichen unphysiologischen Luftverbrauch. Auf diese Weise ist das diffizile Gleichgewicht zwischen Einatmung und dosiertem Ausatemstrom bei

Phonation gestört. Atemfehlfunktionen wie Schnappatmung und Hochatmung sind die mögliche kompensatorische Folge. Weiter kann der Atemsprechbogen pathologisch verändert sein. Sinnvolle Pausen werden möglicherweise nicht eingehalten – der Patient spricht auf »Restluft«.

Sichtbare sekundäre Beschwerden und Veränderungen. Neben der Atemfehlfunktion können
- der vermehrte Krafteinsatz bei Phonation,
- eine Presstendenz oder
- ein Räusperzwang

beobachtet werden. So treten bei den betroffenen Kindern nicht selten die Halsvenen, insbesondere die V. jugularis externa, bei Phonation stark hervor. Teilweise beschreiben die Kinder auch Missempfindungen bei der Phonation. Begleitet werden die stimmlichen Auffälligkeiten häufig durch Fehl- oder Überspannung im Bereich der Gesichts- und/oder Halsmuskulatur.

> **Zusammenfassung**
>
> Bei der **phoniatrischen Untersuchung** kann Folgendes beobachtet werden:
> - Ein **Zusammenpressen der Stimmlippen** mit einer Medianneigung der Taschenfalten kann auftreten.
> - Die Stimmlippenränder können **gerötet** sein, die Stimmlippen selbst **verdickt** erscheinen.
> - Möglicherweise imponieren, meist am Übergang vom vorderen zum mittleren Drittel der Stimmlippen, **Epithelhyperplasien**, die sog. **Phonationsverdickungen**. Diese können bei Phonation zum Bild der »Sanduhrglottis« führen.
> - Durch diese Veränderungen kann ein abweichendes Schwingungsverhalten auftreten: Die **Amplitude** ist möglicherweise **verkürzt** und die **Randkantenverschiebung eingeschränkt**.
>
> Die **logopädische Untersuchung** kann folgende Befunde ergeben:
> - Ein heiserer, verhauchter, rauer oder gepresster **Stimmklang** fällt in der auditiven Beurteilung auf.
> - Nicht selten sind die Sprechsequenzen von **völlig aphonen Anteilen** durchzogen.
> - Die **Stimmeinsätze** können hart oder verhaucht sein.
> - Die **mittlere Sprechstimmlage** kann zu hoch oder zu tief sein.
> - Nicht selten ist der **Stimmumfang** eingeschränkt.
> - Häufig begleitet eine **Atemfehlfunktion** die Stimmstörung.
> - Die betroffenen Kinder können über **Missempfindungen** im Larynxbereich oder **Räusperzwang** klagen.
> - Eine **gespannte Gesichts- und Haltemuskulatur**, verbunden mit einem Hervortreten der Halsvenen, verdeutlicht den hohen Kraftaufwand bei der Phonation und trägt zum Bild der hyperfunktionellen Dysphonie bei.

Ätiologie der kindlichen hyperfunktionellen Dysphonie

2.1 **Ätiologie aus medizinischer Sicht** – 18

2.2 **Ätiologie aus psychosozialer und entwicklungsphysiologischer Sicht** – 18
2.2.1 Das Kind – 19
2.2.2 Soziale Faktoren – 22
2.2.3 Familiäre Einflüsse – 23

2.3 **Ursachen im Modell** – 25

2.4 **Prognose der kindlichen hyperfunktionellen Dysphonie** – 26

2.1 Ätiologie aus medizinischer Sicht

> Der **Hauptfaktor**, der zum Beschwerdebild der hyperfunktionellen Dysphonie mit möglichen sekundären organischen Veränderungen wie Phonationsverdickungen führt, ist eine **Überbeanspruchung der kindlichen Stimme**. Eine Rolle können auch eine unvollständige Ausreifung oder eine **konstitutionelle Schwäche** spielen.

Ganz allgemein kann eine Überbeanspruchung des Phonationsapparates im Sinne eines **unökonomischen Phonationsvorganges** für das Entstehen der kindlichen hyperfunktionelle Dysphonie und der Phonationsverdickungen verantwortlich gemacht werden. Diese Überbeanspruchung kann begründet liegen
- in **zu lautem, zu hohem, zu tiefem Sprechen**,
- im Sprechen mit **harten Stimmeinsätzen** oder
- im **Imitieren unphysiologischer Stimmen**.

Hinzu kommt möglicherweise auch die von Kittel (1989) beschriebene noch **unvollständige Ausreifung muskulärer und nervaler Strukturen** und deren gegenseitige Abstimmung im kindlichen Larynx. Diese noch nicht völlig ausgebildete Leistungsfähigkeit macht die Stimme bei vermehrtem Gebrauch für das Entstehen der Erkrankung anfälliger.

Sicher dürfen aber auch **genetische** oder **endokrinologische** Faktoren, die für die Entstehung einer hyperfunktionellen Dysphonie prädisponieren, nicht völlig außer Acht gelassen werden (Böhme 1997).

Als organische Manifestation der Hyperfunktion betrachtet Böhme (1997) die Entstehung von **Phonationsverdickungen**. Nach Kittel (1989) entstehen die Phonationsverdickungen infolge einer **Schlussunfähigkeit der Stimmlippen**. Hierbei

»...ergibt sich bei vorgegebenen anatomischen Fixationspunkten der Stimmlippen aus der Vektorrechnung an umschriebenen Prädilektionsstellen eine verstärkte Sogwirkung beim Bernoulli-Effekt« (Kittel 1989, S. 49).

Die stimmliche Belastung sieht Kittel (1989) nicht als eigentliche Ursache für die Entstehung der Phonationsverdickungen, obwohl er ihr eine bedeutende Rolle als Kofaktor beimisst. Wendler et al. (1996) sehen das Entstehen von Phonationsverdickungen als Folge eines **Stimmmissbrauchs auf dem Boden primär schlecht schließender Stimmlippen**.

Weitere psychosoziale und entwicklungsphysiologische Gründe, die zu einer Überbeanspruchung der stimmgebenden Organe führen können und die Grundlage für eine effektive Therapie bilden, werden im folgenden Kapitel vorgestellt.

> **Zusammenfassung**
> - Die Pathogenese der hyperfunktionellen Dysphonie muss vor einem **mehrschichtigen und komplexen Ursachenmodell** betrachtet werden.
> - Es ist davon auszugehen, dass die hyperfunktionelle Dysphonie durch eine **Kette ineinander greifender Faktoren** verursacht wird.

2.2 Ätiologie aus psychosozialer und entwicklungsphysiologischer Sicht

> Wird ein Kind in seinem Umfeld betrachtet, treten **psychosoziale und entwicklungsphysiologische Faktoren** in den Vordergrund, die die stimmliche Überbeanspruchung des Kindes mitbedingen.

2.2 · Ätiologie aus psychosozialer und entwicklungsphysiologischer Sicht

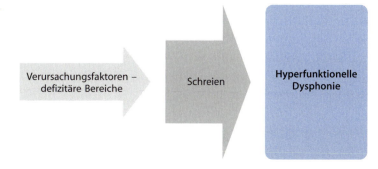

□ Abb. 2.1. Entstehungsmechanismus der kindlichen hyperfunktionellen Dysphonie

Die **ausschließliche Arbeit am Symptom** zeigt erfahrungsgemäß wenig befriedigende Ergebnisse. Es gilt vielmehr zu untersuchen, was das Kind veranlasst, seine Stimme in dem Schaden bringenden Übermaß einzusetzen (vgl. auch Beushausen 1998; Schulze 1992; Nienkerke-Springer 2001). Der Stimmabusus bedingt zwar die Dysphonie, ist aber selbst nur **Symptom und Folge unterschiedlicher Faktoren**. Dies verdeutlicht □ Abb. 2.1. Eine Erforschung dieser Faktoren ermöglicht ein effektiveres Eingehen auf den Patienten in der Therapie, als es durch die ausschließliche Arbeit am Symptom möglich ist.

Die Faktoren können u.a. **umweltbedingt, entwicklungsbedingt oder systempsychologischer** Natur sein. Beushausen (1998) stellt ein Verursachungsmodell vor, das sich aus den beschriebenen Faktoren zusammensetzt. Eine Übersicht der einzelnen Teilbereiche mit ihren Komponenten erleichtert es, die jeweiligen Ursachen und deren Teilaspekte kennen und bewerten zu lernen. Im Einzelfall können bei einem stimmgestörten Kind mehrere Bereiche oder auch nur ein Bereich betroffen sein. Die hier beschriebenen Komponenten entsprechen Beobachtungen in der alltäglichen Praxis.

Das folgende Ursachenmodell soll der Therapeutin helfen, defizitäre Bereiche im komplexen Ursachengefüge aufzudecken. Es bildet damit die Grundlage zu einer effektiven Therapie der hyperfunktionellen kindlichen Dysphonie.

❗ **Beachte**

Die Ursachen der hyperfunktionellen kindlichen Dysphonie können grob in drei übergeordnete Bereiche zusammengefasst werden: **das Kind, soziale Faktoren und familiäre Einflüsse**.

2.2.1 Das Kind

Verursachungsfaktoren, die im Kind selbst begründet liegen, sind meist auf ein Entwicklungsungleichgewicht der **motorischen, kommunikativen oder emotionalen Fähigkeiten**, auf **habituelle Faktoren** oder auf mögliche **Defizite in der akustisch auditiven Wahrnehmung** bzw. der **Abstimmung dieser Teilbereiche** aufeinander zurückzuführen.

Motorik

Bei der praktischen Arbeit mit Kindern mit hyperfunktionellen Dysphonien und Phonationsverdickungen sind häufig **grobmotorische, feinmotorische und mundmotorische Auffälligkeiten** festzustellen (Beushausen 1998). Statistisch wurde hierfür in einer Studie eine Tendenz erkannt (Schulze u. Hermann 1992).

Grobmotorik. Im grobmotorischen Bereich kann sowohl eine Über- als auch eine Unterspannung beobachtet werden. Die betroffenen Kinder führen ihre Bewegungen z.B. mit einem übermäßig hohen Maß an Kraft aus. So wird der Fußball mit extremer Wucht in das Tor geschossen, oder das Kind schafft es beim Balancieren über das Seil nicht, die Bewegungen in dem geforderten Maß kontrolliert auszuführen, sondern »stapft« schnell über das Seil und tritt dabei noch mehrfach daneben. Aber auch das Gegenteil im Sinne eine hypotonen Ausführung der Bewegungsabläufe kann vorliegen. In diesem Fall wird der Fußball viel zu leicht angetippt und erreicht möglicherweise sein Ziel überhaupt nicht. Beim Seilbalancieren kann das Gleichgewicht aufgrund der zu schlaffen Gangart nicht gehalten werden.

Feinmotorik. Feinmotorisch können die betroffenen Kinder Auffälligkeiten in der Kraftdosierung oder Bewegungskoordination zeigen (Übersicht 2.1). So wird der Stift beim Zeichnen mit zu viel Kraft geführt oder falsch gehalten (Faustgriff, Halten des Stiftes zu weit hinten oder zu weit vorn etc.). Aufgaben, bei denen die Hand-Auge-Koordination gefordert ist (Zeichnen, Perlen auffädeln etc.) werden unkorrekt ausgeführt.

Mundmotorik. Hier gilt Ähnliches wie für die Feinmotorik. Kinder mit hyperfunktionellen Dysphonien zeigen begleitend häufig myofunktionelle Störungen.

Kombinationen. Die beschriebenen dystonen und dyskoordinierten Muster können auch kombiniert auftreten. Dies bedeutet, dass bestimmte Bewegungsabläufe einmal zu ruppig und ausfahrend durchgeführt werden, eine anderes Mal dann zu schlaff. Auch kann eine **unterschiedliche Spannungskoordination** zwischen den einzelnen Körperpartien beobachtet werden. So zeigt sich mundmotorisch z. B. eine Unterspannung im Sinne einer myofunktionellen Störung und grobmotorisch eine Überspannung.

Kommunikative Fähigkeiten

Kommunikation beinhaltet **verbale, nonverbale** und **vokale Komponenten** (Übersicht 2.2). Diese Bereiche sind bei Stimmgesunden in der Regel ausgeglichen und ergänzen sich gegenseitig. Bei Kindern mit hyperfunktionellen Dysphonien zeigt sich hier häufig eine **Dysbalance**.

Nicht selten liegt der kommunikative Schwerpunkt im Einsatz der Stimme (vokale Komponente), wohingegen die verbale und nonverbale Ebene in den Hintergrund treten. Dies kann bedeuten, dass sich das Kind vorrangig mittels Lautstärke durchzusetzen versucht, statt verbal-argumentativ zu überzeugen. Gefühle wie Ärger und Wut werden nicht

---

Übersicht 2.1.

Motorisch bedingte Faktoren

Stimmauffällige Kinder können Defizite im Bereich der **Grobmotorik**, **Feinmotorik** und **Mundmotorik** aufweisen:

— Der **Krafteinsatz** kann inadäquat hoch sein.
— Ein zu **hypotones Ausführen** der grob- und feinmotorischen Aufgaben kann beobachtet werden.
— Eine **myofunktionelle Störung** kann die Stimmstörung begleiten.
— Die **Bewegungskoordination** kann gestört sein.
— In der Regel **überwiegt eine** der beschriebenen Fehlfunktionen.
— Die einzelnen Fehlformen können aber auch **abwechselnd auftreten**.

Übersicht 2.2.

Kommunikative Faktoren

— Häufig Dysbalance der **stimmlichen**, **verbalen** und **nonverbalen Parameter**.
— Bei nicht ausreichend entwickeltem verbal-argumentativen Bereich häufig ein Überwiegen des Einsatzes **vokaler Parameter**.

in Worte gefasst, sondern »herausgeschrien«. Unterdrückte oder zurückgehaltene Gefühle können in einer klangarmen, verhauchten oder gepressten Stimmgebung Ausdruck finden.

Zudem findet sich dann auch häufig gerade im Bereich abstrakter Begriffe der Gefühlswelt ein **Wortschatzdefizit**. Treten gleichzeitig noch grammatikalische oder artikulatorische Probleme auf, verschiebt sich das Ungleichgewicht weiter hin zur Seite der vokalen Komponente der Kommunikation.

Auch der **Einsatz von Mimik und Gestik** ist bei den betroffenen Kindern häufig unterrepräsentiert. So wird der Gesprächsinhalt nicht durch entsprechende nonverbale Parameter aufgelockert oder unterstrichen. Dadurch kann die Kommunikationsweise festgefahren und wenig flüssig wirken.

Emotionale Entwicklung

Auch im Umgang mit ihren Gefühlen können sich stimmauffällige Kinder anders verhalten als stimmgesunde Kinder (◘ Übersicht 2.3). So kann z.B. eine **Diskrepanz zwischen Persönlichkeit und Auftreten** beobachtet werden. Dies bedeutet, dass sich z.B. ein introvertiertes, eher ängstliches Kind nach außen stark und selbstbewusst darstellt und seiner Rolle durch den entsprechenden Klang seiner Stimme Nachdruck verleiht.

Im Rahmen der logopädischen Arbeit berichten Eltern häufig über eine **verminderte Frustrationstoleranz** und eine **ausgeprägte Sensibilität** der Kinder. Nach außen geben sich diese aber selbstbewusst und unerschütterlich. Schulze und Schroeder (1991) konnten in einer Untersuchung an 208 Kindern im Alter von drei bis acht Jahren mit Hilfe des neurosenpsychologischen Siebtests nach Höck et al. (1981) signifikant mehr psychische Auffälligkeiten und Verhaltensstörungen bei stimmgestörten Kindern feststellen als bei stimmgesunden.

Habituelle Faktoren

Wie in der Praxis beobachtet werden kann, trägt ein gewohnheitsmäßig ungünstiges stimmliches Verhalten häufig zur Entstehung und Aufrechterhaltung einer hyperfunktionellen Stimmstörung bei (◘ Übersicht 2.4). Schulze und Schroeder (1991) weisen signifikante Unterschiede zwischen den betroffenen Kindern im Vergleich zu den stimmgesunden nach.

Viele stimmgestörte Kinder zeigen ein unphysiologisches Stimmverhalten **im Spiel**. Kämpfe werden durch wildes Gebrüll begleitet, im Rollenspiel wird laut, quietschend, gepresst oder rau gesprochen.

Nicht selten muss zudem **gegen einen erhöhten Lärmpegel im Kindergarten** oder Hort angesprochen werden. Auch ein lauter Umgangston **innerhalb der Familie** verlangt von den Kindern einen kräftigen stimmlichen Einsatz. Diese primär von außen kommende Notwendigkeit übernimmt das Kind für andere Situationen und gewöhnt sich das ungünstige Phonationsmuster dauerhaft an (vgl. ▶ Kap. 2.2.2 »Soziale Faktoren«). Auch das **stimmliche Vorbild** wirkt sich auf das Stimmgebungsverhalten eines Kin-

> **◘ Übersicht 2.3.**
> Emotional bedingte Verhaltensmuster
> - Diskrepanz zwischen **Persönlichkeit und Auftreten**,
> - auffallende Sensibilität,
> - geringe Frustrationstoleranz.

> **◘ Übersicht 2.4.**
> Habituelle Faktoren
> - Ein **ungünstiges Stimmverhalten im Rollenspiel**,
> - ein **erhöhter Umgebungslärmpegel**,
> - ein **lauter Kommunikationsstil** oder die **stimmliche Vorbildfunktion** innerhalb Familie und weiterer Umgebung,
> - **habituelles Räuspern**,
> - eine **unphysiologische Singtechnik**.

des aus. Hier spielt sowohl die Vorbildfunktion der Eltern als auch die der Erzieherinnen im Kindergarten und der Lehrer eine bedeutende Rolle (vgl. Schulze 2002; Schulze u. Schroeder 1991; Wendler u. Seidner 1987). Auch die **Anwesenheit eines Hörgeschädigten** in der Familie der Kinder kann zur stimmlichen Überbeanspruchung führen.

Begleitend zum fehlerhaften stimmlichen Einsatz kann häufig **habituelles Räuspern oder Hüsteln** beobachtet werden. Eine **unphysiologische Singtechnik** in Chören oder ein **nicht altersadäquater Anspruch an die Singstimme** der Kinder (zu hohes oder zu tiefes Singen) kann ebenso ein habituelles pathologisches Stimmgebungsmuster bedingen.

Akustisch auditive Wahrnehmung

Eine vorübergehende oder chronische Schwerhörigkeit kann zu einem verfälschten Klangeindruck führen. Dieser zieht dann möglicherweise über eine fehlerhafte Kontrolle der Klangqualität oder Lautstärke der eigenen Stimme einen fehlerhaften Stimmgebrauch nach sich. Nach Schulze (1994) besteht bereits bei einer **vorübergehenden Schallleitungsstörung** die Gefahr eines übermäßig lauten Stimmeinsatzes, der sich rasch habituell verfestigen kann.

Neben den peripheren Hörstörungen können auch **Abweichungen in der zentralen Verarbeitung von akustischen Signalen** ursächlich an der Entstehung der hyperfunktionellen Dysphonien beteiligt sein. So konnten in der Praxis Einschränkungen
- der **auditiven Diskriminationsfähigkeit**,
- der **auditiven Aufmerksamkeit** und
- der **Wahrnehmungsfähigkeit**

beobachtet werden. Einschränkungen im Bereich der **Musikalität** und **Rhythmik** bei stimmfunktionell gestörten Kindern konnten auch durch Untersuchungen von Schulze und Hermann (1992) bestätigt werden.

Die auditive Wahrnehmung stellt eine weitere Säule für den Umgang mit der eigenen Stimme dar (◘ Übersicht 2.5).

2.2.2 Soziale Faktoren

Neben den familiären stimmlichen Vorbildern prägen auch **stimmliche Vorbilder im weiteren Umfeld** des Kindes das stimmliche Verhalten. Zu nennen ist hier die Fernseh- und Videowelt. Nicht selten werden bestimmte charakterliche Eigenschaften von Seriendarstellern durch einen entsprechenden stimmlichen Tenor unterstrichen. Der Zuschauer wird hier mit einer verblüffenden unphysiologischen stimmlichen Variationsbreite konfrontiert und lässt sich oft gerade dadurch zum Nachahmen motivieren.

Es sind aber nicht nur **Fernsehhelden und -Figuren**, die Kinder möglicherweise imitieren, sondern auch Idole **aus der Musikwelt**. Gerade in der sog. »U-Musik« findet sich eine Vielzahl unphysiologischer Singtechniken mit der Tendenz zur Hyperfunktion. Gewöhnt sich das Kind eine dieser Singtechniken an und setzt diese häufig ein, können daraus Stimmprobleme entstehen.

Stimmliche Vorbilder sind auch **Erzieherinnen** und **Erzieher** im Kindergarten. Wuttke (1988) konnte nachweisen, dass Kinder die Stimmen ihrer Erzieherinnen nachahmen. Dies

> **◘ Übersicht 2.5.**
> Einflussfaktoren der akustisch-auditiven Wahrnehmung
> - **Schwerhörigkeit** (auch vorübergehende mittelgradige Schallleitungsschwerhörigkeit),
> - **mangelnde zentrale Verarbeitung akustischer Reize** und
> - **Einschränkungen im Bereich der Rhythmik** und **Musikalität**.

macht deutlich, dass eine Erzieherin mit einer Stimmstörung einen nicht unwesentlichen Einfluss auf die Stimmgebung der ihr anvertrauten Kinder ausübt.

Kindergarten und Schule prägen die Kinder nicht nur durch entsprechende Vorbilder. Zur Verwirklichung ihrer pädagogischen Aufgaben wird von den Kindern notwendigerweise ein gewisses Maß an **körperlicher Disziplin** (Stillsitzen) verlangt. Diese grobmotorischen Ruhephasen sollten sich mit Phasen grobmotorischer Aktivität abwechseln, um dem natürlichen **kindlichen** Bewegungsdrang gerecht zu werden. Fehlen die räumlichen oder zeitlichen Freiräume zum körperlichen Abreagieren kann dies zu einem **Übermaß an stimmlichem Abreagieren** führen.

Im Weiteren ist ein Kind über den **Leistungsanspruch** in Schule und Freizeit einem gewissen Druck ausgesetzt. Ist es nicht in der Lage, diesem Druck standzuhalten, können auch Schulprobleme und Versagensängste in Stimmproblemen zum Ausdruck kommen.

❶ Beachte
Ein übermäßiger stimmlicher Einsatz kann als Ventil für die fehlende Möglichkeit zum körperlichen Abbau innerer Spannungen dienen.

Übersicht 2.6.
Soziale Faktoren mit integrativer Wirkung auf das Stimmverhalten

- **Vorbilder** der Rundfunk-, Fernseh- und Videowelt,
- ein **begrenztes Raumangebot** mit **mangelnden Möglichkeit der motorischen Betätigung**,
- **Leistungsdruck in Schule und Freizeitaktivitäten** und
- der allgemeine **Umgebungslärm**.

Nicht zu vergessen ist der **Umgebungslärm** in Kindergartengruppen, Sportvereinen, in der Nähe von befahrenen Straßen, Flughäfen usw. und die konstante Lärmeinwirkung durch Rundfunk oder Fernsehen, gegen die das Kind ansprechen muss (vgl. Milutonovic 1994; Schulze u. Schroeder 1991; Wuttke 1988). Die Übergänge von dem in bestimmten Situationen notwendigen kräftigeren Einsatz der Stimme hin zu einer habituellen Manifestation sind fließend (Übersicht 2.6).

2.2.3 Familiäre Einflüsse

Der familiäre Einfluss prägt in einem ausgesprochen hohen Maße die Entwicklung und das Verhalten eines Kindes. Dies gilt auch für den Einfluss auf das stimmliche Verhalten und die Stimmentwicklung. Hierbei spielt nicht nur das **direkte kommunikative Verhalten** innerhalb der Familie eine wichtige Rolle, sondern auch das **Familiensystem** und der **Erziehungsstil**.

Familiensystem
Eine Familie kann als System betrachtet werden, in dem sich alle beteiligten Personen wechselseitig beeinflussen. So ist auch das stimmgestörte Kind Teil des »Systems Familie« (Übersicht 2.7). Das bedeutet, dass es in diesem System gewisse Rollen übernimmt. Diese sind unter anderem geprägt durch die **Anforderungen**, die an das Kind gestellt werden, und durch seinen Platz in der **Geschwisterreihe**. Im Weiteren beeinflusst natürlich auch das Kind alle anderen an diesem System beteiligten Personen. Idealerweise ist das System so strukturiert, dass die persönlichen **Bedürfnisse und Fähigkeiten** des Kindes **ausreichend respektiert** werden.

So kann das Kind seine stimmliche Entwicklung realisieren. Ist ein Kind nun z.B. seinen älteren Geschwistern kommunikativ weit unterlegen und die am System Beteiligten unterstützen das Kind nicht, entsprechend seiner Bedürfnisse sich mitzuteilen, ist ein ver-

> **Übersicht 2.7.**
> Einflüsse des Familiensystems
>
> - Das Kind übernimmt im Familiensystem **bestimmte Rollen** (z.B. bedingt durch Geschwisterkonstellation).
> - Bestimmte Rollen können zu einem **ungünstigen Stimmverhalten** führen.
> - Auch die **interaktiven Strukturen** innerhalb der Familie können das stimmliche Verhalten des Kindes beeinflussen.

> **Übersicht 2.8.**
> Einflussfaktor Erziehungsstil
>
> - Einen wichtigen Einfluss auf die Stimmgebung hat der **Erziehungsstil** der Erziehenden.
> - Ein **wenig Grenzen setzender Erziehungsstil** kann zur Entstehung der hyperfunktionellen Dysphonie beitragen.

mehrter stimmlicher Einsatz zur Durchsetzung der eigenen Bedürfnisse denkbar.

Entscheidend für den Umgang mit den beschriebenen Situationen sind natürlich auch die **persönlichen Eigenschaften der Familienmitglieder**. Es leuchtet ein, dass sehr impulsive, temperamentvolle Persönlichkeiten mehr zum übertriebenen Einsatz der Stimme neigen, wenn es darum geht, im Familiensystem zu bestehen, als introvertierte, weniger impulsive Persönlichkeiten. Natürlich kann es kein therapeutisches Ziel sein, persönliche Grundeigenschaften verändern zu wollen. Die Grundeigenschaften der einzelnen Persönlichkeiten nicht anzuerkennen oder das Unterdrücken von Emotionen zu verlangen kann tiefgreifendere Probleme nach sich ziehen. Vielmehr sollten die einzelnen Familienmitglieder **ihre persönlichen Eigenschaften und die der anderen anerkennen**. Das interaktive Verhalten sollte den individuellen Fähigkeiten des Kindes gerecht werden. Ein übermäßiger stimmlicher Einsatz ist dann vermeidbar.

Chronische Konflikte, z.B. zwischen Geschwistern, und ein **ungünstiges Rollenverhalten** innerhalb der Familie können mögliche Ursachen für einen unökonomischen stimmlichen Einsatz darstellen.

Erziehungsstil

Auch das erzieherische Verhalten der Eltern kann sich ungünstig auf das stimmliche Verhalten des Kindes auswirken (**Übersicht 2.8**). Schulze (1994) konnte feststellen, dass Kinder, die nicht repressiv erzogen werden, häufig ein ungünstiges stimmliches Verhalten zeigen. Im Rahmen einer interdisziplinären Untersuchung konnte belegt werden,

»dass die ‚nichtrepressive' Erziehungspraxis (gekennzeichnet durch Akzeptieren und wenig Verbote) ein wichtiger Verursachungsfaktor für ein unzweckmäßiges stimmliches Verhalten ist, da sie, obwohl sie eigentlich günstiger als die ‚autoritär-strenge' Erziehung zu bewerten ist, nicht zur Vermeidung eines unhygienischen Stimmverhaltens beiträgt« (Schulze 1994, S. 277f.).

Nach Schulze und Schroeder (1991) liegt dieser Sachverhalt möglicherweise darin begründet, dass Kinder, die eher autoritär erzogen werden, stimmliche »Zwangsruhepausen« einlegen müssen, wohingegen freiheitlicher erzogene Kinder zur Kommunikation angeregt werden und dadurch stimmlich wenig Begrenzung erfahren. Erfährt das Kind z.B. im Rahmen eines Laisser-faire-Erziehungsstils wenig Grenzen, kann dies zu einer Haltlosigkeit und Überforderung führen, die konsekutiv u.a. den Stimmabusus zur Folge hat.

Kommunikationsverhalten

Die Verhaltensmuster innerhalb einer Familie prägen den Kommunikationsstil des Kindes

2.3 Ursachen im Modell

> **Übersicht 2.9.**
> Einflüsse des Kommunikationsverhaltens
>
> - Der kindliche Kommunikationsstil ist durch den **allgemeinen familiären Kommunikationsstil** geprägt.
> - Ein allgemein **lauter Gesprächston** in der Familie kann sich beim Kind widerspiegeln.
> - Wird innerhalb der Familie wenig **verbal-argumentativ** verhandelt, wird diese Fähigkeit möglicherweise auch beim Kind nicht ausreichend entwickelt sein.
> - **Ungünstige Phonationsformen** der Stimmvorbilder werden oft nachgeahmt.

(Übersicht 2.9). Herrscht ein lauter Umgangston in einer Familie, ist das Kind angeregt, auch dementsprechend laut zu kommunizieren. »Überschreien« die Eltern bei Diskussionen ihren Gesprächspartner, wird sich das Kind in derselben Situation möglicherweise genauso verhalten.

Generell ist das Lernen der Kinder in den ersten Jahren geprägt durch **Nachahmung ihrer direkten Vorbilder** (meist der Eltern und Geschwister). Dies betrifft das allgemeine Verhalten genauso wie das sprachliche und stimmliche Verhalten. Leidet nun z.B. ein Elternteil ebenfalls an einer Stimmstörung, besteht die Gefahr, dass das Kind die **fehlerhafte Stimm**gebung imitiert. Wendler und Seidner (1987) konnten feststellen, dass Kinder schon am Ende des ersten Lebensjahres krankhafte Stimmen unbewusst nachahmen. Diese Tatsache macht es nötig, im Rahmen der Ursachensuche nach bestehenden Stimmstörungen innerhalb der Familie zu fragen. Im Rahmen der logopädischen Tätigkeit zeigen sich verhältnismäßig häufig Stimmstörungen innerhalb der Familie.

Ebenfalls sehr früh – bereits in der vorsprachlichen Verständigung im Säuglingsalter, lernt ein Kind den Umgang mit **Kommunikationsstrukturen**, wie sich zuwenden, abwechselndes Sich-Äußern (»turn-taking«) und Dauer und Frequenz des Blickkontakts beim Sprechen. Der Einfluss der Umgebung ist maßgeblich prägend für ein Kind.

2.3 Ursachen im Modell

> Eine kindliche hyperfunktionelle Dysphonie scheint in einer **Vielzahl von Faktoren** begründet zu sein. Sie können im Kind selbst, im sozialen Umfeld oder in der Familie zu finden sein.

Die hier aufgelisteten Ursachen, die möglicherweise zum Stimmmissbrauch führen können, verdeutlichen die Komplexität des beschriebenen Krankheitsbildes (Abb. 2.2). Für eine effektive Stimmtherapie bei Kindern sollte also

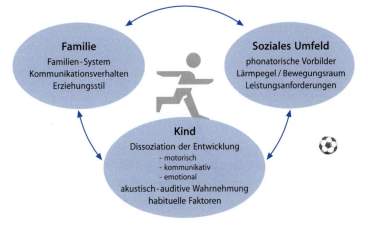

Abb. 2.2. Biopsychosoziales Ursachengefüge der kindlichen Stimmstörungen

nicht nur das isolierte Stimmsymptom betrachtet werden. Vielmehr sollte die Frage im Vordergrund stehen, **warum** das Kind seine Stimme inadäquat einsetzt.

Zusammenfassend kann man Ursachen unterscheiden, die **im Kind selbst** begründet sind, so z. B. im Bereich der motorischen oder kommunikativen Fähigkeiten, im Bereich der emotionalen Entwicklung, im Bereich der akustisch-auditiven Wahrnehmung oder habituelle Faktoren.

Weitere Ursachen für den Stimmmissbrauch können innerhalb des **sozialen Umfeldes** liegen, wie z. B. der Einfluss von Schule, Freizeitaktivitäten oder phonatorischen Vorbildern im weiteren Sinne.

Die **familiäre Umgebung** mit den Faktoren Familiensystem, Erziehungsstil und Kommunikationsverhalten innerhalb der Familie bildet einen weiteren Block im Ursachengefüge der kindlichen hyperfunktionellen Dysphonie.

Schulze (1994) und Beushausen (1998) sehen das Entstehen einer funktionellen Dysphonie als **multifaktorielles Geschehen** an. Es kann festgestellt werden,

»*dass sich organisch-konstitutionelle, traumatische, psychosoziale und habituell-funktionelle Faktoren sowie Umweltbedingungen ständig wechselseitig durchdringen und dass erst eine Vielzahl innerer und äußerer Belastungsfaktoren zu Funktionsdefiziten führt*« (Schulze 1994, S. 278).

Demzufolge scheint die Kombination von vielen Faktoren, die sich gegenseitig beeinflussen, also ein **komplexes Ursachengefüge**, beim betroffenen Kind zu einem überlasteten Stimmverhalten zu führen.

Als Grundlage für eine effektive Therapie sollte die Therapeutin in einem ersten Schritt versuchen, diese möglichen Ursachen genau zu eruieren, um dann gemeinsam mit den Eltern in einem zweiten Schritt eine entsprechende Veränderung anzustreben. Die möglichen defizitären Bereiche sollten im Rahmen der ausführlichen Anamnese abgefragt werden. Die gründliche Diagnostik ergänzt hier die ausführliche Anamnese.

Zusammenfassung
- Die Ursachen kindlicher Stimmstörungen werden erst in einem komplexen, multimodalen Ursachengefüge beschreibbar.

2.4 Prognose der kindlichen hyperfunktionellen Dysphonie

Die Prognose der kindlichen hyperfunktionellen Dysphonie aus Sicht verschiedener Autoren wird diskutiert und daraus die Relevanz für die Therapie abgeleitet.

Schleier und Siegert (1972) beobachten ein **vermehrtes Auftreten von Stimmlippenknötchen** um das 6. und um das 10. Lebensjahr, wohingegen in der Pubertät ein weit **geringeres Auftreten** beschrieben wird. Die Autoren weisen im Rahmen der von ihnen durchgeführten Untersuchung darauf hin, dass das Stimmlippenwachstum während der Mutation nicht zu einer generellen Rückbildung der Veränderungen führt, sondern die Stimmlippenveränderungen während der Mutation nur kaschiert werden. So geben sie zu bedenken, dass nicht behandelte Stimmstörungen im Kindesalter zu einer **höheren Anfälligkeit für Stimmprobleme** im **Erwachsenenalter** führen können (Schleier u. Siegert 1972).

Powell et al. (1989) belegen in ihrer Längsschnittstudie, dass sich kindliche Stimmstörungen **nicht zwangsläufig** im Laufe der Zeit **von selbst geben**.

Böhme (1997) hält die Prognose unter entsprechender therapeutischer Intervention dieses Krankheitsbildes für gut, verweist aber auch auf eine **ausgeprägte Rezidivneigung** (Neigung zum Wiederauftreten der Erkrankung). Rezidivneigungen lassen vermuten, dass die Ursachen der kindlichen Stimmstörungen nicht in die Therapie einbezogen wurden und symptomorientierten Behandlungsansätzen der Vorzug gegeben wurde.

Zusammenfassung
- Es ist nicht zwingend davon auszugehen, dass sich die hyperfunktionelle Dysphonie im Kindesalter (mit und ohne Sekundärveränderungen) in der Pubertät von selbst zurückbildet.
- Um Spätfolgen zu vermeiden, sollte möglichst früh ursachenorientiert therapiert werden.

Diagnostik der kindlichen hyperfunktionellen Dysphonie

3.1	**Einleitung und Überblick** – 30
3.2	**Anamnese bei kindlicher Dysphonie** – 31
3.2.1	Aktuelle Stimmproblematik – 32
3.2.2	Entwicklungsbereiche – 32
3.2.3	Familiäre Faktoren – 34
3.2.4	Soziale Faktoren – 35
3.2.5	Sozial-kommunikative Faktoren – 36
3.3	**Befunderhebung bei kindlicher Dysphonie** – 38
3.3.1	Stimmstatus – 39
3.3.2	Entwicklungsbereiche – 44

3.1 Einleitung und Überblick

> Der Therapie der kindlichen hyperfunktionellen Dysphonie geht die Diagnostik durch einen Phoniater und eine Logopädin voraus. Im Folgenden wird die **Anamnese- und Befunderhebung**, die zur **Diagnosestellung** führt, beschrieben.

Um die Diagnose einer kindlichen hyperfunktionellen Dysphonie zu stellen, ist die **phoniatrische Untersuchung** einschließlich einer Hörprüfung ebenso notwendig wie die logopädische Untersuchung. Ergänzend kann es bei unklarem Befund notwendig sein, einen Pädiater oder andere Kollegen eines interdisziplinären Teams zu konsultieren.

Der phoniatrischen und logopädischen Befunderhebung geht jeweils eine gründliche **Anamneseerhebung** voraus. Fragen nach dem Zeitpunkt des Auftretens der Stimmstörung, nach der Konstanz der Stimmstörung, nach dem auditiven Eindruck, nach Begleitsymptomen, nach Ereignissen, die im Zusammenhang mit der Stimmstörung stehen können (z. B. Operationen), nach stimmauffälligen Personen im Umfeld, nach dem kommunikativen Verhalten in der Familie und Fragen nach der Entwicklung bilden wichtige Säulen des Anamnesegesprächs. In ▶ Kapitel 3.2 wird ausführlich auf die Inhalte der logopädischen Anamnese eingegangen.

Die **phoniatrische Untersuchung** mit Lupenlaryngoskopie und Stroboskopie kann beim Kind manchmal schwierig sein. Es gilt, den kleinen Patienten die Angst vor der Untersuchung zu nehmen und dessen Mitarbeit zu gewinnen. Häufig ist dann nur ein kurzer Einblick in den Kehlkopf des betroffenen Kindes möglich, und die stroboskopische Untersuchung erweist sich manchmal als unmöglich. Die Kleinheit des zu untersuchenden Organs trägt ihren Teil dazu bei, die Diagnosestellung zu erschweren. Trotz dieser beschriebenen Hürden sollte immer versucht werden, die Diagnose auch auf den phoniatrischen Befund zu stützen. Dies ist allein schon wichtig, um organische Dysphonien von den funktionellen abzugrenzen (vgl. ▶ Kap. 1.2 »Definition der kindlichen Stimmstörung«). Ist die Untersuchung mittels indirekter Laryngoskopie nicht möglich, kann versucht werden, den Kehlkopf fiberlaryngoskopisch einzusehen. Hierbei wird das flexible Larynx-Fiberskop über die Nase eingeführt (vgl. Böhme 1997). Sind beide Untersuchungen nicht möglich, kann die Untersuchung in Kurznarkose erwogen werden, wobei hier keine Beurteilung des Phonationsvorganges möglich ist.

Der Phoniater wird sich im Rahmen der Untersuchung auch ein Bild über den Status der Ohren, der Nase, des Rachens und der Mundhöhle verschaffen. Im Rahmen einer **Hörprüfung** können Hörstörungen, die für den Stimmabusus möglicherweise verantwortlich sind, aufgedeckt werden. Bei den betroffenen Kindern würde dann die Behandlung der Hörstörung im Vordergrund stehen. Falls nötig, kann begleitend logopädische Therapie zum Abbau unphysiologischer Phonationsformen durchgeführt werden.

Ähnlich wie bei der Stimmdiagnostik bei Erwachsenen wird die Untersucherin bei der **logopädischen Untersuchung** das klangliche Erscheinungsbild und dessen Ausprägungsgrad beurteilen (vgl. ▶ Kap. 3.3 »Befunderhebung bei kindlicher Dysphonie«). Die Qualität der Stimmeinsätze, die Lautstärke und die Dynamik der Stimme, das Volumen, die mittlere Sprechstimmlage und der Stimmumfang, die Belastbarkeit der Stimme, das Sprechtempo und die Atemfunktion sowie ergänzende Symptome werden festgehalten.

Zur **endgültigen Diagnosestellung** führt die Zusammenschau des phoniatrischen Befundes und des logopädischen Befundes (❏ Übersicht 3.1) und der anamnestisch erhobenen Informationen. Fügen sich die erhobenen Befunde in das Erscheinungsbild der kindlichen hyperfunktionellen Dysphonie ein, kann über das weitere therapeutische Vorgehen beraten werden.

3.2 · Anamnese bei kindlicher Dysphonie

Übersicht 3.1.
Diagnosestellung bei kindlichen Stimmstörungen

Die **allgemeinen Anamnese** gibt Aufschluss über
- den Zeitpunkt des Auftretens der Stimmstörung,
- die Konstanz der Stimmstörung,
- Begleitsymptome,
- Ereignisse, die im Zusammenhang mit der Stimmstörung stehen können (z.B. Operationen),
- stimmauffällige Personen im Umfeld,
- das kommunikativen Verhalten in der Familie und
- Auffälligkeiten in der Entwicklung des betroffenen Kindes

Die **phoniatrische Untersuchung** konzentriert sich auf
- das Aussehen und die
- Funktion des kindlichen Kehlkopfes.
- Eine Hörprüfung und
- eine ergänzende Hals-Nasen-Ohrenärztliche Untersuchung

Im Rahmen der **logopädischen Befunderhebung** werden
- der Stimmklang,
- die Qualität der Stimmeinsätze,
- die Lautstärke,
- die Dynamik,
- das Volumen,
- die mittlere Sprechstimmlage,
- der Stimmumfang,
- die Belastbarkeit der Stimme,
- das Sprechtempo,
- die Atemfunktion und
- mögliche Begleitsymptome

untersucht.

Zusammenfassung
Aus der Zusammenschau der Ergebnisse
- der allgemeinen Anamnese,
- des phoniatrischen und
- des logopädischen Befundes

wird die Diagnose einer kindlichen Stimmstörung gestellt.

3.2 Anamnese bei kindlicher Dysphonie

In den folgenden Abschnitten wird die primär logopädische Anamnese- und Befunderhebung vorgestellt. Die ausführliche Anamnese dient als **Grundlage zur Therapie**. In der Anamnese können wichtige Faktoren, die zur Entstehung oder Aufrechterhaltung des Störungsbildes beitragen, ermittelt werden. Anhand von Fragebögen im Anhang, können die Bereiche kindliche Entwicklung, Familie und soziale Umgebung untersucht werden.

Ein Großteil möglicher ursächlicher Faktoren werden in dem am Anfang der Therapie stehenden **ausführlichen Anamnesegespräch** systematisch erfragt. Entsprechend des in ▶ Kapitel 2 vorgestellten Ursachenmodells werden fünf Anamnesebögen zu den einzelnen Bereichen vorgestellt, die je nach Bedarf **isoliert** oder als **Paket** eingesetzt werden können. Die die aktuelle Stimmproblematik bedingenden Faktoren in der kindlichen Entwicklung, der Familie und der sozialen Umgebung werden so systematisch dokumentierbar. Entsprechende Kopiervorlagen finden sich im Anhang.

3.2.1 Aktuelle Stimmproblematik

Zu Beginn der Anamnese werden zunächst die allgemeinen Daten der betroffenen Familie aufgenommen. Je nach Situation kann nun mit den Eltern und dem Kind gemeinsam die aktuelle Stimmproblematik beschrieben werden (◘ Übersicht 3.2, »Anamnesebogen I«). Je älter ein Kind ist, desto mehr Informationen wird es selbst zu seiner Stimme beisteuern wollen und auch können.

❗ Beachte
Im Sinne der Therapiemotivation ist es unerlässlich, das Kind schon in die Anamnese einzubeziehen.

Zudem können hier wertvolle Hinweise auf die kindliche Wahrnehmung, die Akzeptanz der eigenen Stimme und ein mögliches Störungsbewusstsein beim Kind gewonnen werden.

Auf die Verwendung der Begriffe Heiserkeit, Rauigkeit und Behauchung wird in ▶ Kapitel 6.5.3 »Wahrnehmungsschulung« und im Exkurs in ▶ Kapitel 3.3 »Befunderhebung bei kindlicher Dysphonie« zum RBH-System näher eingegangen.

3.2.2 Entwicklungsbereiche

Der Anamnesebogen II (◘ Übersicht 3.3) erfasst den kindlichen Entwicklungsstand in den

---

◘ Übersicht 3.2.
Anamnesebogen I: Aktuelle Stimmproblematik

Schulart, Klasse, Kindergarten
Geschwisterreihe
Beruf der/s Mutter/Vaters
Anlass, den Arzt zu konsultieren

Einstufung des Schweregrades der Stimmstörung durch die Eltern
– Heiserkeit
  unauffällig 0 1 2 3 4 5 sehr heiser
– Verhauchung
  unauffällig 0 1 2 3 4 5 sehr verhaucht
– Gepresstheit
  unauffällig 0 1 2 3 4 5 sehr gepresst

Beschreibung der Stimmpathologie (aus Sicht der Eltern/des Kindes)
Bestehen der Stimmstörung seit Konstanz der Stimmstörung
Reaktionen der Umwelt auf die Stimmstörung
Umgang der Bezugspersonen mit der Stimmstörung
Subjektive Beschwerden (z.B. Hustenreiz, Räusperzwang etc.)
Stimmbelastungen (z.B. Musikunterricht, Chor, Hobbys, Lärm)

Untersuchungen/Behandlungen der stimmgebenden Organe
Vermutliche Ursache der Stimmstörung
Hörvermögen

Zeit-, Personen- und Situationsabhängigkeit der Beschwerden

Zeit:	Ort:	Situationen:	Personen:
Morgens	Kindergarten	Ermüdung	Spielkameraden
Mittags	Schule	Anspannung	Geschwister
Abends	Zu Hause	Stress	Erwachsene
Jahreszeiten	Spielplatz	Freude	Autoritätspersonen

Begleitsymptomatik

Akustisches Verhalten

Erkrankungen im HNO-Bereich/andere chronische

Erkrankungen/Allergien

> **Übersicht 3.3.**
> Anamnesebogen II: Entwicklungsbereiche des Kindes
>
> **Motorisches Verhalten**
> Bewegungsdrang
> Koordination
> Feinmotorik (Hand-Auge-Koordination, Krafteinsatz)
> Grobmotorik (Krafteinsatz, Stimmigkeit der Bewegung)
>
> **Motorische Entwicklung**
> Sitzen
> Krabbeln
> Laufen
> Auffälligkeiten bzgl. Gleichgewicht
>
> **Sprachentwicklung**
> Erste Worte/Einwortsätze
> Zweiwortsätze
> Mehrwortsätze
> Komplexe Satzgefüge
> Besonderheiten in der Vokal-/Konsonantenentwicklung
> Schreiverhalten im Säuglingsalter (Dauer/Häufigkeit/Klang)
> Schreiverhalten momentan (Dauer/Häufigkeit/Klang)
>
> **Emotionalverhalten**
> Umgang mit Aggression
> Umgang mit Ängsten
> Sensibilität
> Auftreten
> Umgang mit Kritik/Frustrationstoleranz
> Mit wem identifiziert sich das Kind in der Familie?
> Ausdauer
> Extro-/Introversion
> Bewältigungsstrategien bei Konflikten
>
> **Habituelle Faktoren**
> Ungünstige Stimmgewohnheiten (z.B. Räuspern)
> Auditives Verhalten
> Rhythmusgefühl
> Musikalität
> Empfindsamkeit für akustische Signale

Dimensionen Motorik, Sprachentwicklung, habituelle Faktoren und auditive Entwicklung.
— Die Untersucherin erkundigt sich nach dem allgemeinen kommunikativen Verhalten des Kindes in der Familie, im Freundeskreis oder im Kindergarten.
— Fragen nach dem Umgang mit Ängsten, mit Aggressionen, mit Kritik oder nach der Sensibilität des Kindes geben über die emotionale Entwicklung Aufschluss.
— Allgemeine Fragen nach der Bedeutung des Kindergartens/der Schule für das Kind, nach den Fernsehgewohnheiten, nach dem Bewegungsdrang, nach den Lieblingsbeschäftigungen des Kindes helfen der Therapeutin, sich ein Bild über weitere Ursachen für die Stimmüberlastung zu machen.

Hier werden aber auch die Grenzen einer Anamnese deutlich, die im Erfragen der vermutlichen Problembereiche liegen. Nicht alles kann und darf sofort und unmittelbar im Beisein des Kindes erfragt werden. Zum einen wäre die Menge der zu erhebenden Daten erschlagend, zum anderen gibt es Themenbereiche, die besser ohne das Kind besprochen werden sollten. Dies sind vor allem Themen, die das Kind beschämen oder es bloßstellen könnten.

Die Entscheidung, was überhaupt angesprochen werden soll und ob dies im Beisein oder in Abwesenheit des Kindes geschieht, erfordert viel Fingerspitzengefühl. Hier gilt es, Grenzen nicht zu überschreiten und den Familien nicht zu nahe zu treten. Es empfiehlt sich, einzelne Bereiche von vornherein für das erste Familiengespräch einzuplanen, bei dem das Kind nicht anwesend ist.

> **❗ Beachte**
> Die Anamnese- und Befunderhebung ist ein **andauernder Prozess**, der die Therapie begleitet. Sie ist keineswegs in der ersten Sitzung abgeschlossen.

Um zu verdeutlichen, welche Themengebiete im Einzelnen von Bedeutung sein können, werden jeweils im Anschluss an den betreffenden Themenbereich konkrete Fragen aufgelistet. Diese sollen nicht mechanistisch abgehakt werden, sondern lediglich das Spektrum der Fragemöglichkeiten aufzeigen. Selbstverständlich muss in der Praxis – je nach Einzelfall – eine Auswahl getroffen und die Formulierung dem jeweiligen Gesprächspartner entsprechend variiert werden.

Beispielfragen zum Anamnesebogen II: Entwicklungsbereiche des Kindes

Grobmotorik
- Klettert das Kind gerne?
- Fährt es Fahrrad, Roller, Rollschuhe, Rollerblades, Skateboard?
- Kann es balancieren?
- Wie fängt und wirft es Bälle? Dosiert es beim Zuwerfen, hält es Blickkontakt beim Fangen? Kann es sich auf verschieden große und schwere Bälle einstellen?

Feinmotorik
- Malt das Kind gerne?
- Wie hält es den Stift? (Zwischen Daumen und Zeigefinger/mit der ganzen Hand?)
- Wie viel Druck übt es beim Malen/Schreiben mit dem Stift aus?
- Kann es einfache Figuren (Kreis, Dreieck, Viereck) auf deren Begrenzungslinien nachzeichnen?
- Kann es sauber ausmalen?
- Bastelt es gerne?
- Schneidet es gerne etwas aus Papier aus?

Beispielfragen zum Anamnesebogen II: Entwicklungsbereiche des Kindes

Emotionale Entwicklung
- Ist das Kind eher ruhig und nach innen orientiert oder lebhaft und nach außen gerichtet?
- Ist es sensibel und zeigt es dies seiner Umgebung?
- Wie geht das Kind mit Misserfolgen um?
- Kann es sich durchsetzen und wie tut es das?
- Hat das Kind Ängste und Aggressionen und wie zeigt es sie, oder stellt es sich mutiger dar, als es ist?
- Ist seine emotionsgetönte, laute Stimme »stimmig«, d.h. Ausdruck von Lebensfreude, oder wirkt sie aufgesetzt, gemacht?
- Wie geht das Kind mit Aggressionen und Ängsten um?
- Kann es seine Gefühle auch stimmlich ausdrücken?
- Ist es kontaktfreudig?
- Wem ist das Kind in der Familie ähnlich und an wem orientiert es sich?

3.2.3 Familiäre Faktoren

Der Anamnesebogen III (◘ Übersicht 3.4) erfasst familiäre Faktoren, die im Ursachengefüge kindlicher Stimmstörungen eine Rolle spielen können.

> **Übersicht 3.4.**
> Anamnesebogen III: Familiäre Faktoren
>
> Kommunikationsverhalten innerhalb der Familie
> Phonatorische Vorbilder innerhalb der Familie
> Hörstörungen in der Familie
> Rauchverhalten in der Familie
> Musikalität der Eltern
> Familiensystem/Rolle innerhalb der Geschwisterreihe
> Erziehungsstil der einzelnen Familienmitglieder
> Leistungsanforderungen

Beispielfragen zum Anamnesebogen III

Kommunikationsverhalten/phonatorische Vorbilder
- Gibt es in der Familie jemanden, der mit seiner Stimme oder Aussprache ähnlich umgeht wie das Kind?
- Wer setzt sich in der Familie durch und wie tut er das (z. B.: Argumente/Lautstärke)?
- Wie sind die Gesprächsanteile unter den Familienmitgliedern verteilt?

- Welche Bedeutung haben Sprechpausen/Schweigen für die Familienmitglieder?
- Hat das Kind eine bestimmte Rolle im Familiensystem?
- Stellung innerhalb der Geschwisterreihe?

Familiensystem
- Wie beschreiben Sie die charakterlichen Eigenschaften und das Verhalten Ihres Kindes – auch im Vergleich zu den Geschwistern?
- Wie würden Sie die Geschwisterbeziehung beschreiben?
- Bestehen chronische Konflikte?

Erziehungsstil
- Welche Grenzen setzen Sie dem Kind für den Umgang mit seiner Stimme? Hält es sie ein?
- Wie wichtig sind Ihnen feste Regeln in der Erziehung?
- Welche Regeln gibt es?
- Gelten diese Regeln immer, oder gibt es Ausnahmen?
- Gibt es Unterschiede in der Einhaltung dieser Regeln zwischen Eltern und anderen Bezugspersonen des Kindes?
- Welche stimmlichen Grenzen setzen Sie?
- Wie testet Ihr Kind diese einmal aufgestellten Regeln?

Leistungsanforderungen
- Welche Leistungsanforderungen werden an das Kind gestellt (Schule, Kindergarten, zu Hause, Freizeit)? Wie geht es damit um?
- Wie bewältigt das Kind gestellte Aufgaben in Schule und Freizeit?
- Was macht es, wenn es etwas nicht kann?
- Hat es Ausdauer oder ist es leicht entmutigt?
- Hat es Bewältigungsstrategien für schwierige Situationen?
- Was sollte Ihr Kind besser können?
- Welche Erwartungen hat Ihre Familie an das Kind?

3.2.4 Soziale Faktoren

Der Anamnesebogen IV (**Übersicht 3.5**) erfasst schließlich die sozialen Faktoren der Umgebung des stimmgestörten Kindes.

Beispielfragen zu Anamnesebogen IV

Soziale Faktoren (Umfeld)
- Mit welchen Personen identifiziert sich das Kind?
- Wen ahmt es in seinem Stimmverhalten nach?

Übersicht 3.5.
Anamnesebogen IV: Soziale Faktoren

Bedeutung des Kindergartens/der Schule im Leben des Kindes
Fernsehgewohnheiten
Phonatorische Vorbilder des Kindes im weiteren Sinne (Fernsehen, Lehrer, Erzieher)
Lieblingsbeschäftigungen des Kindes
Singt das Kind zu Hause/im Chor
Lärmpegel/Raumangebot

— Gibt es Unterschiede in der Stimmgebung des Kindes beim Spiel mit Gleichaltrigen, mit den Geschwistern oder mit Erwachsenen?
— Wie klingen die Stimmen der Erzieherinnen/Lehrerinnen/Betreuerinnen?
— Welchen Kindern eifert Ihr Kind nach?
— Welche Sendungen mit welchen Stimmen bevorzugt es im Fernsehen?

Lärm und Raumangebot
— Welche Schallquellen gibt es zu Hause?
— Wie hoch ist der Lärmpegel zu Hause?
— Gibt es ständige Geräuschquellen im Hintergrund?
— Wie groß sind die Gruppen, an denen Ihr Kind teilnimmt?
— Wie ist der Lärmpegel in diesen Gruppen?
— Wie viel Platz zum Toben gibt es zu Hause, im Kindergarten, in der Schule?

Schlussfolgerungen
In der stimmtherapeutischen Anamnese sind die Eltern – neben den Eindrücken der Therapeutin im Kontakt mit dem Kind – die wichtigsten Informationsträger in Bezug auf das Kind. Mit Hilfe der aus der Anamnese gewonnenen Hinweise auf bedingende Faktoren wird für jedes Kind ein individuelles – zunächst hypothetisches – Ursachendiagramm erstellt (vgl. auch ▸ Kap. 4.3.2 »Beispiele für Therapieentscheidungen«).

3.2.5 Sozial-kommunikative Faktoren

Die Anamnese zu den kommunikativen Fähigkeiten bezieht sich im wesentlichen auf zwei große Bereiche: die **kommunikative Umgebung des Kindes** und **das kommunikative Verhalten** des Kindes selbst. **Abbildung 3.1** zeigt die einzelnen Dimensionen des Verhaltens.

Die **Übersicht 3.6** fasst die Beurteilungskategorien des allgemeinen Kommunikationsverhaltens zusammen.

Für den Bereich **Kommunikation des Kindes** treffen die genannten Kategorien gleichermaßen zu. Konkret bedeutet dies, von den Bezugspersonen oder vom betroffenen Kind verschiedene sozial-kommunikativen Verhaltensweisen zu erfragen und im Umgang mit dem Kind zu beobachten (**Übersicht 3.7**, »Anamnesebogen V«)

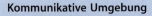

Modellfunktionen und beobachtbares Verhalten auf allen Ebenen
Sprechpausen / Schweigen
Argumentationsverhalten
Informationsverarbeitung, z.B. Zuhörverhalten
„Demokratie" der Gesprächsanteile

Abb. 3.1. Anamnese bei kommunikativen Defiziten

Übersicht 3.6.
Sozial-kommunikative Fähigkeiten

- Durchsetzungsvermögen (z.B. argumentativ oder mit Lautstärke)
- Demokratie des Gesprächsverhaltens
- Verteilung der Gesprächsanteile
- Sprechpausen/Schweigen
- Gesprächseinstieg und -beendigung
- Verstärkendes/hemmendes Gesprächsverhalten (z.B. Unterbrechen, kein Blickkontakt)
- Informationsverarbeitung: (z.B. Zuhörverhalten, Verständnissicherung: Was meint das Kind, wenn es »x, y« sagt?

Übersicht 3.7.
Anamnesebogen V: Sozial-kommunikative Fähigkeiten

Identifikation des Kindes mit verbalen, nonverbalen und vokalen Vorbildern
Durchsetzungsverhalten in der Schule/mit Geschwistern/anderen Kindern
Vokales Verhalten
Nonverbales Verhalten (Gestik, Mimik)
Verbal-argumentatives Verhalten
Informationsverarbeitung (Zuhörverhalten, Verständnissicherung)
Sprechpausen/Schweigen
Verstärkendes/hemmendes Gesprächsverhalten (Unterbrechen, Blickkontakt)
Gesprächseinstieg/Beendigung
Verteilung der Gesprächsanteile (demokratisch?)

Beispielfragen zu Anamnesebogen V: Sozialkommunikative Fähigkeiten
- Wenn das Kind sich durchsetzen will: argumentiert es dann oder schreit es?
- Ist es gewandt im Ausdruck?
- Setzt es Mimik und Gestik ein, oder wirkt es starr und emotionslos?
- Wie setzt es sich im Allgemeinen durch (vokal, verbal, nonverbal)?
- Benutzt es einen dieser Kanäle (vokal, verbal, nonverbal) stärker als andere?
- Benutzt es einen Kanal überhaupt nicht?
- Wie spricht es mit Gleichaltrigen, Erwachsenen, den Geschwistern? (Unterschiede in den kommunikativen Kanälen)
- Ist das Kind aus einer Gruppe spielender Kinder herauszuhören?

Schlussfolgerungen
Die Ergebnisse der Anamnese lassen bereits eine Schwerpunktsetzung für ein späteres Kommunikationstraining oder ein Familiengespräch zu.

Zusammenfassung
- Die ausführliche Anamnese bildet eine wichtige Grundlage für die Therapie. Anhand von fünf Anamnesebögen (Anamnesebogen I–V), die im Anhang als Kopiervorlage beigefügt sind, kann sich die Therapeutin ein umfassendes Bild von der vorliegenden Problematik machen.
- **Anamnesebogen I** erfasst die aktuelle Stimmproblematik. Zum einen wird der Schweregrad der Stimmstörung erfragt. Zum anderen beschreiben die Eltern die Stimmproblematik. Sie sollen weiter Auskunft geben über die Konstanz, die Zeit-, die Personen- und die Situationsabhängigkeit der Beschwerden.
- **Anamnesebogen II** erfasst die Entwicklungsbereiche des Kindes. Die Eltern beantworten Fragen zur Entwicklung und zum Verhalten in den Bereichen Motorik, Sprachentwicklung und auditive Entwicklung.

- **Anamnesebogen III** erfasst familiäre Faktoren, die auf die Stimmstörung des Kindes einen Einfluss haben können.
- **Anamnesebogen IV** erfasst die psychosozialen Faktoren der Umgebung des stimmgestörten Kindes.
- **Anamnesebogen V** erfasst die sozialkommunikativen Fähigkeiten eines Kindes und seiner Umgebung

3.3 Befunderhebung bei kindlicher Dysphonie

Die Befunderhebung testet spielerisch einzelne Entwicklungsbereiche, wobei Beobachtungen aus dem freien Spiel durch gezielte Testsituationen ergänzt werden können. Sie besteht aus dem **Stimmstatus** mit der **Beobachtung** und **Beschreibung** des stimmlichen Verhaltens im freien Spiel, aus der **gezielten Funktionsprüfung** einzelner **stimmlicher Elemente** und der **Überprüfung einzelner assoziierter Entwicklungsbereiche** des Kindes, wie in ▶ Kapitel 2.3, »Ursachen im Modell«, erläutert.

Um das Vorgehen **bei der Befunderhebung** zu vereinheitlichen, empfiehlt sich die Auswahl von geeignetem Material, das bei wiederholter Diagnostik die **Vergleichbarkeit der erhobenen Daten** sichert. Sollen zusätzlich akustische **Elemente** ausgewertet werden, ist auch hier eine gezielte Anweisung bei den Aufnahmen wesentlich.

Grundsätzlich ist die **Dokumentation der kindlichen Stimme** in den einzelnen Modalitäten auf einem rauschfreien Tonträger (z.B. DAT-Rekorder) unerlässlich. Sie dient neben der Einschätzung des Schweregrades der Störung auch zur Objektivierung des Therapieerfolges (s. ▶ Kapitel 10 »Erfolgskontrollen in der Praxis«). Dabei sollten einzelne Parameter nicht nur zu Beginn und nach Abschluss der Behandlung erhoben werden, sondern im Sinne einer Verlaufsdiagnostik in regelmäßigen Abständen auch immer wieder während der laufenden Behandlung.

Die Verlaufsdiagnostik besteht aus
- dem **Stimmstatus** mit der **Beobachtung** und **Beschreibung** des stimmlichen Verhaltens im freien Spiel,
- der **gezielten Funktionsprüfung** einzelner Parameter und
- der **Überprüfung einzelner assoziierter Entwicklungsbereiche** des Kindes entsprechend den Ursachen (◘ Übersicht 3.8).

Bei der **Erhebung des Stimmstatus** wird der Stimmklang bzw. die Ausprägung des Heiserkeit beurteilt. Neben dieser Gradeinschätzung wird die untersuchende Logopädin Aussagen treffen über
- die Qualität der Stimmeinsätze,
- die Lautstärke und
- die Dynamik,
- das Volumen,
- die mittlere Sprechstimmlage und
- den Stimmumfang sowie
- die Belastbarkeit der Stimme,
- das Sprechtempo und
- die Atemfunktion.

◘ Übersicht 3.8.
Diagnostik der hyperfunktionellen Dysphonie

1. Stimmstatus
   - Perzeptiver Eindruck
   - Funktionsprüfung
2. Überprüfung einzelner Entwicklungsbereiche
   - Kommunikations- und Kontaktverhalten
   - Sprachentwicklung
   - Grob-, Fein- und Mundmotorik
   - Auditive Diskriminationsfähigkeit

Ergänzend werden **Symptome** festgehalten, **die die Phonation begleiten** (z.B. Hervortreten der Halsvenen, Räusperzwang, Missempfindungen).

Die weitere Ursachensuche mit **ausführlicher Anamnese und Diagnostik** verlangt von der Therapeutin einen entsprechenden zeitlichen Einsatz. Defizite, die die motorischen, auditiven oder kommunikativen Fähigkeiten betreffen, können von der Untersucherin in einem **allgemeinen Screening**, das in einem angemessenen zeitlichen Rahmen stattfindet, erfasst werden.

Um einen Eindruck von den **grobmotorischen Fähigkeiten** des Kindes zu bekommen, kann das Kind z.B. motiviert werden, auf einem Bein zu stehen oder zu hüpfen, einen Ball in einen Korb zu werfen, über ein Seil zu balancieren usw.

Für den **feinmotorischen** Bereich soll das Kind zeichnen, nachzeichnen, Perlen auffädeln usw.

Die **mundmotorischen** Fähigkeiten können orientierend überprüft werden, wenn das Kind die Wangen aufbläst, die Zunge in den rechten und linken Mundwinkel, zur Ober- oder Unterlippe und in Richtung Nase führt.

Die **kommunikative Leistung** wird im Rollenspiel oder über direkte Fragen überprüft. Es sollten nicht nur die grammatikalischen, artikulatorischen und semantischen Fähigkeiten beurteilt werden. Darüber hinaus ist es wichtig zu beobachten, ob die Kommunikation lebendig wirkt, ob Mimik und Gestik angemessen eingesetzt werden und die sprachlichen Fähigkeiten geschickt zum Umsetzen der jeweiligen Ziele eingesetzt werden.

Die **emotionale Entwicklung** des Kindes kann neben der Erfragung in der Anamnese im freien Spiel beurteilt werden. Wie präsentiert sich das Kind? Wie hoch ist seine Frustrationstoleranz? Wirkt das Kind besonders aggressiv oder besonders zurückhaltend und angepasst?

Auch die **habituellen Faktoren** können zum Teil im Spiel beobachtet werden. Wählt das Kind im Rollenspiel ungünstige stimmliche Eigenschaften? Räuspert es sich häufig? Weitere habituelle Faktoren können im Anamnesegespräch erfragt werden.

Die **auditive Wahrnehmung** kann orientierend z.B. mit Hilfe der Differenzierung von Tönen unterschiedlicher Tonhöhe und Lautstärke, durch das Nachklatschen bestimmter Taktsequenzen, durch die Lautdiskrimination, durch das Zuordnen von Musikinstrumenten und durch die Zuordnung bestimmter Eindrucksqualitäten usw. überprüft werden.

> **❗ Beachte**
>
> Zeigt das Kind bei diesen orientierenden Untersuchungen Auffälligkeiten, sollten ausführlichere und standardisierte Tests folgen, auch durch Vertreter der entsprechend zuständigen Berufsgruppen, um weitere Schritte einzuleiten.

3.3.1 Stimmstatus

Ähnlich wie der Anamnesebogen sollen die Checklisten (s. **Übersicht 3.8–3.11**) helfen, die Teilbereiche im komplexen Ursachengefüge zu komplettieren.

Perzeptiver Eindruck

Der Diagnostikbogen I (**Übersicht 3.9**) zeigt die einzelnen Prüfkategorien im Stimmstatus. Für die Erhebung des Stimmstatus ist die **Beurteilung des Schweregrades** der vorliegenden Stimmstörung empfehlenswert. In der Praxis hat sich die Bewertung der Rauigkeit, Heiserkeit und Behauchtheit nach Nawka und Anders (1996, RBH-System) bewährt. Ergänzend bietet es sich an, den Parameter Gepresstheit in die Werteskala mit aufzunehmen. Die hier vorgeschlagene Gradeinteilung wird im Folgenden erläutert.

> **❯ Exkurs**
>
> Da pathologische Stimmen auch von Experten häufig sehr unterschiedlich beurteilt werden, ist es anzustreben, die auditive Beurteilung nach einem Verfahren durchzuführen, bei dem **vergleichbare Hörerurteile** gewonnen werden

können. Da im deutschen Sprachraum das 1996 von Nawka und Anders veröffentlichte RBH-System zur Beurteilung heiserer Stimmen im Erwachsenenalter häufig verwendet wird, bietet es sich an, diese Beurteilungsform auch zur Heiserkeitsklassifikation bei Kindern anzuwenden. Beurteilt werden dabei die drei Einzelkriterien Rauigkeit (R), Behauchtheit (B) und Heiserkeit (H). Der Ausprägungsgrad dieser drei Kriterien wird in einer Werteskala von Grad 0 bis Grad 3 festgehalten. Dabei wird für den Ausprägungsgrad der Einzelmodalitäten Rauigkeit, Behauchtheit und Heiserkeit festgelegt:

Ausprägungsgrade des RBH-Systems (Nawka und Anders, 1996)
- 0=nicht vorhanden
- 1=leicht oder geringgradig
- 2=mittelgradig
- 3=hochgradig

Übersicht 3.9.
Diagnostikbogen I: Perzeptiver Eindruck

Stimmqualitäten:

_____

Gradeinteilung

	Rauigkeit	Behauchtheit	Heiserkeit	Ergänzung: Gepresstheit
Grad 0=nicht vorhanden				
Grad 1=leichtgradig				
Grad 2=mittelgradig				
Grad 3=hochgradig				
Lautstärke	unauffällig		zu laut	zu leise
Dynamik	unauffällig		eingeschränkt	
Volumen	unauffällig		eingeschränkt	
Sprechtempo	unauffällig		schnell	langsam
Prosodie	unauffällig		eingeschränkt	übertrieben
Tonansatz/Stimmansatz	unauffällig		nach hinten verlagert	
Artikulation	unauffällig		eng, wenig Kieferöffnung	kaum Lippenrundung
Atemfunktion	unauffällig		Hochatmung	Schnappatmung
1. Sprechatmung				
2. Ruheatmung				
Haltung/Tonus	unauffällig		hypo	hyper
Begleitsymptomatik				Bemerkungen
Räusperzwang	nein		ja	
Hervortreten der Halsvenen	nein		ja	
Missempfindungen				
	wahrgenommen		nein	ja
	erfragt		nein	ja
Tonus/Haltung		hypoton	hyperton	

Nawka und Anders (1996) verstehen ihr RBH-System als **Basissystem** zur Beurteilung pathologischer Stimmen. Das bedeutet, dass die Modalitäten für einzelne Fragestellungen erweitert werden können. Im Rahmen der Beurteilung hyperfunktioneller Kinderstimmen hat es sich in der stimmtherapeutischen Praxis bewährt, das Kriterium »**Gepresstheit**« mit in die Werteskala aufzunehmen, da dies doch ein häufig auftretendes Symptom der hyperfunktionellen kindlichen Dysphonie ist.

Lautstärke. In einer beliebigen Sprechsituation wird die Lautstärke, in der das Kind spricht, beurteilt. Es wird festgehalten, ob sie auf die Untersucherin zu laut, zu leise oder unauffällig wirkt.

Dynamik. Ein weiterer Parameter ist die Beschreibung der Dynamik. Ist das Kind in der Lage, beim Sprechen die Lautstärke angemessen zu variieren, oder klingt die Stimme starr und fixiert?

Volumen. Die Untersucherin beurteilt die Fülle der Stimme des Kindes. Klingt sie dünn und wenig tragfähig, oder füllt die Stimme den Raum? Welche Resonanzräume des kindlichen Körpers verstärken den Stimmklang, welche werden nur eingeschränkt genutzt?

Sprechgeschwindigkeit. Wie schnell spricht das Kind? Ist das Tempo der Situation angemessen, oder wirkt es auf die Untersucherin inadäquat schnell oder inadäquat langsam?

Prosodie. Moduliert das Kind im Sprechen seine Tonhöhe, oder klingt das Gesprochene monoton? Ist die Modulation angemessen, oder übertreibt das Kind?

Tonansatz (Stimmansatz). Wo befindet sich der wahrnehmbare »Sitz der Stimme«, d.h. der Raum der größten Verstärkung der Schallwellen im Ansatzrohr? Klingt die Stimme zurückverlagert, z. B. durch eine dorsale Zungenlage?

Artikulation. Wie deutlich spricht das Kind? Wie weit öffnet es den Mund beim Sprechen? Lassen sich Tendenzen einer zu engen oder einer übertrieben weiten Artikulation erkennen?

Atmung. Wie wirkt die Atmung auf die Untersucherin? Fügt sich die Atmung in den Fluss des Gesprochenen, oder überzieht das Kind die Atemmittellage? Kommt es beim Sprechen außer Atem? Ist eine Beteiligung der Atemhilfsmuskulatur in Form von Hochziehen der Schultern (Hochatmung) zu beobachten? Zieht das Kind rasch und hektisch die ihm fehlende Luft nach (Schnappatmung)?

Begleitsymptomatik. Welche Begleitsymptomatik zeigt das Kind? Räuspert es sich häufig? Treten die Halsvenen bei Phonation mit hervor? Scheint die Phonation dem Kind Anstrengung oder Schmerzen zu bereiten? Hier sollte der subjektive Eindruck durch Nachfragen ergänzt und dementsprechend vermerkt werden.

Tonus/Haltung. Wie wirkt das Kind auf die Untersucherin? Hält es sich aufrecht? Wirkt es schlaff? Wirkt es übermäßig angespannt?

Funktionsprüfung

Zur Beurteilung der mittleren Sprechstimmlage und des Stimmumfanges empfiehlt sich der Einsatz eines Klaviers oder Keyboards. Zudem sind ein Taschenspirometer, eine Stoppuhr und eine Czermak-Anhauchplatte unerlässlich. Der Einsatz dieser Geräte reicht oft schon als Motivationshilfe für stimmgestörte Kinder ab dem Vorschulalter aus, sodass die einzelnen Funktionen direkt abgeprüft werden können.

■ Übersicht 3.10.
Diagnostikbogen II: Funktionsprüfung

Mittlere Sprechstimmlage	im Normbereich	zu hoch	zu tief
Tonhaltedauer			
Vitalkapazität			
Stimmumfang	im Normbereich	eingeschränkt	
Stimmeinsätze	unauffällig	hart	verhaucht
Singstimme			
Rufstimme			
Nasalität			
Belastbarkeit	unauffällig	eingeschränkt	
Schwelltonvermögen			

⚠ Beachte
Generell gilt: Je jünger das zu untersuchende Kind ist, umso spielerischer wird die Untersuchung vonstatten gehen.

Im Diagnostikbogen II (■ Übersicht 3.10) sind die Parameter der **Funktionsprüfung** im Einzelnen aufgelistet.

Mittlere Sprechstimmlage.[1] Die mittlere Sprechstimmlage lässt sich am besten im Gespräch mit dem Kind ermitteln. Darüber hinaus können durch Vorstellungshilfen Geräusche provoziert werden (»Mach einmal ein gelangweiltes, zustimmendes Geräusch«) oder automatisierte Reihen wie die Wochentage oder Zahlen abgeprüft werden. Die entsprechenden Normwerte sind in ■ Tabelle 3.1 angegeben.

Tonhaltedauer. In seiner mittleren Sprechstimmlage soll das Kind einmal auf Vokale und Frikative vergleichbarer Lippenstellung und Kieferöffnung (z. B. /e/ und /s/) so lange phonieren, wie es kann. Geeignete Vorstellungshilfen wie »den Ton als Kaugummi aus dem Mund ziehen« bieten Hilfestellung.

ℹ Tipp
Als **Normwert** gilt bei Vorschulkindern eine Tonhaltedauer von mehr als zehn Sekunden.

Vitalkapazität. Mit Hilfe eines Taschenspirometers lässt sich die Vitalkapazität eines Kindes bestimmen.

ℹ Tipp
Vorschulkinder sollten Werte von mehr als 1.000 ml erreichen. Die Werte im Einzelnen können bei den Herstellern der Geräte als Tabellen bezogen werden.

Stimmumfang. Für den Singstimmumfang lässt man das Kind am besten zum Klavier oder Key-

■ Tabelle 3.1. Normwerte für die mittlere Sprechstimmlage

	Mädchen	Jungen
2,5 Jahre Mutation	d'	c'
bis 2 Jahre	a'	a'

Bei den Tonangaben ist immer von einem Toleranzintervall mehrerer Halbtöne auszugehen

---
[1] Hier definiert als der Tonbereich im Stimmumfang, zu dem ein Sprecher im Sprechverlauf immer wieder zurückkehrt.

board auf einer vorgegebenen Silbe nach oben und unten singen. Meist ist aber doch die Stimme der Therapeutin als Orientierungshilfe für das Kind notwendig, wenn die Töne nicht direkt vom Instrument übernommen werden können. In der Praxis zeigt sich, dass die Durchführung eines Phonetogramms zur Ermittlung des Stimmumfanges gerade bei kleineren Kindern oft schwer möglich ist. Auch Böhme (1997) verweist auf die Nichtdurchführbarkeit der Stimmfeldmessung bei Kindern unter sieben Jahren. Sind die zu untersuchenden Kinder aber in der Lage, bei der **Stimmfeldmessung** adäquat mitzuarbeiten, kann der Befund auf eine weitere aussagekräftige Säule gestützt werden.

> **ⓘ Tipp**
> Alternativ zur Durchführung der Stimmfeldmessung können die Kinder ein vorgeschlagenes Lied singen. So kann auf unkomplizierte Weise **in Annäherung** auf den Stimmumfang geschlossen werden (z. B. »Fuchs, Du hast die Gans gestohlen« – eine Oktave). Auch über das Nachahmen von Tierstimmen kann sich die Logopädin einen Eindruck vom Stimmumfang verschaffen.

Die entsprechenden Richtwerte sind in ◘ Tabelle 3.2 aufgelistet.

Stimmeinsatz und -absatz. Mit speziellen Sätzen wie »Alle Affen gaffen aus dem Affenhaus«, »Onkel Otto orgelt ohne Ohnmacht« sollen der gehauchte, der physiologische und der harte Stimmeinsatz überprüft werden. Das Gleiche gilt für Vokale am Ende einer Sprechphase. Das Phänomen des **Abknarrens** im Sinne von geknarrten Stimmeinsätzen tritt häufig am Satzende mit absinkender Satzmelodie auf.

Singstimme. Um die Kopfstimmfunktion, Registerwechsel bzw. mögliche Registerbrüche und das Tontreffvermögen zu testen, sollte das betroffene Kind ein Lied seiner Wahl vorsingen. Viele Kinder wählen eine zu tiefe Lage. Hier kann die Untersucherin einen höheren Anfangston vorgeben, um die Verwendung der Kopfstimme zu testen.

Rufstimme. Das Kind soll rufen, so laut es kann. Um die üblichen Gewohnheiten des Kindes beim Rufen zu testen, empfiehlt es sich, das Kind durch eine Vorstellungshilfe aus seinem Alltag zu motivieren, z. B. die Namen der besten Freunde bei einem imaginären Fußballspiel rufen zu lassen. Auffällig wären eine zu hohe Stimmlage, ein gepresster oder sich überschlagender Stimmklang, eine schwache, dünne Stimme und das Hervortreten der Halsmuskulatur und der venösen Gefäße im Halsbereich beim Rufen.

Nasalität. Gibt die akustische Beurteilung Hinweise auf einen auffälligen Nasalitätsbefund, kann mit der Czermak-Anhauchplatte überprüft werden, ob eine Hyper- oder Hyponasalität vorliegt. Das Kind soll dann Wörter und Sätze mit und ohne Nasallaute sprechen, während die Untersucherin ihm den Rhinospiegel zwischen Nase und Oberlippe hält und die Größe des Beschlages dokumentiert (zu den Auswertungskriterien s. Böhme 1997).

Belastbarkeit. Wenn sich in der Anamnese Hinweise auf eine Verschlechterung der Stimme bei längerem Sprechen ergeben haben oder

◘ **Tabelle 3.2.** Richtwerte für den Stimmumfang

	Mädchen	Jungen
3 Jahre	h–h'	h–h'
4 Jahre	h–c''	b–c''
5 Jahre	h–c''	b–c''
6 Jahre	h–f''	a–e''
Ab 7 Jahre	f–g''[1]	f–g'[1]

[1] Je nach Stimmgattung eines Kindes liegt der Umfang der Singstimme im oberen oder unteren Bereich desin der Tabelle angegebenen Umfangs

das Kind häufig gegen Störlärm ansprechen muss, kann ein Belastungstest durchgeführt werden. Das Kind kann einige Zeit sprechen, während im Hintergrund ein Band mit Musik läuft usw. Die Untersucherin beurteilt, ob und wie sich die Stimme nach dieser Belastung verändert. Nimmt die vorliegende Pathologie zu? Kommen neue Symptome hinzu? Wie verändert sich der Stimmklang?

Schwelltonvermögen. Bei der Überprüfung des Schwelltonvermögens wird auf einem vorgegeben Vokal phoniert. Die Untersucherin kann das Kind durch geeignete Vorstellungshilfen unterstützen, z. B. soll es ein Radio imitieren, das langsam lauter und leiser gestellt wird. Diese Überprüfung gibt Auskunft über die Fähigkeit des Kindes, eine fein differenzierte Zunahme der Lautstärke zu produzieren. Dies lässt Rückschlüsse auf die Feinspannung der Stimmlippen zu. Ist das Kind überhaupt zu lauter Stimmgebung in der Lage? Vollzieht es die Lautstärkenzunahme fließend oder abgestuft.

3.3.2 Entwicklungsbereiche

Die Untersuchung der **Sprachentwicklung** (vgl. u.a. Dickmann et al. 1994), **Mundmotorik** (vgl. u.a. Fischer-Voosholz u. Spenthof 2002), **Motorik** (vgl. Literaturtipps zu Motoriktests am Ende dieses Kapitels) und **der auditiven Diskriminationsfähigkeit** (vgl. Jahn 2000; Lauer 1999) wird mit den üblichen logopädischen Verfahren durchgeführt, die **kommunikativen Fähigkeiten** können erfragt und im freien Spiel beobachtet werden (s. auch ▶ Kap. 8 »Therapiebereich Kommunikationstraining«). Der Diagnostikbogen III (◘ **Übersicht 3.11**) gibt einen Überblick über die einzelnen Bereiche der kindlichen Entwicklung, die im logopädischen Befund berücksichtigt werden sollten.

> ◘ **Übersicht 3.11.**
> Diagnostikbogen III: Entwicklungsbereiche
>
> **Kommunikationsverhalten**
> Nonverbales Verhalten
> Mimik und Gestik
> Körperhaltung
> Verbal-argumentatives Verhalten
> Nein sagen
> Etwas fordern
> Positive und negative Gefühle äußern
> Kontaktverhalten: Gespräche beginnen und beenden
> Vokales Verhalten
>
> **Sprachentwicklung**
> Artikulation
> Grammatik
> Sprachverständnis
>
> **Motorik**
> Zungen-/Mundmotorik
> Myofunktionelle Fähigkeiten
> Feinmotorik
> Grobmotorik
>
> **Auditive Diskriminationsfähigkeit**
> Tonhöhe
> Lautstärke

Befunderhebung der kommunikativen Fähigkeiten

Die eigentliche Befunderhebung umfasst die Überprüfung der Fähigkeiten sozial-kommunikativer Fertigkeiten in den Bereichen
— verbale Ausdrucksfähigkeit,
— nonverbale Ausdrucksfähigkeit,
— vokale Ausdrucksfähigkeit,
— Forderungen stellen,
— Gespräche führen,
— Nein sagen,
— Gefühle äußern,
— sich durchsetzen.

Hier bieten sich Spielsituationen an. Aber auch die Schilderung typischer Situationen aus dem Familienalltag ist oft sehr aufschlussreich, wenn die individuelle Wahrnehmung der jeweiligen Familienmitglieder relativierend in Betracht gezogen wird. Vergleichswert für die Beurteilung der Fähigkeiten ist dabei das normal entwickelte Kind.

Meilensteine als Richtwerte

Im angloamerikanischen Raum existieren Richtwerte für die kommunikative Entwicklung, die allerdings nur mit Einschränkungen übertragbar sind.

Folgende »**Meilensteine**« gelten als grobe Richtwerte (in Anlehnung an Dewart u. Summers 1995):

Neun bis 18 Monate. Das Kind drückt erste kommunikative Absichten aus. Es benutzt Gesten, häufig in Verbindung mit Vokalisationen, später Wörter. Die Sprechabsichten sind in diesem Alter:
- Erregen von Aufmerksamkeit,
- Forderungen stellen (Objekte, Handlungen, Information),
- Ablehnen und Protestieren,
- Begrüßen,
- Benennen.

18 Monate bis drei Jahre. Die Variationsbreite kommunikativer Ausdrucksformen nimmt zu. Das Kind möchte
- kommentieren,
- Gefühle ausdrücken,
- sich abgrenzen/unabgängig werden.

Dazu benutzt es Einwort- oder Mehrwortäußerungen. Erstmalig wird Sprache in diesem Alter auch imaginativ verwandt.

Drei bis vier Jahre. Das Kind gebraucht Sprache, um
- Vergangenheit und Zukunft auszudrücken,
- zu informieren.

Ein Kind ist in diesem Alter in der Lage, einfache Geschichten zu erzählen.

Vier bis sieben Jahre. Das Kind lernt soziale Kommunikationsregeln wie Gebote der Höflichkeit und hörerangepasstes Sprechen, das Turn-taking (den Wechsel) von Sprechen und Zuhören. Es kann in diesem Alter
- die Aufmerksamkeit des Hörers gewinnen und aufrechterhalten,
- informieren,
- Informationen von anderen Personen fordern,
- Spielkameraden Anweisungen geben,
- Regeln verbalisieren,
- verneinen und verhandeln,
- eine Bandbreite an Gefühlen äußern,
- Meinungen und Vermutungen äußern,
- drohen und spotten.

Sieben Jahre und älter. In diesem Alter bilden sich differenziertere Sprachfunktionen aus. Das Kind kann nun
- etwas versprechen,
- Hypothesen verbalisieren,
- etwas planen,
- etwas erklären,
- abstrakte Ideen und Meinungen äußern,
- argumentieren und debattieren,
- seine Gefühle und Reaktionen und die der Mitmenschen beschreiben.

Verschiedene **Motoriktests** können zur weiterführenden Diagnostik herangezogen werden, wenn der Verdacht auf Defizite in Grob-, Fein- oder Sensomotorik besteht und diese Modalitäten genauer abgeklärt werden sollen.

> **ⓘ Tipp**
>
> Literatur für Therapeutinnen
> - Checkliste motorischer Verhaltensweisen (Schilling 1976)
> - Diagnostik mit Pfiffigunde (Cardenas 1997)
> - Frostig-Test der motorischen Entwicklung (Frostig 1985)

- Körper-Koordinationstest für Kinder (Kiphard u. Schilling 1974)
- Lincoln-Oseretzky-Skala für Kinder (Eggert 1974)
- Motoriktest für vier- bis sechsjährige Kinder (Zimmer u. Volkammer 1987)
- Ordinalskalen zur sensomotorischen Entwicklung (Sarimski 1987)

> **Zusammenfassung**
> - Die Befunderhebung liefert der Therapeutin wichtige Hinweise zur **Erscheinungsform der Stimmstörung** und zu möglichen **Defiziten in einzelnen Entwicklungsbereichen**.
> - Diese Informationen bilden neben der Anamneseerhebung die wesentliche **Grundlage zur Therapie**.

Therapieverfahren

4.1 Kontroversen zur Therapie kindlicher Stimmstörungen – 48
4.1.1 Medizinische Sichtweise – 48
4.1.2 Verhaltenstherapeutische Ansätze – 49
4.1.3 Kommunikationstherapeutische Ansätze – 50
4.1.4 Mehrdimensionale Ansätze – 50
4.1.5 Systemische Ansätze – 51
4.1.6 Zusammenfassung – 51

4.2 Kriterien eines mehrdimensionalen Ansatzes – 53
4.2.1 Ursachenorientierte Therapieplanung – 53
4.2.2 Therapiebereiche – 54
4.2.3 Therapieende – 54

4.3 Therapieschwerpunkte und Therapieplanung – 55
4.3.1 Einflussfaktoren – 55
4.3.2 Beispiele für Therapieentscheidungen – 55

4.1 Kontroversen zur Therapie kindlicher Stimmstörungen

> Im Folgenden wird ein **Überblick über Therapiekonzepte** und Empfehlungen aus verschiedenen Disziplinen, die sich mit kindlichen Stimmstörungen beschäftigen, gegeben. Die **Diskrepanz** der in der Fachwelt bestehenden Meinung zur Behandlung dieses Störungsbildes wird diskutiert.

4.1.1 Medizinische Sichtweise

Von ärztlicher Seite wird den Eltern der betroffenen Kinder häufig geraten, das Kind im häuslichen Bereich zu einer stimmschonenden Stimmgebung anzuhalten und Freizeitaktivitäten, die eine Stimmbelastung mit sich bringen, zumindest eine gewisse Zeit lang einzuschränken bzw. einzustellen.

Hanson et al. (1976) raten dazu, Kinder zur Stimmschonung anzuhalten.

»*Wegen des erheblichen und zeitlichen Aufwandes sollte daher die Stimmübungsbehandlung den schwersten Fällen kindlicher Stimmstörungen vorbehalten bleiben.*« (Hanson et al. 1976, S. 170)

Schultz-Coulon (1976) steht der therapeutischen Intervention ebenso zurückhaltend gegenüber:

»*Wenn es gelingt, die Kinder von stimmbelastenden Situationen weitgehend fern zu halten (z. B. vom Chorsingen in der Schule) und ihnen schädliche Stimmgewohnheiten wie überlautes Schreien und Rufen oder ständiges Räuspern abzugewöhnen, so ist in vielen Fällen eine Rückbildung der Heiserkeit auch ohne eigentliche Stimmübungsbehandlung zu erzielen.*« (Schultz-Coulon 1976, S. 2207)

Erst wenn diese Maßnahmen nicht zum Erfolg führen, rät Schultz-Coulon zu einer Stimmtherapie, mit der dem Kind zu einer gesunden Stimmgebung verholfen werden soll.

Gundermann (1989) steht einer Stimmtherapie im frühen Kindesalter ablehnend gegenüber:

»*Die betroffenen Kinder sind kaum zur Stimm-Mäßigung zu überreden. Sobald sie der Aufsicht entronnen sind, brüllen sie ungehemmt weiter.*« (Gundermann 1989, S. 23)

Da sich seiner Meinung nach die Verdickungen der Stimmbänder in der Pubertät zurückbilden, befürwortet er eine abwartende Haltung.

Wendler et al. (1996) empfehlen ebenfalls die Elternberatung mit dem Ziel, die betroffenen Kinder zu stimmschonender Phonation anzuhalten.

»*Stimmübungen haben nur dann Sinn, wenn eine echte Motivation der Eltern und auch der Kinder gelingt. Einmal in der Woche eine halbe Stunde üben und die übrige Zeit herumschreien – davon ist nichts zu erwarten. Man beschränkt sich dann auf Kontrollen und wiederholte Beratung in Abständen von 3–6 Monaten.*« (Wendler et al. 1996, S. 179)

Böhme (1997) empfiehlt neben einem verhaltenstherapeutischen Programm mittels Beratung der Eltern und Kontaktpersonen auf den Stimmabusus des Kindes Einfluss zu nehmen und ein stimmphysiologisches Verhalten herbeizuführen. Dies soll auch über ein verändertes stimmliches Verhalten der direkten Stimmvorbilder stattfinden (weiche Stimmeinsätze etc.). Bei sehr jungen Kindern bewertet er die Einflussmöglichkeiten über ein ganzheitlich orientiertes Stimmtraining als eingeschränkt:

»*Je jünger das Kind ist, umso geringer sind die direkten Einwirkungsmöglichkeiten.*« (Böhme 1997, S. 141)

Papst-Jürgensen (1977) macht auf die Verantwortung der Lehrkräfte aufmerksam:

4.1 · Kontroversen zur Therapie kindlicher Stimmstörungen

»Der Lehrer muss also beim Chorsprechen und -singen genau kontrollieren, ob einzelne Kinder sich auch nicht etwa überschreien. (…) Zu Hause soll das Kind, wie in der Schule auch, in der mittleren Stimmlage und nicht zu laut sprechen; jede Anstrengung der Stimme muss vermieden werden.« (Papst-Jürgensen 1977, S. 38)

4.1.2 Verhaltenstherapeutische Ansätze

Von dem Amerikaner **D.K. Wilson** stammt die im Moment wohl bekannteste, ausführlichste und in Therapeutenkreisen sehr stark verbreitete Anleitung zur Stimmtherapie für Kinder. Sie wurde 1972 in dem Buch »Voice Problems of Children« veröffentlicht und ist für Kinder ab dem 10. Lebensjahr anwendbar. Die Methode wurde 1977 von Mangelsdorf-Büscher im Deutschen veröffentlicht.

Mit Hilfe der **operanten Konditionierung** soll den betroffenen Kindern zu einer gesunden Stimme verholfen werden. Stimmschädigendes Verhalten soll aberzogen, stimmgesundes Verhalten anerzogen werden. Wichtig ist in diesem Zusammenhang die Arbeit mit **Verstärkern**.

»Entweder wird der Abbau des unerwünschten Verhaltens (z. B. Räuspern) oder aber der Aufbau erwünschten Verhaltens (z. B. weicher Stimmeinsatz) verstärkt.« (Mangelsdorf-Büscher 1977, S. 149)

Es wird zwischen **positiver** und **negativer** Verstärkung unterschieden. Positive Verstärkung bedeutet Belohnung, negative Verstärkung kann Bestrafung oder der Entzug positiver Verstärkung sein. ◘ Übersicht 4.1 listet die Therapieziele nach Wilson (1972) auf, die mit der oben beschriebenen Technik erreicht werden sollen.

In ◘ Übersicht 4.2 wird die Hierarchie der Therapiestufen gezeigt, über die die einzelnen Ziele in der Therapie erarbeitet werden sollen.

◘ Übersicht 4.1.
Verhaltenstherapeutische Ziele

- Abstellen jeglichen Stimmmissbrauchs (Räuspern, Husten, Schreien, harter Stimmeinsatz)
- Einstellung der individuell richtigen mittleren Sprechstimmlage
- Behebung des gestörten Muskeltonus (Hyper-, Hypofunktion)
- Angemessene Lautstärke
- Angemessene Sprechgeschwindigkeit
- Normale Resonanzverhältnisse

◘ Übersicht 4.2.
Verhaltenstherapeutische Therapiestufen

- Hörtraining
- Einübung des physiologischen Stimmgebrauchs
- Negativübung
- Gewöhnung an die neuen Stimmmuster

Die über negative und positive Verstärkung erarbeiteten Ziele werden dann in einem **Therapieplan** gemeinsam mit den Patienten erarbeitet und »abgehakt«. Auf diese Weise haben die Kinder die **visuelle Kontrolle** über bereits erreichte Ziele und über Bereiche, die noch erarbeitet werden müssen.

In dem ebenfalls verhaltenstherapeutisch orientierten Programm von **Zimmermann und Hanson** (1996) wird das Programm von Wilson (1972) leicht modifiziert: Aspekte der Elternberatung und der Prävention kindlicher Stimmstörungen kommen hinzu (◘ Übersicht 4.3).

Hermann-Röttgen (1997) schlägt ein Therapieprogramm in drei Schritten vor.

- Im ersten Schritt soll die Familie bezüglich stimmschonender häuslicher Umgangsformen beraten werden.

> **Übersicht 4.3.**
> Therapieschritte des modifizierten therapeutischen Vorgehens
>
> — Verhaltenstraining
> — Hörtraining
> — Einüben der physiologischen Sprech-Stimmfunktion
> — Negativübungen
> — Gewöhnen an das neue Stimmbildungsmuster
> — Intensive Elternberatung und Übungsbeteiligung
> — Seminare für Erzieherinnen

— Im zweiten Schritt wird mit dem Kind die Stimmübungsbehandlung durchgeführt.
— Als dritter und letzter Schritt soll ein Transfer der in den Stunden erarbeiteten physiologischen Stimmgebung in die Alltagssituation stattfinden.

Schwarz, Stengel und Strauch (1998) gliedern die Stimmtherapie in
— die direkte Arbeit mit dem Kind und
— die therapiebegleitende Elternarbeit.

Im Rahmen der Therapie mit dem Kind wird in spielerischer Form eine Arbeit in den Bereichen Tonus, Atmung und Phonation empfohlen. Den Eltern sollen im Rahmen der Elternarbeit die physiologische Phonation und Zusammenhänge über die Stimme als Instrument des Persönlichkeitsausdrucks verdeutlicht werden.

4.1.3 Kommunikationstherapeutische Ansätze

Andrews (1986) und **Andrews und Summer** (2002) entwickelten ein Therapieverfahren für Schulkinder, in dem neben der Stimmübungsbehandlung großer Wert auf **Kommunikationstraining** gelegt wird. Basierend auf der Annahme, dass sowohl psychosoziale als auch medizinische Ursachen für die Entstehung einer kindlichen Stimmstörung verantwortlich sein können, entwickelten die Autorinnen ein gut strukturiertes Therapiekonzept. Neben den Therapiebereichen Phonation, Atmung, und Resonanz werden auch Kommunikationsstrategien für den Alltag trainiert. In vier aufeinander folgenden Phasen
— General Awareness,
— Specific Awareness,
— Production und
— Carry Over

wird ein physiologischer Stimmgebrauch angestrebt. Anwendung findet dieses Therapiekonzept überwiegend bei Kindern im Grundschulalter.

4.1.4 Mehrdimensionale Ansätze

Schulze (2002, 1994, 1992) stellt zur Behandlung der kindlichen Dysphonie ein **mehrdimensionales Stimmtherapiekonzept** vor. Dieses

»...orientiert sich am multifaktoriellen Bedingungsgefüge kindlicher Dysphonien unter Beachtung entwicklungspsychologischer Aspekte« (Schulze 1992, S. 160).

Eine umfassende Anamnese und Diagnostik sind Voraussetzung für die Therapie. Die **Befunderhebung** schließt neben der phoniatrischen Untersuchung eine neuropsychiatrische Untersuchung, die Durchführung eines Screeningverfahrens zur Ermittlung neurotisch-funktioneller Störungen und die Ermittlung des Erziehungsstils mit ein. Die Frage nach Phonationsleitbildern, stimmlichem Verhalten und interpersonellen Beziehungen des Patienten runden die Befunderhebung ab.

Im **Vorfeld der Therapie** wird versucht, die in der Anamnese gewonnenen Erkenntnisse über Rahmenfaktoren, die die Stimmstörung ungünstig beeinflussen, zu verändern. Dies findet u.a. in einer stimmhygienischen Beratung von Erziehern, Lehrern und Eltern, im Eingehen auf neurotisch-funktionelle Faktoren und Verhaltensauffälligkeiten, im Sanieren des Milieus und in der Beratung bezüglich einer Korrektur des stimmlichen Fehlverhaltens statt.

Nach der Schaffung dieser Grundlagen wird dann am stimmlichen Verhalten gearbeitet. In der Stimmtherapie wird dem Kind über Spannungsregulation, Wahrnehmungsschulung und Stimmverhaltenstraining zu einer physiologischen Stimmgebung verholfen (Schulze 2002).

»Wichtige Voraussetzung für eine erfolgreiche Stimmtherapie sind die zunehmende Regulierung der Willens- und Bedürfnisimpulse und die Fähigkeit zur Kontrolle der eigenen Leistung bzw. des Verhaltens.« (Schulze 1992, S. 163)

4.1.5 Systemische Ansätze

Nienkerke-Springer (2000) veröffentlichte ein Therapiekonzept, das das Familiensystem mit seinen jeweiligen Funktionen als therapeutischen Ansatzpunkt für die Beeinflussung der Stimmstörung betrachtet. Die wichtigste Rolle spielt dabei die **Arbeit mit den Eltern** im Hinblick auf das Familiensystem. Im Rahmen der Beratung werden dabei verschiedene Stadien durchlaufen. Dieser sich während der Therapie entwickelnde Prozess ist in **fünf Phasen** gegliedert. Diese eröffnen »handlungsleitende Perspektiven für die Arbeit mit den Familien« (Nienkerke-Springer 2000, S. 102–103).

- Die **Vorphase** dient dem Kennenlernen, der Klärung der Rahmenbedingungen und der Klärung der Rolle der Beraterin/des Beraters.
- **Phase eins** dient der Orientierung zum Problem. Es sollen Probleme erkannt werden und Möglichkeiten der Veränderung erörtert werden.
- In **Phase zwei** wird das Familiensystem mittels Testverfahren aus der strukturellen Familientherapie erforscht, und es werden, auf die jeweilige Familie abgestimmt, alternative Handlungsstrategien erkundet.
- **Phase drei** dient der Konkretisierung der in Phase zwei gewonnenen Einsichten über alternative Interaktionsstrategien. Probleme und Resultate werden dabei erörtert.
- In **Phase vier** wird in einer Gruppentherapie mit Eltern und Kindern gemeinsam gearbeitet. Hierbei werden Informationen weitergegeben, Interaktionsstrategien werden beleuchtet und ggf. vertieft.
- **Phase fünf** dient der Reflexion und Bewertung des Therapieverlaufs mit einer ggf. nötig werdenden Veränderung im Vorgehen.

Stimmtherapeutische Übungen können in den begleitenden Kindergruppen eingesetzt werden.

4.1.6 Zusammenfassung

> **❗ Beachte**
> Im Lauf der Jahre hat sich ein Wandel von eindimensionalen Therapiekonzepten hin zu **mehrdimensionalen Konzepten** vollzogen. Die Dimensionen, auf denen gearbeitet wird, sind:
> - das stimmliche Verhalten des Kindes,
> - das Verhalten der Eltern und der unmittelbaren Umgebung des Kindes,
> - das sozial-kommunikative Verhalten des Kindes.

Besonderheiten der Konzepte. Viele der vorgestellten Konzepte zielen darauf ab, vorwiegend über eine vermehrte **Selbstkontrolle** der Kinder eine physiologische Stimmgebung zu erreichen. Häufig kann die geforderte Kontrolle des eigenen Verhaltens aber **erst im Schulalter** erwartet werden (Schulze 2002). Dieser

Ansatz schließt den Bereich des **Vorschulkindes** gänzlich aus, das eben nicht immer über seine Selbstkontrolle zur Verhaltensänderung motiviert werden kann.

Konzepte, die die **Arbeit mit den Eltern** in den Mittelpunkt der therapeutischen Bemühungen rücken, sind gut bei einer Untergruppe von stimmgestörten Kindern einsetzbar, bei denen psychosoziale Faktoren im Ursachengefüge überwiegen. Habituelle Faktoren des Kindes können dabei jedoch nur schwer beeinflusst werden.

Die Umsetzung multimodaler Ansätze. **Multimodale Therapieansätze** tragen der Vielschichtigkeit kindlicher Stimmstörungen Rechnung, müssen sich aber an der Konkretisierung der einzelnen Modalitäten für die Therapie messen lassen. Hier besteht sicher ein Mangel an systematischen Therapiezielen und praktischen Hinweisen zur Umsetzung im Therapiealltag. Dies gilt vor allem für die Modalität der sog. Elternberatung bei kindlichen Stimmstörungen.

Leider hat auch der Bereich der sozial-kommunikativen Defizite bei stimmgestörten Kindern noch kaum Eingang in die Therapiekonzepte des deutschsprachigen Raums gefunden, obwohl hier im Bereich der Therapie mit stotternden Kindern durchaus Veröffentlichungen vorliegen. Ein multimodales Konzept muss dies berücksichtigen und Hilfestellungen für Diagnostik und Therapie auch für diesen bisher vernachlässigten Bereich bieten.

Frühzeitige Intervention. Die meisten Autoren begrenzen die Anwendbarkeit ihrer Konzepte auf stimmgestörte Schulkinder und wählen dementsprechend Übungshinweise und Spielvorschläge aus. Hier mangelt es an speziell auf das Vorschulkind abgestimmten Therapiehinweisen.

Wenn eine Stimmstörung seit längerer Zeit besteht und diese dann erst im Schulalter behandelt wird, geht wertvolle Zeit, in der das Kind seine Stimme ökonomisch einsetzen könnte, verloren. Vor dem Hintergrund möglicher bleibender Stimmschwächen scheint deshalb die rechtzeitige Intervention unverzichtbar zu sein.

»*Manches stimmliche Versagen im späteren Berufsleben könnte aber bei früherer Abklärung der Befunde und Aufklärung der Betroffenen verhindert werden. In vielen Fällen ist es falsch, den Eltern der Kinder einfach zu sagen, die Pubertät werde die stimmliche Normalisierung schon bringen. Der HNO-Arzt trägt hier eine große Verantwortung auch für das spätere berufliche Schicksal.*« (Kittel 1984, S. 211)

> **Beachte**
> Der Vorteil der frühen Interventionsmöglichkeit liegt darin, dass sich pathologische Muster nicht unnötig lange verfestigen.

Die Vorteile des multimodalen Vorgehens. Im Rahmen der täglichen logopädischen Arbeit zeigt sich, dass die Arbeit am Symptom bei vielen Kindern wenig effektiv ist und nicht dauerhaft zum Erfolg führt. Um auch die Gruppe dieser Kinder mit einzubeziehen, erscheint ein mehrdimensionales Vorgehen wirkungsvoller. Diese Vorgehensweise ermöglicht zudem eine Therapie im Vorschulalter, da der Schwerpunkt nicht auf einer vermehrten Selbstkontrolle des Kindes liegt.

> **Beachte**
> Wichtig für die Wirksamkeit der Therapie ist, dass die Eltern die **Familiengespräche** als wichtigen Teil der Therapie akzeptieren.
> Andererseits erfordern die oft über Jahre bestehenden habituell überlastenden Verhaltensweisen vieler stimmgestörter Kinder ein **funktionelles Vorgehen** in Form von stimmtherapeutischen Interventionen. Kommen kommunikative Defizite hinzu, müssen auch **sozial-kommunikative Fertigkeiten** trainiert werden, denn eingeschliffene kommunikative und stimmliche

Verhaltensmuster sind schwerlich durch Elterngespräche allein zu beeinflussen. Dieser **Inhomogenität** der Gruppe stimmgestörter Kinder kann nur ein multimodales Vorgehen Rechnung tragen.

Die Kriterien eines **mehrdimensionalen Ansatzes** werden im nächsten Kapitel vorgestellt.

> **Zusammenfassung**
> - Ein Therapiekonzept, das den multifaktoriellen Ursachenzusammenhängen bei kindlichen Stimmstörungen gerecht wird, erfordert mindestens **drei Therapiebereiche**: Arbeit am stimmlichen und kommunikativen Verhalten des Kindes und Familienberatung.
> - Wirksam ist ein Therapiekonzept, das in einem **multimodalen oder mehrdimensionalen Vorgehen** in **Zusammenarbeit mit den Eltern** versucht, ursächliche und aufrechterhaltende Faktoren offen zu legen und zu verändern.
> - Der Vorteil dieses Vorgehens liegt darin, dass es **unabhängig vom Alter des Kindes** angewandt werden kann.
> - Dadurch wird auch die Therapie der im Allgemeinen als schwer behandelbar geltenden funktionellen Dysphonie im **Vorschulalter** möglich.
> - Entscheidend ist die **Bereitschaft und Fähigkeit der Eltern**, in dieser intensiven Form bei der Therapie mitzuarbeiten.

4.2 Kriterien eines mehrdimensionalen Ansatzes

> Die Stimmstörung eines Kindes kann in Bezug auf Verursachung und Beeinflussbarkeit nicht nur von einer Warte aus betrachtet werden. So sollte im Rahmen eines mehrdimensionalen Ansatzes versucht werden, **möglichst viele Aspekte und Dimensionen**, die zur **Entstehung, Aufrechterhaltung und Beeinflussbarkeit** der Stimmstörung beitragen, zu beleuchten und in die therapeutischen Überlegungen mit einzubeziehen.

4.2.1 Ursachenorientierte Therapieplanung

Obwohl bei Kindern mit funktionellen Dysphonien häufig ähnliche Defizite im intra- oder interindividuellen Bereich vorliegen, kann doch nicht verallgemeinert werden, dass bei **jedem** stimmauffälligen Kind z. B. **immer** auditive Probleme oder familiäre Probleme usw. vorliegen.

Auch die **Beeinflussbarkeit** gleicher bestehender Defizite ist von Kind zu Kind verschieden. Vor dem Hintergrund der Individualität jedes einzelnen Patienten gilt es, die in Betracht kommenden Defizite und die Möglichkeiten der Beeinflussbarkeit herauszufinden.

Für jeden Patienten entsteht dann ein **individuelles Verursachungsmodell** für die bestehende Stimmstörung. Die diagnostizierten Defizite werden bewertet und gewichtet. Genauso werden veränderbare Variablen eruiert. Auf diese Weise wird die Grundlage geschaffen, auf der das weitere therapeutische Vorgehen aufgebaut werden kann.

Mit Hilfe der Anamnesebögen und der Checklisten (s. ▶ Kap. 11 »Anhang«) für die Diagnostik ist ein systematisches Abfragen eventueller ursächlicher Faktoren möglich. Ergänzt durch die Beobachtungen der Therapeutin können gemeinsam mit den Eltern defizitäre Bereiche im Ursachengefüge der kindlichen Dysphonie ergründet werden. Die Ergebnisse aus Diagnostik und Anamnese liefern die Grundlage für eine Therapie im Sinne des mehrdimensionalen Ansatzes.

Im Laufe der Therapie können die einmal diagnostizierten Defizite unter Mitarbeit der Eltern, der Therapeutin und ggf. weiterer Personen oder Fachleute aufgeholt werden.

4.2.2 Therapiebereiche

Die **Inhalte der Therapie** mit dem Kind richten sich nach den Teilbereichen der im Ursachenmodell aufgedeckten Defizite:
- Zum einen werden die kindgerecht modifizierten, **stimmtherapeutischen Übungsbereiche** eingesetzt.
- Ergänzend dazu findet, individuell auf das Kind abgestimmt, eine Förderung z.B. der **kommunikativen Fähigkeiten** statt.
- Je nach Notwendigkeit wird z.B. auch das **Selbstbewusstsein** verbessert, werden **motorische Fähigkeiten** ausgebaut und wird **Hilfestellung im Persönlichkeitsausdruck** geleistet.
- Einen wesentlichen Stellenwert nehmen in der Therapie stimmauffälliger Kinder **Familiengespräche** ein.

Es ist sinnvoll, zusammen mit den Eltern das individuelle Ursachengefüge ihres Kindes zu erarbeiten. Gemeinsam können dann für die einzelnen Problembereiche praktikable Lösungsmöglichkeiten gesucht und in ihrer Umsetzung besprochen werden. Sowohl am Ende der Sitzungen mit dem Kind wie auch in gesonderten Stunden werden den Eltern zum einen die Therapieinhalte und Resultate der Fördereinheiten mit dem Kind erläutert, zum anderen findet ein Austausch über die Aufgaben der Eltern statt. Die Eltern erhalten weiterhin Hilfestellung zur Veränderung der Faktoren, die die Stimmstörung aufrechterhalten. Die Frequenz der Familiengespräche richtet sich nach dem jeweiligen Ursachenschwerpunkt der Dysphonie und ist individuell verschieden.

> **Vorsicht**
> Zeigen sich Defizite, die nicht in den Kompetenzbereich der Therapeutin fallen, beispielsweise tief greifende psychische Auffälligkeiten, empfiehlt es sich, entsprechende Fachleute hinzuzuziehen.

Jeder der drei Therapiebereiche des vorgestellten Konzeptes ist in ein flexibles **System aus Bausteinen** zu übergeordneten Themen und Übungseinheiten gegliedert, die es der Therapeutin ermöglichen, individuell abgestimmte Therapieplanungen vorzunehmen.

4.2.3 Therapieende

In der Therapie sollten die maßgeblich für die Stimmstörung verantwortlichen Defizite, die von den am Therapiegeschehen beteiligten Personen beeinflusst werden können, aufgeholt werden. Meist ist es jedoch nicht nötig, **alle** bekannten Ursachen und aufrechterhaltenden Faktoren einzubeziehen. Das Ursachengefüge der Stimmstörung sollte so verändert sein, dass eine stabile Besserung der Stimme eintritt. Ist dieses Ziel erreicht, wird die Therapie beendet.

Ein solches Vorgehen erfordert – nicht zuletzt auch aus ökonomischen Gründen – eine gezielte **Schwerpunktsetzung** innerhalb einer Behandlung. Falls organisatorische Probleme oder abnehmende Motivation es nötig machen, muss nicht immer bis zum Eintreten eines völligen phoniatrischen oder logopädischen Normalbefundes therapiert werden. Nachdem der Heilungsprozess in Gang gekommen ist und die Faktoren, die die Stimmstörung aufrechterhalten, abgeschwächt sind, ist davon auszugehen, dass der Heilungsprozess weiter voranschreitet und zu einer Normalisierung des klanglichen wie auch des phoniatrischen Bildes führt.

Es ist anzustreben, in weiteren phoniatrischen und logopädischen Kontrollen in größeren Abständen den Heilungsprozess zu überwachen und bei einer Stagnation oder im Falle eines Rezidives die Therapie erneut aufzugreifen beziehungsweise beratend zur Seite zu stehen.

> **Zusammenfassung**
> - Multifaktorielle Ursachengefüge erfordern **variable, mehrdimensionale Therapiemodelle**, die sich individuell dem jeweiligen Fall anpassen lassen.
> - Die nötige Flexibilität eines solchen Therapiekonzeptes bietet ein **Bausteinsystem**.

4.3 Therapieschwerpunkte und Therapieplanung

Im Folgenden wird anhand von **zwei Fallbeispielen** exemplarisch die Ableitung möglicher Therapieschwerpunkte dargestellt.
In einem mehrdimensionalen Therapiekonzept gibt es unterschiedliche Möglichkeiten der Schwerpunktsetzung. Diese hängen ab von
- der Schwere und
- der Art der Störung und
- den Hypothesen über die möglichen Ursachenzusammenhänge.

4.3.1 Einflussfaktoren

Es mag überraschen, dass neben der Berufserfahrung, dem Fachwissen und der theoretischen Ausrichtung auch ganz individuelle Kriterien, die mit der Person der Therapeutin zusammenhängen, eine nicht unerhebliche Rolle in der Schwerpunktsetzung der Therapie spielen, z. B. die Präferenz für bestimmte Therapieverfahren und subjektive Wahrnehmungstendenzen. Diese subjektiven Entscheidungskriterien fließen, zumeist unbewusst, in jeden Therapieprozess mit ein (Mc Allister u. Rose 2000).

Auch die Grenzen, die durch das Setting der Therapie gesetzt werden, haben einen nicht zu unterschätzenden Einfluss, z. B. wie lange üblicherweise Behandlungen in einer Einrichtung dauern oder vom Arzt verordnet werden. Dazu kommen die individuellen Bedürfnisse und Wünsche des Patienten und seiner Familie.

Vor jeder Therapie liegt die Phase der theoriegeleiteten Hypothesenbildung über mögliche Ursachenzusammenhänge im multifaktoriellen (durch viele verschiedene Ursachen beeinflussten) Verursachungsgefüge beim einzelnen Kind.

> **! Beachte**
>
> Entscheidungen über Schwerpunkte in der Therapie werden gesteuert durch die Variablen des Patienten, der Therapeutin und der Störung. Hinzu kommen Variable der **individuellen Umgebung**, in der sich der Patient und die Therapeutin befinden.

In ◘ Übersicht 4.4 finden sich Beispiele für Faktoren, die die Therapieplanung beeinflussen.

4.3.2 Beispiele für Therapieentscheidungen

Die **Hypothesensuche** in multifaktoriellen Ursachenmodellen soll anhand von zwei Fallbeispielen verdeutlicht werden. Geht man einmal der Frage nach, wie Therapeutinnen zu Entscheidungen kommen, so gibt es verschiedene Techniken. Man kann z. B. Experten befragen, wie sie Entscheidungen treffen, und diese Antworten mit denen von Berufsanfängern vergleichen. Eine andere Technik, um diesen Entscheidungen auf die Spur zu kommen, ist das laute Denken (vgl. **Clinical reasoning**, Mc Alister u. Rose 2000). Mit der Technik des lau-

> **Übersicht 4.4.**
> Kriterien der Entscheidungsfindung in der Therapieplanung
>
> **Therapeutin**
> — Fachwissen, z.B. theoretische Ausrichtung, Zusatzausbildungen
> — Erfahrung, z.B. mit dem Störungsbild
> — Angestrebtes Therapieziel
> — Subjektive Faktoren wie Wahrnehmungstendenzen etc.
>
> **Patient**
> — Störungsbewusstsein
> — Positive/negative Einstellung zur Therapie
> — Angestrebtes Therapieziel
>
> **Störung**
> — Dauer und Ausprägungsgrad der Störung
> — Medizinischer Befund
>
> **Umgebung**
> — Einschätzung und Bewertung der Störung durch die Umwelt
> — Therapiesetting
> — Unterstützung/Hemmung der Entwicklung

ten Denkens soll nachfolgend die Diagnostik bei zwei stimmgestörten Kindern – hier Sandra und Tim genannt – beschrieben werden. Sie könnten so in jeder logopädischen Praxis oder Therapieeinrichtung zur Behandlung angemeldet werden.

> **Beispiel**
>
> **Sandra**
> Sandra ist fünf Jahre alt, geht halbtags in den Kindergarten und lebt bei ihrer allein erziehenden Mutter. Sie ist laut und setzt sich überwiegend mit ihrer Stimme durch. Grob- und Feinmotorik sind unauffällig bis sehr gut. Ihr Argumentationstalent ist mehr als altersentsprechend, sie ist sehr ehrgeizig, geht in die Musikschule und ins Ballett. Ihre Mutter zeigt selbst eine Tendenz zur hyperfunktionellen Dysphonie, die sie als »Wegbleiben« der Stimme beschreibt, und nimmt im Alltag keine Änderungen in Sandras Stimmklang war. Sie habe schon immer so gesprochen. Zum Hals-Nasen-Ohrenarzt kam die Familie durch Zufall. Bei einer Hörprüfung, die eine Schallleitungsschwerhörigkeit ergab, fiel dem Arzt zusätzlich der heisere Stimmklang auf. Die lupenlaryngoskopische Untersuchung ergab Stimmlippenknötchen.

Fr. Z., die behandelnde Logopädin, hat bereits einige Daten in der Anamnese erhoben und kurz mit Sandra gespielt. Lassen wir Fr. Z. nun einmal laut denken. Sie aktiviert Fachwissen in Form eines inneren **Ursachenmodells für kindliche Stimmstörungen** (s. **Abb. 2.2**), wie sie es aus Literatur und Lehre kennt. Mit diesem theoretischen Modell vergleicht sie ihre Wahrnehmungen von Sandra und deren Stimme. Das zunächst leere Arbeitsmodell (**Abb. 4.1**) wird so mit konkreten Hypothesen zu Sandras Stimmstörung gefüllt (**Abb. 4.2**). Sie findet folgende **Hinweise auf mögliche Ursachen** bei Sandra:

— Verdacht auf Dissoziation der kommunikativen Entwicklung (Sandra ist laut, setzt sich mit Stimme durch/verbal-argumentativ sehr gut).
— Verdacht auf Nachahmung negativer phonatorischer Vorbilder (Mutter hat selbst Stimmstörung).
— Verdacht auf zu hohe Leistungsanforderungen (Sandra ist sehr ehrgeizig).
— Verdacht auf Probleme in der auditiven Wahrnehmung (Schallleitungsschwerhörigkeit).

Fr. Z. trägt diese Vermutungen in ihr Ursachenmodell ein (s. **Abb. 4.2**).

Sie leitet daraus folgende Fragen ab, die sie demnächst im Familiengespräch klären möchte:

— Inwieweit spielt die besondere Familiensituation eine Rolle für die Entwicklung der

4.3 · Therapieschwerpunkte und Therapieplanung

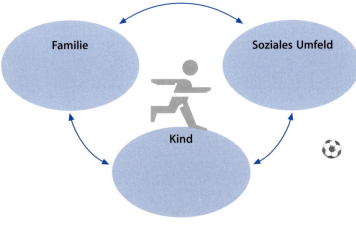

Abb. 4.1. Arbeitsmodell

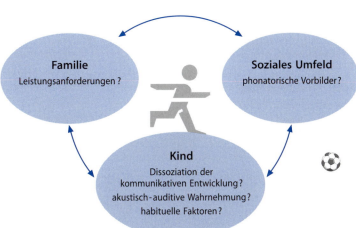

Abb. 4.2. Hypothesen über Sandra

Stimmstörung? Gibt es Hinweise auf unterschiedliche Erziehungsstile?
- Gibt es einen neuen Partner im Leben der Mutter? Wie reagiert Sandra darauf? Wer gehört sonst noch zur Familie?
- Wie kommt Sandra im Kindergarten zurecht? Woraus speist sich ihr Ehrgeiz?
- Wie sind die Fein- und Grobmotorik von Sandra entwickelt? Wenn sie Ballettunterricht erhält, dürfte sie geschickt sein. Das wäre zu prüfen. Wie wird die am Phonationsvorgang beteiligte Muskulatur eingesetzt?
- Sind Sandras verbal-argumentative Fähigkeiten noch im Normbereich oder ist sie altklug und kann nicht zuhören? Wie sind ihre nonverbalen Fähigkeiten entwickelt?
- Sandra scheint musikalisch zu sein (Musikschule), das muss aber noch näher beleuchtet werden. Was wird dort gemacht? Wie singen die Kinder dort?
- Die Schallleitungsschwerhörigkeit könnte mit der großen Lautstärke zusammenhängen. Wird die Hörstörung von Seiten des Arztes behandelt?
- Orientiert sich Sandra stark an ihrer Mutter und damit auch an deren Stimme? Wäre Sandras Mutter selbst zu einer Stimmtherapie bereit?
- Wie stark ist die Stimmstörung, wie stark der Leidensdruck? Ist eine Stimmtherapie überhaupt nötig?

Von der Beantwortung dieser Fragen sind für die Logopädin Fr. Z. im Wesentlichen die Hypothesen über die Verursachungszusammenhänge abhängig. Eine andere Therapeutin würde vielleicht zu gänzlich anderen Fragen kommen oder die oben aufgelisteten noch ergänzen wollen. So wird eine systemisch-orientierte Therapeutin im Bereich Familiensystem/Umfeld die Anamnese sicher noch weiter vertiefen.

Die Entscheidung, wie und mit wem in der Therapie gearbeitet wird, ist wiederum von der Erfahrung der Therapeutin mit Familiengesprächen und Stimmtherapie bei Kindern ganz allgemein abhängig, aber auch von persönlichen Präferenzen wie der Bevorzugung bestimmter Therapiemethoden.

Unabhängig von der Klärung ihrer Hypothesen möchte Fr. Z. jedoch den Therapiebereich »Wahrnehmung von Stimmeigenschaften« auf jeden Fall mit der Mutter besprechen. Sandras Mutter soll dabei für wechselnde Stimmklänge sensibilisiert werden, um auch Sandras Stimme wieder genauer wahrnehmen zu können.

> **Beispiel**
> Fr. Z. entscheidet sich schließlich für folgendes (vorläufiges) Therapiemodell:
> **Familiengespräche** mit der Mutter und anderen Bezugspersonen, um Hypothesen zu prüfen, und begleitend **Stimmtherapie** mit dem Kind, um die Veränderbarkeit der Stimmqualität zu testen. Falls notwendig, würde sich zudem noch ein **Kommunikationstraining** anschließen.

Und wie war es wirklich? Eigentlich ist das gar nicht wichtig.

! **Beachte**
Wichtig ist, auf der Grundlage eines theoretischen Modells möglichst viele Hypothesen zu formulieren und zu testen.

Einäugig wäre es, einen Bereich gar nicht mit einzubeziehen, z.B. den Einfluss familiärer Strukturen zu vernachlässigen oder medizinische Basisdaten, wie Asthma bronchiale oder chronische Laryngitiden auszublenden. Das **biopsychosoziale Ursachenmodell** sollte in ganzer Breite überprüft werden.

Leider gibt es keine allgemein gültige, also objektive Vorgehensweise, da Therapeuten als Menschen immer subjektiv entscheiden. **Objektivieren** lässt sich das Vorgehen des Einzelnen jedoch, wenn innere Steuerungsmechanismen transparent bzw. dem Einzelnen bewusst werden. Dass es sich bei den Hypothesen nur um vorläufige Denkmodelle handelt, ist selbstverständlich.

! **Beachte**
Der gesamte Therapieverlauf von der ersten bis zur letzten Therapiesitzung versteht sich als ständiger Prozess der Bildung und Überprüfung von Hypothesen anhand der gewonnen Daten und Informationen.

Dieses Verständnis beinhaltet auch die permanente **Anpassung** der Therapieinhalte an die sich ändernden Erfordernisse und Gegebenheiten im Therapieverlauf.

Nachdem die Methode der Hypothesenbildung durch lautes Denken etwas deutlicher geworden ist, nun ein zweites etwas komplexeres Beispiel. Der fast sechsjährige Tim wird einer niedergelassenen Logopädin wegen einer kindlichen Stimmstörung vorgestellt.

> **Beispiel**
> **Tim**
>
> | | |
> |---|---|
> | Angaben zur Person | Tim ist 5;9 Jahre alt. Er besucht einen heilpädagogischen Kindergarten. |
> | Aktuelle familiäre Situation | Tim hat einen zwei Jahre älteren Bruder, der altersgerecht entwickelt ist und die 2. Klasse besucht. Seine Eltern leben mit den Großeltern zusammen im eigenen Haus mit großem Garten. Tims Mutter ist nicht berufstätig. Seit seiner Geburt lässt sie Tim regelmäßig im »Zentrum des Kindes« diagnostisch abklären und sich über die therapeutisch notwendigen Schritte beraten. |

4.3 · Therapieschwerpunkte und Therapieplanung

Ärztliche Diagnose und Krankheitsverlauf	Frühgeburt in der 32. Schwangerschaftswoche, zwei Wochen Brutkasten mit Intubation. Verdacht auf postnatale Hirnblutungen, der sich aber diagnostisch nicht nachweisen ließ. Entlassung nach Hause nach sechswöchigem Klinikaufenthalt. Tims Entwicklung verlief bisher verzögert. Im Alter von zwei bis fünf Jahren hatte er häufig Mittelohrentzündungen, die in dieser Zeit zu einem Hörverlust (beidseits 20–30 dB) führten. Ärztliche Diagnose mit 5;9 Jahren: sprachliche und motorische Entwicklungsretardierung, kognitive Entwicklung altersentsprechend, Sehvermögen links: 40 %, rechts 60 %, hyperfunktionelle Dysphonie.

Informationen zum biographischen und familiären Hintergrund:

Diese Angaben wurden von der Kinderpsychologin in Gesprächen mit der Mutter und Tests mit dem Kind erhoben.	Tims Frühgeburt war für die Familie ein großer Schock. Die Sorge, ob er sich wohl normal entwickele, ist nie ganz verschwunden, obwohl er in allem gute Fortschritte macht. Seine Entwicklung in den einzelnen Bereichen Motorik, Wahrnehmung, Sprache ist etwa ein halbes bis ein Jahr verzögert, aber kontinuierlich. Im Frostig-Test für visuelle Wahrnehmung fanden sich Defizite der Auge-Hand-Koordination. Sein räumliches Sehen ist eingeschränkt. Ein Intelligenztest ergab durchschnittliche Werte. Tims Mutter ist sehr bemüht, Tims Entwicklung entsprechend zu fördern. Der große Bruder kommt dabei oft zu kurz. Besonders das Sehtraining, bei dem abwechselnd ein Auge dauerhaft abgeklebt wird, war bisher sehr erfolgreich. Seit Tim zwei Jahre alt ist, geht er regelmäßig zu einer Seh-Therapeutin in eine Augenklinik. Die Prognose lautet nun, dass T. zu Schuleintritt nur noch unwesentlich fehlsichtig sein wird. Der Alltag der Familie gestaltet sich häufig hektisch, da Tim sehr unruhig ist und ständig in Bewegung. Neben dem Sehtraining hat er sowohl bei einer Physiotherapeutin als auch einer Ergotherapeutin einmal wöchentlich Termine. Dazu kommen eine Rhythmikgruppe und Schlagzeugunterricht. In letzter Zeit beginnt der größere Bruder den kleineren zu hänseln, wenn er etwas nicht gut kann, z. B. Fangen beim Ballspiel. Im Kindergarten und der Nachbarschaft hat Tim kaum Freunde. Die Mutter erklärt dies durch seinen Entwicklungsrückstand, der ihm vor allem im motorischen Bereich Probleme macht. Er sei ein eher »ruppiges« Kind, das nicht gerne schmuse, sich selbst und andere beim Spiel häufig verletze und schlecht zuhören könne. Auf dem Spielplatz habe er Probleme beim Balancieren und Klettern. Er kann auch noch nicht Fahrrad fahren und schaukelt ungern. Seine Körperhälften sind ungleich entwickelt, die linke Seite wirkt kleiner, wie zusammengezogen. Auch seine Fähigkeit, sich verbal durchzusetzen, ist eingeschränkt. Er schreit viel, sein Stimmklang ist wechselhaft. Manchmal ist er sehr heiser, dann wieder bessert sich seine Stimme, ohne dass ein Zusammenhang zu äußeren Faktoren sichtbar wäre. Nonverbale Kommunikation setzt er gar nicht ein. Seine Mutter hat eine sehr enge Artikulation und spricht auf Restluft.

Die konsultierte Logopädin beschäftigt sich zunächst mit Tim. Es gelingt ihr nur sehr schwer, mit ihm Kontakt aufzunehmen: Er ist die meiste Zeit in Bewegung und erkundet das Spielmaterial, ohne auf ihre Spielvorschläge einzugehen. Dabei hat die Therapeutin auch den Eindruck, dass er ihr nicht richtig zuhört. Der Kontakt zu Tims Mutter ist gut. Sie wirkt jedoch etwas gehetzt.

Nach Erhebung der Anamnese erstellt die Logopädin einen Fragenkatalog, was sie bei Tim diagnostisch abgeklärt oder durch die Familie beantwortet wissen möchte. Hinter jeder Frage steht ein möglicher ursächlicher Zusammenhang mit der Stimmstörung (s. ◘ Abb. 2.2). In ◘ Übersicht 4.5 werden die Fragen jeweils mit den entsprechenden Textstellen aus dem Fallbeispiel belegt.

Abhängig von der Beantwortung der einzelnen Fragen und den Ergebnissen der entsprechenden weiterführenden Diagnostik sind **mehrere**, völlig konträre therapeutische Vorgehensweisen denkbar, aber auch die Kombination einzelner Therapiebausteine: parallel oder in nacheinander ablaufenden Therapiephasen. **Die Auswahl des Schwerpunktes** in der Therapie ist dabei von der **Gewichtung der einzelnen Ursachen** in einem multifaktoriellen Ursachengefüge bestimmt. Diese Gewichtung kann auch in Tims Fall durch Kriterien aus Sicht des Kindes, aus Sicht der Umgebung des Kindes oder aus Sicht der Therapeutin gestützt sein. Im Folgenden werden beispielhaft mögliche Schwerpunkte der Therapieplanung gezeigt:

◘ **Übersicht 4.5.**
Hypothesen über mögliche Störungen

- **Sprachentwicklung**
  »*halbes Jahr verzögert*«: Welche Fähigkeiten zeigt Tim in den einzelnen Sprachmodalitäten? Diagnostik?
- **Sprachverständnis**
  »*hört nicht zu*«: Sprachverständnisstörung?
- **Hyperfunktion**
  »*schreit viel*«: Warum schreit Tim? Wie und wann überlastet er seine Stimme genau?
- **Visuelle Wahrnehmung**
  »*Sehvermögen, Auge-Hand-Koordination und räumliches Sehen sind eingeschränkt*«:

  Gibt es Zusammenhänge zwischen den Defiziten der visuellen Wahrnehmung und anderen Entwicklungsbereichen?
- **Sensorische/kinästhetische Wahrnehmung**
  »*ruppig, schmust nicht gerne, häufig verletzt, schaukelt nicht gerne, balanciert und klettert nicht altersgemäß*«: Störung der Sensorik/Sensomotorik?
- **Auditiv-akustische Wahrnehmung**
  Eingeschränkte auditive Wahrnehmung? »*hört nicht zu*«: Eingeschränkte Wahrnehmung stimmlicher Parameter?
- **Schallleitungsschwerhörigkeit?**
  Mittelohrentzündungen/Hörvermögen jetzt? Habituelles Zu-laut-Sprechen durch ständige Mittelohrentzündungen?
- **Dissoziation der Motorikbereiche**
  »*kann noch nicht Fahrrad fahren, kann nicht altersgemäß Ball spielen*«: Wie sind die Feinmotorik und die Zungen-Mund-Motorik entwickelt?
- **Soziales Umfeld**
  »*keine Freunde, großer Bruder hänselt*«: Tim scheint in seinem Umfeld nicht akzeptiert zu sein und ist nicht integriert in eine Kindergruppe. Wie ist das im Kindergarten?
- **Phonatorische Vorbilder**
  »*Mutter hat eine enge Artikulation und spricht auf Restluft*«: Ahmt Tim seine Mutter nach? Wie sind die anderen phonatorischen Vorbilder seiner Umgebung?
- **Kommunikationsverhalten der Familie**
  Wie kommuniziert die Familie miteinander?
- **Handicaps**
  Wie geht Tim mit seinen körperlichen Einschränkungen um? Steht er unter Druck?
- **Hyperaktivität**
  »*unruhig, ständig in Bewegung*«: Ist er hyperaktiv im klinischen Sinne oder ist seine Unruhe Ausdruck anderer Ursachen (Wahrnehmungsstörungen, psychische Ursachen, z. B. Überforderung durch das Therapieangebot)?
- **Therapiemanagement**
  Überlastung durch verschiedene therapeutische Termine (»*Mutter wirkt abgehetzt*«)? Logopädie als zusätzlicher Termin oder abwechselnd mit Physio- und Ergotherapie, interdisziplinärer Austausch?
- **Familiensystem**
  Wie geht die Familie mit Tim um? Welche Rolle nimmt er im System ein? (»*im Alltag gehe es hektisch zu durch die motorische Unruhe*«) Welche Leistungsanforderungen und -erwartungen sind mit der bevorstehenden Einschulung verbunden? Wie gehen die einzelnen Familienangehörigen mit Tims Defiziten um?
- **Dissoziation der kommunikativen Ebenen**
  »*kann sich nicht verbal durchsetzen*«, »*nonverbale Kommunikation setzt er gar nicht ein*«: Wie sind die verbalen Fähigkeiten entwickelt? Überlastung des vokalen Kanals? Wie gestaltet Tim die Kontaktaufnahme zu anderen, und wie geht er auf Kontaktangebote ein (»*es gelingt der Therapeutin nur schwer, mit ihm Kontakt aufzunehmen*«)?

Schwerpunkt: Therapie der kindlichen Dysphonie. Wenn die Stimmprobleme in ihrer subjektiven Schwere im Vordergrund stehen (die Mutter meldete Tim deshalb an) und ein stimmschädigendes Verhalten sich habituell verfestigt hat, sind direkte Übungen zur Phonation, Resonanz, Atmung und Stimmökonomie mit dem Kind allein oder in der Gruppe das Mittel der Wahl zum Aufbau eines stimmschonenden Verhaltens.

Schwerpunkt: Familiengespräche. Tims besondere Situation in Familie und sozialer Umgebung könnte eine Schwerpunktsetzung in diesem Bereich erfordern. Mögliche Themen wären der Aufbau einer sozialen Integration, Bedeutung und Umgang mit Defiziten, chronische Geschwisterkonflikte, Stimmwahrnehmung/Wahrnehmung der eigenen Stimme. Die Gespräche könnten auch mit dem Ziel stattfinden, die Eltern zu entlasten und den interdisziplinären Austausch unter den Therapeuten zu koordinieren.

Schwerpunkt: auditive Wahrnehmung. Als Voraussetzung für den Aufbau eines ökonomischen Stimmverhaltens ist die Differenzierung stimmlicher Parameter (Fremd- und Eigendiskrimination im Sinne eines »Hörtrainings«) unabdingbar. Durch die Otitiden und aufgrund einer evtl. eingeschränkten auditiven Wahrnehmung wäre dieser Schwerpunkt für Tim wichtig.

Schwerpunkt: Sensorik. Die sensorische Entwicklung ist ein wesentlicher Baustein für die sprachliche und kommunikative Entwicklung eines Kindes. Tim schmust nicht gerne, wird als »ruppig« und ungelenk bezeichnet. Dies könnten Hinweise auf Störungen in der sensorischen Wahrnehmung sein, und sie sollten abgeklärt werden.

Schwerpunkt: Motorik. Tims Motorik ist nicht altersentsprechend. Es ist anzunehmen, dass auch die feinen Phonationsmechanismen nicht genügend koordiniert werden können. Ein Schwerpunkt in diesem Bereich wäre stimmfördernd.

Schwerpunkt: Sprache. Tim soll demnächst eingeschult werden, und die Frage des geeigneten Schultypus steht für die Eltern im Vordergrund. Eine gründliche Testung der Sprache und eine gezielte Förderung von Wortschatz, Grammatik, Lautbildung und Sprechfreude könnten zunächst wichtiger als die Therapie der Stimmstörung sein.

Schwerpunkt: Kommunikationstraining. Der Aufbau eines adäquaten Kommunikationsverhaltens mit Blickkontakt und angemessenen Zuhörverhalten und die Förderung der verbal-argumentativen Fähigkeiten würden Tim Möglichkeiten eröffnen, aus seiner sozialen Isolation auszubrechen. Hier ergibt sich auch die Frage nach der Möglichkeit eines gruppentherapeutischen Settings.

Oder sogar: gar keine Therapie. Tim erhält sowohl Physio- als auch Ergotherapie. Wenn die motorischen Defizite im Vordergrund stehen, kann es sinnvoll sein, zunächst keine logopädische Behandlung durchzuführen. Dies wäre auch der Fall, wenn Tim keine Therapie oder lieber Ergotherapie statt Logopädie machen möchte. Auch dem Kind sollte als betroffener Patient ein Mitspracherecht eingeräumt bekommen.

Je nach Therapeutin wird ein anderer Schwerpunkt im Vordergrund stehen. Jede Entscheidung kann dabei für sich schlüssig und sinnvoll sein und wird im Ursachengefüge einer kindlichen Stimmstörung zu einer neuen Dynamik führen. Diese Faktoren sind bei jedem Kind anders gelagert. Auch wenn mehrere Bereiche auf ein betroffenes Kind und seine Familie zutreffen könnten, ist es meist nicht notwendig, in allen Bereichen etwas zu verändern.

! **Beachte**

Wie eine Wippe, auf der zwei unterschiedlich schwere Personen sitzen, durch das Hinzufügen oder Wegnehmen schon eines kleinen Gewichtes ausbalanciert werden kann, so genügt es oft schon, einen Bereich zu verändern, um die Stimmfunktion eines Kindes wieder ins Lot zu bringen.

Zusammenfassung

Die Schwerpunktsetzung in der Therapie hängt von den **Variabeln**
- **des Patienten,**
- **der Störung,**
- **der Therapeutin** und
- **der Umgebung** ab, in der das Therapiegeschehen stattfindet.

Die Therapie bei kindlichen Stimmstörungen

5.1 Mehrdimensionales Vorgehen – 64

5.2 Setting der Therapie – 65
5.2.1 Qualitätssicherung – 65
5.2.2 Selbstverständnis der Therapeutin – 66
5.2.3 Die Rolle der Therapeutin in der Therapie – 66

5.3 Prognose und Grenzen der Therapie – 67

5.1 Mehrdimensionales Vorgehen

Im Folgenden werden die **Prinzipien** und **Rahmenbedingungen** eines mehrdimensionalen Therapiekonzeptes in der Therapie kindlicher Stimmstörungen erläutert.

Stimmstörungen bei Kindern im Vorschulalter gelten in der phoniatrischen Literatur und unter Logopädinnen als schwer therapierbar.

> **! Beachte**
> Das mehrdimensionale therapeutische Vorgehen zur Behandlung kindlicher Dysphonien, das hier beschrieben wird, ist bereits bei Kindern **ab Vorschulalter** einsetzbar. Es kombiniert Familiengespräche[1] mit stimmtherapeutischen Übungen und Kommunikationstraining und ist sowohl in Gruppen- als auch in Einzeltherapien anwendbar.

Dadurch geht es weit über die längst überholte Definition einer »Stimmtherapie« im Sinne einer stimmtherapeutischen Übungsbehandlung hinaus. Nach diesem Therapiekonzept werden im Raum München seit 1992 in phoniatrisch-logopädischer Zusammenarbeit **Kinder ab vier Jahren** stimmtherapeutisch betreut. Dabei wird deutlich, dass die Stimmtherapie, verstanden als reine Funktionsbehandlung, nur einen Teil der logopädisch-therapeutischen Interventionen darstellt, weil ein solcher Ansatz gemäß der multifaktoriellen Ursachenlage zu kurz greifen würde und die **sozial-kommunikativen** und **psychosozialen Probleme** der betroffenen Kindern zu wenig einbezieht.

In den ▶ Kapitel 6–8 werden die **drei Bereiche des kombinierten Konzeptes** erläutert. Stimmtherapeutische Übungen, psychologische Interventionstechniken und Methoden der Kommunikationsschulung werden dabei zu einem **flexiblen Methodenset** verbunden. So ergeben sich die **drei Bereiche**, die in ◘ Abb. 5.1 dargestellt werden:
- Familiengespräche,
- stimmtherapeutische Übungen,
- Kommunikationstraining.

Jeder Bereich ist in mehrere, nicht hierarchisch angeordnete **Bausteine** untergliedert, aus denen je nach Schwerpunkt in der Therapie Übungen und Themen individuell kombiniert werden können (s. ◘ Abb. 5.1).

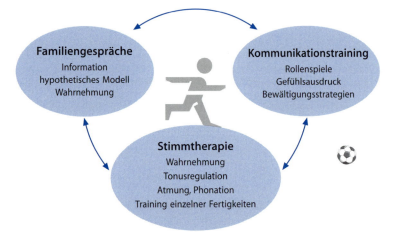

◘ Abb. 5.1. Bereiche der Stimmtherapie

---

[1] Mit Familiengesprächen sind Gespräche mit möglichst vielen Bezugspersonen des Kindes gemeint. Das Kind selbst nimmt jedoch nicht daran teil.

> **Beachte**
> Die Bausteine dienen der Strukturierung und dem besseren Verständnis der übergeordneten Bereiche.

- Die Wirkung **stimmtherapeutischer Übungen** wird sowohl bewusst über die Einsicht des Kindes als auch über Imitation des stimmlichen Vorbildes der Therapeutin erzielt.
- Methoden der systemischen Therapie und Gesprächsführungstechniken bilden den Rahmen der **Familiengespräche**.
- Das **Kommunikationstraining** basiert auf psycholinguistischen Erkenntnissen.

> **Zusammenfassung**
> - Die drei Bereiche der Therapie bei kindlichen Stimmstörungen sind **Familiengespräche**, **stimmtherapeutische Übungen** und **Kommunikationstraining**.

5.2 Setting der Therapie

> Die **äußeren Rahmenbedingungen** und die **Voraussetzungen** einer Therapie werden beschrieben. Wichtige Bereiche sind die Qualitätssicherung, das Selbstverständnis der Therapeutin und ihre Rolle in der Therapie.

Im Allgemeinen empfehlenswert sind
- Sitzungen in wöchentlichen Abständen und
- ein **Wechsel** zwischen Familiengesprächen und der Arbeit mit dem Kind sowie
- einige **Kontrolltermine** in größeren Abständen, um langfristige Veränderungen zu überprüfen oder anfallende Fragen zu klären.

Die **Frequenz der Familiengespräche** richtet sich nach dem jeweiligen Ursachenschwerpunkt der Dysphonie und dem systemischen Klärungsbedarf, ist also individuell verschieden. **Gruppentherapie** von zwei bis vier Kindern hat sich ebenfalls bewährt, wenn parallel dazu eine entsprechende **Elterngruppe** zusammentrifft.

Systemisch orientierte Familiengespräche lassen sich am besten von Beginn der logopädischen Therapie an als gängiges Setting einführen, indem grundsätzlich die gesamte Familie bis auf das Kind zu einem der ersten Termine eingeladen wird und der Wechsel von Einzelstunden mit dem Kind und Familiengesprächen als Arbeitsweise bereits zu Beginn der Behandlung offen gelegt wird.

5.2.1 Qualitätssicherung

Maßnahmen zur Qualitätssicherung sind unverzichtbarer Bestandteil der Therapie. Dazu gehören
- neben regelmäßigen phoniatrischen Befunden
- die **Dokumentation** wichtiger Daten und Ergebnisse.

Kassetten- oder Videoaufnahmen begleiten den Behandlungsverlauf des Kindes und bieten Material für die Familiengespräche. **Verlaufskontrollen** sollten nicht nur zu Beginn und am Ende der Therapie mit einem stimmgestörten Kind durchgeführt werden, sondern in regelmäßigen Abständen.

Die **digitale Aufnahmetechnik** bietet mit DAT- oder auch Mini-Disc-Rekordern technisch gut geeignete Verfahren, um störgeräuscharme Stimmaufnahmen z. B. am Computer weiterzuverarbeiten. Auch **Fragebögen** zur auditiven Beurteilung stimmlicher Parameter und subjektiven Zufriedenheit sollten regelmäßig eingesetzt werden (vgl. Kap. 11.10 »Beobachtungsbögen«).

5.2.2 Selbstverständnis der Therapeutin

Interdisziplinäre Zusammenarbeit. Eine Therapeutin, die kindliche Stimmstörungen behandelt, bewegt sich in hohem Maße in einem interdisziplinären Team von Fachkräften, von dessen Zusammenarbeit der Erfolg der Behandlung maßgeblich abhängt. Neben Ärzten verschiedener Fachrichtungen können – je nach Fall – Ergotherapeuten, Physiotherapeuten, Psychologen oder Pädagogen beteiligt sein. Die **Bereitschaft zu interdisziplinärem Austausch** und zu Koordination und Absprache der Diagnostikverfahren und Therapieinhalte ist eine Voraussetzung, die eine Therapeutin mitbringen sollte.

Jede Therapeutin muss selbst entscheiden, wie weit sie ihren Kompetenzbereich steckt und ab wann andere Fachkräfte im interdisziplinären Team des Gesundheitswesen hinzugezogen werden müssen. Dieser Kompetenzbereich ist – je nach Person und Ausbildung – einmal weiter oder enger gesteckt. Um diese und andere Entscheidungen in der Therapie treffen zu können, wird von jeder Therapeutin die ständige **Reflexion des eigenen therapeutischen Handelns** gefordert. Die Bereitschaft zu Maßnahmen der Qualitätssicherung und Evaluation des Therapieerfolges, z.B. durch die geeignete Dokumentation der Wirksamkeit, geht nicht zuletzt von dieser reflektierenden Grundhaltung aus.

Die biopsychosoziale Sichtweise. Die Stimmstörung eines Kindes wird im Rahmen einer biopsychosozialen Sichtweise definiert und die Therapie entsprechend ganzheitlich gestaltet. Das biopsychosoziale Modell geht weit über biomedizinische Erklärungsansätze hinaus. Maßgebliche Fragen sind dabei die Einschränkungen eines Kindes bei seinen **Aktivitäten** und seiner **Teilhabe an sozialen Vorgängen,** also letztlich die Frage nach der **Lebensqualität** bei kindlichen Stimmstörungen. Innerhalb dieser Sichtweise von Therapie ist das **Einbeziehen der Individualität** des Kind und seiner Familie eine selbstverständliche Grundhaltung der Therapeutin.

5.2.3 Die Rolle der Therapeutin in der Therapie

Zum einen ist die Therapeutin **Anwältin des Kindes** gegenüber Eltern, Geschwistern und anderen Bezugspersonen, die seine »Krisenvertonung« übersetzt und andere Lebensumstände für es aushandelt.

Zum anderen ist sie »**Entwicklungshelferin**«. Der Freiraum, den das Kind dadurch und durch das Angebot, »seine« Stunde zu nutzen, erhält, ist die Basis, um Defizite auszugleichen und einen Entwicklungsschritt zu vollziehen, der nicht selten über die Regression in eine frühere emotionale Entwicklungsstufe führt. Jede Therapeutin ist schließlich **Gesprächspartnerin** des Kindes, die durch ihr Verhalten geeignete Bewältigungsstrategien anbietet.

Die Position der **neugierigen Beobachterin** und Begleiterin nimmt die Therapeutin in den Familiengesprächen ein. Diese Neugier beinhaltet auch die **Position der Neutralität** gegenüber allen Beteiligten und gegenüber den geäußerten Ideen und Hypothesen. Die systemische Sichtweise beinhaltet, dass die Betroffenen nur das verändern, was zu ihnen passt, und sie nicht überfordert, bzw. ihren bisherigen Mustern nicht völlig entgegenläuft.

> **Vorsicht**
>
> Die Neutralität findet ihren Ausdruck auch darin, dass jedem Beteiligten die gleiche Redezeit bzw. Aufmerksamkeit zuteil wird. Vernachlässigt man diese Regel, riskiert man, dass die Unterstützung einiger Gesprächsteilnehmer merklich abnimmt.

Die beschriebene **Rollenvielfalt** der Therapeutin mit teilweise **konträren Anforderungen** (parteiische Anwältin versus neutrale Beobachterin) beinhaltet die Gefahr, im Einzelfall nicht schnell genug umschalten zu können und in der einmal gewählten Rolle verhaftet zu bleiben. Die nötige innere Distanz und die kritische Reflexion des eigenen therapeutischen Tuns ermöglichen jedoch der Therapeutin sich selbst und den Familienangehörigen des stimmgestörten Kindes gegenüber **Transparenz in der jeweiligen Rolle**. So kann sie im Familiengespräch durchaus die Rolle der Anwältin in einer bestimmten Situation beibehalten, wenn diese Funktion allen am Gespräch Beteiligten bewusst ist.

> **Zusammenfassung**
> Die Rahmenbedingungen der Therapie kindlicher Stimmstörungen beinhalten Fragen
> - der Dauer und Frequenz einer Behandlung,
> - der Therapieinhalte,
> - des Selbstverständnisses und der Rolle der Therapeutin sowie
> - nach Maßnahmen zur Erfolgskontrolle

5.3 Prognose und Grenzen der Therapie

Die **Erfolgsaussichten** einer Therapie kindlicher Stimmstörungen und **den Therapieerfolg hemmende Faktoren** werden besprochen.

Günstige Faktoren für die Prognose. Die Prognose bei kindlichen Stimmstörungen ist gut, wenn **möglichst frühzeitig** ein Therapieprozess in die Wege geleitet wird. Bei jüngeren Kindern sollten zunächst im Gespräch mit der Familie ursächliche und aufrechterhaltende Faktoren der Stimmstörungen erarbeitet werden, sodass rechtzeitig Veränderungen im häuslichen Umfeld vorgenommen werden können.

Von großer Wichtigkeit ist auch der Bereich der **Prävention von Stimmstörung.** Durch systematische Aufklärung, Schulung und Beratung im sozialen Umfeld von Kindern ließe sich die Zahl der Stimmerkrankungen drastisch reduzieren (Schulze 2002). Prädestinierte Einrichtungen dafür sind Schulen und Kindergärten, das dort erziehende und lehrende Personal und dessen Stimmgebrauch.

Hemmende Faktoren erkennen. Veränderungen des kindlichen Stimmklangs treten meist schon während der ersten Therapiesitzungen auf. Die von Familie und betroffenem Kind als konstant schlecht empfundene Stimme wird wieder in Abhängigkeit von verschiedenen Faktoren (z. B. in verschiedenen Situationen) als wechselhaft empfunden. Bleibt die Stimme des Kindes jedoch auch während der Behandlung weiterhin stark gestört, sollte nach **hemmenden Faktoren** gesucht werden. Diese können z. B. Widerstände der Eltern sein, bei der Beratung oder der Änderung des Kommunikationsverhaltens zu kooperieren.

Probleme bei der Zusammenarbeit mit der Familie. Familiengespräche sind unverzichtbarer Bestandteil der Therapie kindlicher Stimmstörungen. Wenn Eltern – aus welchen Gründen auch immer – dazu nicht in der Lage sind, ist der Therapieerfolg gefährdet. Ein rein symptomorientiertes Vorgehen wird in den meisten Fällen nur zu einer kurzfristigen Besserung der Stimmbeschwerden führen.

Bei mehrsprachigen Familien muss geklärt werden, inwieweit Verständigungsprobleme die Zusammenarbeit beeinträchtigen können.

Wenn Änderungen im Familiensystem für die betroffene Familie ein größerer Aufwand wären, als die Stimmstörung zu tolerieren, ist ebenfalls keine Änderung des kindlichen Stimmklangs zu erwarten, z. B. bei Familien, bei denen ein hoher Lärmpegel zu Hause ein Synonym für ihre Lebensfreude und Extrovertiertheit ist.

Tiefer liegende Probleme des Kindes.

> **Vorsicht**
>
> Bei tiefgreifenderen psychischen Problemen des Kindes, bei denen die Stimmstörung nur die Spitze des Eisbergs darstellt, sollte zu einer Therapieform mit dem entsprechenden Schwerpunkt übergeleitet werden, z. B. zu einer Psychotherapie. Die Zusammenarbeit mit Psychologinnen und Psychotherapeutinnen ist in vielen Fällen unerlässlich.

Wenn ein Kind am Symptom festhält, könnten z. B. die Vorteile der Störung größer als die Nachteile sein, und/oder das häusliche Kommunikationssystem ist nicht verändert worden. Hier sollte die Therapeutin das erstellte hypothetische Ursachenmodell noch einmal kritisch überprüfen.

Krisen, z. B. in der Schule, äußern sich häufig in erneuten Stimmeinbrüchen des Kindes. Darauf muss die Familie in der Therapie entsprechend vorbereitet werden, z. B. indem geeignete Bewältigungsstrategien erarbeitet werden.

- Als Voraussetzung für eine schnelle Besserung des gestörten kindlichen Stimmklanges müssen die **individuellen Ursachenzusammenhänge** gründlich erarbeitet werden. Die Grundlage dafür ist das **hypothetische Ursachenmodell**.
- Die Auswirkungen möglicher Einflüsse, die einer Stimmverbesserung entgegenwirken, müssen sorgfältig gegen die Möglichkeiten einer Verhaltensänderung abgewogen werden. Hier empfiehlt sich eine realistische Bilanz der therapeutischen Einflussmöglichkeiten.

Therapiebereich Familiengespräche

6.1 **Theoretische Grundlagen** –70

6.2 **Kommunikative Voraussetzungen** – 72

6.3 **Phasen eines Familiengesprächs** –74

6.4 **Prinzipien der Familiengespräche** – 76

6.5 **Themenbausteine der Familiengespräche** – 77
6.5.1 Informationsaustausch – 78
6.5.2 Ursachenmodell – 78
6.5.3 Wahrnehmungsschulung – 79

6.1 Theoretische Grundlagen

> Im Folgenden werden die **Prinzipien systemisch orientierter Familiengespräche** dargestellt. Techniken der Gesprächsführung, allgemeine Strukturen und konkrete Beispiele veranschaulichen das praktische Vorgehen.

Da es *das* stimmgestörte Kind nicht gibt, sondern in einem multifaktoriellen Ursachengeschehen je nach Gewichtung unterschiedliche Bereiche bearbeitet werden müssen, ergeben sich drei wichtige Therapiebereiche als Arbeitsfelder der Therapeutin (s. ▶ Kap. 5.1). Ein unverzichtbarer Bestandteil jeder Therapie kindlicher Dysphonien ist das **Familiengespräch**. Diese Gespräche haben eine systemisch orientierte Grundlage.

Systemisches Denken

Dieses Denkmodell (Paradigma) hat bereits in vielen wissenschaftlichen Disziplinen Fuß gefasst und findet zunehmend Verbreitung (Andolfi 1982). Es beschäftigt sich mit der Vielzahl von **Wechselwirkungen in komplexen Systemen**. Es basiert
- zum einen auf systemtheoretischen Überlegungen, die Aufbau, Funktionen und Interaktionsprozesse von Systemen, z. B. Familiensystemen, in den Mittelpunkt stellen,
- zum anderen auf konstruktivistischen Annahmen (Watzlawick et al. 1969; Bateson 1981, 1984), beispielsweise der Ansicht, dass jeder Mensch sich seine eigene Wirklichkeit konstruiert.

Durch die Technik des hypothetischen Fragens (Was wäre wenn…?) lässt sich auf dieser Basis dann das »Werden« einer neuen Wahrheit, einer neuen Wirklichkeit für die Beteiligten eines Systems unterstützen. Wahlweise wird dadurch
- die **Konstruktion von Komplexität** möglich, z. B. durch das Einnehmen einer anderen Sichtweise, oder aber auch
- die **Reduktion von Komplexität**, z. B. durch das Einnehmen der Außenperspektive, quasi der Sicht der Dinge aus der Vogelperspektive.

Die systemische Therapie ist ein eigenständiges psychotherapeutisches Verfahren mit einer Vielzahl an Methoden und Anwendungsbereichen. Ursprünglich aus der Familientherapie entwickelt, wird sie heute in der Arbeit mit Einzelnen, Paaren, Gruppen und Familien angewendet (Andolfi 1982).

In der systemischen Betrachtungsweise wird der einzelne Mensch im Beziehungsgefüge seines Umfeldes gesehen, und Krankheitssymptome werden als Ausdruck bestimmter Beziehungsmuster definiert.

> **! Beachte**
>
> Therapeutische **Interventionen** zielen darauf ab,
> - Beziehungsmuster deutlich werden zu lassen,
> - die Ressourcen der Betroffenen zu aktivieren und
> - die Handlungsmöglichkeiten der Beteiligten zu erweitern.
>
> Welche Systemanteile dabei als relevant angesehen werden, ist abhängig vom jeweiligen Kontext der Störung, also z. B. von den Faktoren, die eine kindliche Stimmstörung aufrecht erhalten.

Systemisches Denken bei kindlichen Dysphonien

In der Therapie mit stimmgestörten Kindern bedeutet die systemische Denkweise, die Stimmstörung nicht nur als Störfaktor anzusehen, sondern als **Indikator eines Konfliktes**. Die Stimmstörung hat eine Funktion. Weiterhin bedeutet systemisches Denken, das Umfeld des Kindes in die Therapie mit einzubeziehen. Denn im **Umfeld des Kindes** wirkt sich die Stimmstörung aus, und sie weist gleichzeitig auf Umstände hin, die bearbeitet werden sollten (Rekursivität).

6.1 · Theoretische Grundlagen

> **! Beachte**
> Umfeld und stimmgestörtes Kind bilden ein rekursives System.

Das Symptom umdeuten. Eine andauernde Stimmstörung zeigt, dass der Konflikt bisher nicht zur Zufriedenheit der Beteiligten gelöst werden konnte, er signalisiert eine eingefahrene Situation, ein **festgefahrenes System**. Meist finden die Beteiligten des Systems allein keine Lösung, obwohl sie schon viel versucht haben. Im systemischen Vorgehen wird nun zunächst der Versuch unternommen werden, die **Eingleisigkeit der Sichtweise** auf die Stimmstörung zu durchbrechen. Eine solche Eingleisigkeit wäre beispielsweise der Gedanke: »Unser Kind schreit – deshalb hat es Knötchen – also muss es aufhören zu schreien.« Die Lösungsversuche der meisten Erziehenden funktionieren dann nach dem Prinzip »mehr des selben« durch zunehmend strengere Verbote und Reglementierungen für das schreiende Kind.

Diese Sichtweise kann beispielsweise durch die **Umdeutung** des Symptoms im Familiengespräch durchbrochen werden (vgl. von Schlippe u. Schweitzer 1997; Palazzoli et al. 1981).

> **▶ Beispiel**
> **Die gestörte Stimme als Krisenvertonung**
> So bedrohlich die Begriffe Störung und Krankheit für Eltern auch klingen mögen, die Stimmstörung eines Kindes stellt eine hoch kreative Leistung dar. Das Kind zeigt seiner Umgebung damit, dass es ihm nicht gut geht. Seine raue oder heisere Stimme **vertont** sozusagen seinen Zustand unüberhörbar für die Umwelt. Bei Kindern sind **Stimme** und **Stimmung** noch enger verzahnt als bei Erwachsenen, die vielleicht eher mit Magengeschwüren, Verdauungsstörungen, Rückenproblemen oder Ähnlichem reagieren, wenn sie dauerhaft unter Stress leiden oder sonst etwas sie belastet. Das teilt sich der Umgebung jedoch nicht so unmittelbar mit wie bei Kindern. Das Kind vollbringt deshalb eine **kreative Leistung**, wenn es über das Medi-
um der Stimme mit anderen kommuniziert. In der systemischen Sichtweise teilt es damit mit »dass etwas es bedrückt«, selbst wenn es noch gar nicht in Worte fassen könnte, was das genau ist. Der gestörte Stimmklang eines Kindes ist eine Chance. Es gilt, genau hinzuhören und herauszufinden, was das Kind sagen will.

Zirkuläres Fragen. Ein weiteres Ziel im systemischen Vorgehen wäre es, ein anderes Verhalten gegenüber der Störung oder eine andere Wahrnehmung der Störung herbeizuführen. Dies kann zunächst darin bestehen, sich der Stimme des Kindes gegenüber anders zu verhalten als bisher, z. B. statt ein lautes Kind zu ermahnen, leiser zu sein, die laute Stimme einfach zu ignorieren.

Schon durch die **Art der Fragestellung** kann ein Unterschied in der Wahrnehmung herbeigeführt werden. Dazu ist es notwendig, Annahmen, die man als Therapeutin zum Thema hat, als Hypothesen zu formulieren und der betroffenen Familie zur Prüfung vorzustellen. Die Beteiligten können dann entweder zustimmen und evtl. zu anderen Gedanken und Wahrnehmungen angeregt werden oder aber auch die Hypothese verwerfen. Durch die Technik des **zirkulären Fragens** (vgl. Tomm 1998; Palazzoli et al. 1981) lassen sich solche Hypothesen abklären. Dabei werden alle mit dem Kontext zusammenhängenden Befindlichkeiten, Verhaltensweisen, Annahmen und Interaktionen der Beteiligten erfragt. Die Intention ist, durch die Fragestellung eine neue Sichtweise bzw. Wirklichkeit herzustellen, z. B.:

— Woran würden die Beteiligten (Vater, Mutter, Kind, Geschwister, Lehrerin etc.) zuerst bemerken, dass sich etwas verändert? Wer würde das zuerst bemerken?
— Wenn die Stimmstörung einen Sinn hätte, welcher wäre das für Vater, Mutter, Geschwister, Kind, Großeltern usw.?

Grundtenor aller dieser Fragen ist es herauszuarbeiten, was **an die Stelle der Stimmstörung** treten soll, und nicht, dass die Stimmstörung einfach nur verschwindet. Hierbei soll ein **Kompromiss** gesucht werden, der für alle Beteiligten gleichermaßen akzeptabel ist.

Den Auftrag klären. Um mit einer Familie systemisch orientiert zu arbeiten, ist zu Beginn der Therapie eine genaue **Auftragsklärung** notwendig. Dazu werden auch die Themen festgelegt, die besprochen werden dürfen. Dieser Auftrag muss häufiger neu definiert werden, nämlich immer dann, wenn die Interventionen der Therapeutin nicht oder nur sehr eingeschränkt greifen. Mögliche Schwierigkeiten bei der Auftragsklärung zeigt das folgende Beispiel:

> **Beispiel**
>
> **Stolperstein**
> Frau P. kommt mit ihrem stimmgestörten Sohn zur Logopädin, um eine Stimmtherapie zu beginnen. In der Anamnese äußert sie ihren Unmut über die ärztliche Diagnose: »Knötchen bei hyperfunktioneller Dysphonie«. Sie halte nichts von Ärzten und glaube nicht, dass ihr Sohn Stimmprobleme habe. Zum Familiengespräch erscheint sie entgegen der Abmachung mit dem Kind. Sie wisse nicht, was es hier zu reden gäbe. Nach einigen Therapiestunden, die der Junge allein erhält, bricht sie die Therapie ab: Sie habe akzeptiert, dass er eben ein lebhaftes Kind sei.

Der (versteckte) Auftrag an die Therapeutin lautete: »Sag mir, dass alles bei uns und unserem Kind in Ordnung ist.« Die Therapeutin hätte also von sich aus die Durchführung der sicher notwendigen Behandlung ablehnen müssen, um diesem Auftrag gerecht zu werden. Dem stand ihr Berufsauftrag als Therapeutin entgegen. Eine Zwickmühle für die Therapeutin! Eine mögliche Strategie könnte hier sein, den unausgesprochenen Auftrag und die eigenen Ziele offen zu legen, um so doch noch gemeinsam Therapieinhalte zu entwickeln.

> **Zusammenfassung**
> Die **Grundannahmen** der Familiengespräche bei kindlichen Stimmstörungen:
> - Das Umfeld und das stimmgestörte Kind bilden ein **rekursives System**.
> - Die gestörte Stimme ist **Indikator eines Konfliktes/einer Überforderung**.
>
> **Systemische Techniken**, die in Familiengesprächen Anwendung finden, sind z.B.
> - Umdeutung des Symptoms,
> - zirkuläres Fragen und
> - eine genaue Auftragsklärung

6.2 Kommunikative Voraussetzungen

Wichtige Merkmale eines gelungenen Familiengespräches sind **aktives Zuhören** und das **Vermeiden von Gesprächskillern**.

Aktives Zuhören

Eine Grundvoraussetzung für gelungene Gespräche ist zunächst einmal nicht, was eine Therapeutin sagt, sondern ob und wie sie anderen zuhören kann. Wer unterhält sich schon gern mit einem Dauerredner, der den anderen kaum zu Wort kommen lässt, oder mit jemand, der alles missversteht und immer wieder vom Thema abschweift. **Aufmerksames Zuhören** bedeutet, dem Sprecher seine ungeteilte Aufmerksamkeit zu schenken und sich voll und ganz auf das Gesagte zu konzentrieren. Das allein genügt jedoch noch nicht für eine gelungene Kommunikation. Die menschliche Wahrnehmung unterliegt nämlich »subjektiven Verzerrungen«, d.h., unvollständige Mitteilungen eines Sprechers werden vom Hörer für ihn Sinn machend ergänzt (projektiver Prozess), oder vermeintlich unwichtige Anteile einer Mitteilung werden vom Hörer einfach herausgefiltert (selektiver Prozess). Diese Wahrnehmungsprozesse können die Verständigung beeinträchtigen. Deshalb ist es wichtig, das, was man meint, verstanden zu haben, in einem Rückkopplungsprozess noch einmal vom Gesprächspartner bestätigen zu lassen.

> **Beachte**
> Ein wirkungsvolles Mittel zur Sicherung des Verstehens ist der **kontrollierte Dialog.** Damit ist die Wiedergabe der Essenz der Äußerung des Gesprächspartners mit eigenen Worten gemeint, um sicher zu gehen, dass die Mitteilung des Gesprächspartners auch richtig verstanden wurde.

Dies zwingt zum **aktiven Zuhören**. Eine Therapeutin kann sich nicht schon mit ihrer Antwort oder ihrem nächsten Argument auseinander setzen, wenn sie weiß, dass sie den Inhalt des soeben Gehörten gleich »spiegeln« muss. Neben dem Inhalt können auch die zugrunde liegenden Gefühle, die aus einer Äußerung herauszuhören oder aus nonverbalen Signalen abzulesen sind, wiedergegeben werden. Dabei ist es ratsam, das Echo auf das Gesagte vorsichtig und tastend zu formulieren. Um diesen Eindruck zu erreichen, sind **als Einstieg** folgende Wendungen empfehlenswert:
- »Das klingt so, als hätten Sie das Gefühl/als wollten Sie sagen/als seien Sie der Ansicht, dass…«
- »Habe ich Sie richtig verstanden, dass…«
- »Meinen Sie, dass…«

> **Beispiel**
> **Kontrollierter Dialog**
> P.: »Der Peter ist immer so laut und schreit, und manchmal kann ich gar nicht mehr richtig zuhören und schalte einfach ab, obwohl ich mir doch Mühe geben wollte zuzuhören!«
> T: »Das klingt, als störe Sie die Lautstärke?«
> P: »Ja, schon ein bisschen…«
> T: »Und irre ich mich, oder höre ich da noch heraus, dass es Sie eigentlich nicht stören sollte?«
> P: »Ja, man soll doch seinem Kind zuhören, oder etwa nicht?«

Nicht jede Alltagssituation erfordert solch einfühlsames Vorgehen. Diese Technik ist in Familiengesprächen besonders hilfreich, in denen Probleme besprochen, Konflikte gelöst, Kompromisse erarbeitet oder Missverständnisse geklärt werden sollen. Dabei ist es wichtig, dass die Therapeutin ihren **eigenen Stil** des kontrollierten Dialogs entwickelt, um papageienhafte Wiederholungen oder gestelzte Formulierungen zu vermeiden.

Ein weiterer positiver Effekt des kontrollierten Dialogs ist seine gesprächsfördernde Wirkung: Das Gegenüber fühlt sich verstanden und zum Weitersprechen motiviert. Das ist besonders wichtig, wenn jemand von Problemen erzählt oder gefühlsmäßig engagiert spricht, z.B. weil er sich über etwas sehr aufgeregt hat.

Gesprächskiller vermeiden

Von vielen Sprechern werden leider sog. Gesprächskiller eingesetzt, die häufig zu Verstimmungen zwischen den Gesprächspartnern führen. Killerphrasen wie
- **Ablenkungen:** »Das ist genau wie bei mir, neulich passierte Folgendes…«,
- **Schuldzuweisungen:** »Seien Sie doch nicht so empfindlich!«, oder
- gute **Ratschläge:** »Gehen Sie doch mal zu einer Beratungsstelle!«

werden durch den Einsatz des kontrollierten Dialogs jedoch vermieden.

> **Beachte**
> Im kontrollierten Dialog muss der Zuhörende sich voll und ganz auf den Sprecher konzentrieren und sollte nicht durch eigene Gedanken abgelenkt werden.

> **Zusammenfassung**
> — **Aktives Zuhören** ist die Basis für das Gelingen von Familiengesprächen.
> — Wertungen, Ablenkungen, Ratschläge und Schuldzuweisungen **behindern ein Gespräch.**

6.3 Phasen eines Familiengesprächs

Die **sechs Hauptphasen** eines Familiengesprächs werden erläutert.

Jedes Gespräch hat verschiedene Phasen, die beachtet und durchlaufen werden müssen, um ein positives Gesprächsergebnis zu verzeichnen. In der logopädischen Praxis mit stimmgestörten Kindern hat sich ein an diesen generellen Gesprächsabläufen orientiertes Vorgehen in den Familiengesprächen bewährt. Man unterscheidet bei Gesprächen allgemein sechs Phasen.

Die Vorbereitungsphase

Diese Phase dient u.a. der **Planung eines Gesprächsziels.** Wie bei jedem Gespräch, so ist es auch in Familiengesprächen wichtig, vorher für sich zu klären, was in dem Gespräch erreicht werden soll. Dabei ist es wichtig, das Ziel möglichst realistisch zu formulieren, damit kein Leistungsdruck entsteht. Beispielsweise könnte ein Ziel lauten: »Vervollständigung der Informationen der Anamnese«. Da dieses Ziel zunächst nur aus Sicht der Therapeutin geplant wird, können sich durch die gemeinsame Zieldefinition mit den Beteiligten des Familiengesprächs noch grundlegende Änderungen der Zielsetzung ergeben.

Die Kontaktphase

Diese Phase wird häufig übergangen, obwohl sie von unschätzbarem Wert für die **Beziehungsebene im Familiengespräch** ist. Oft als oberflächlicher Smalltalk abgetan, ist es gerade dieses kleine unverbindliche Gespräch über neutrale Themen zu Beginn eines Familiengespräches, das die Weichen für den gesamten Gesprächsverlauf stellt. Hier entsteht die gemeinsame Verständigungsebene und das für die Erörterung tief greifender Themen geeignete Klima des Vertrauens und der Wertschätzung. Alle beteiligten Gesprächspartner brauchen diese »Aufwärmphase«, um sich aufeinander einzustimmen.

Die Informationsphase

Hier werden die Informationen aus der Anamnese vervollständigt, aber auch **offene Fragen beantwortet.** Dazu gehören die Aufklärung über die Arbeitsweise, das Setting und den Ablauf der Therapie, evtl. anfallende Kosten usw. Ziel ist es dabei, die Personen mit ihren Motiven und Gefühlen zu verstehen und das Problem, also den Handlungsbedarf zu erfassen. Zur Verständnissicherung dient der kontrollierte Dialog.

> ❗ **Beachte**
> Die Rolle der Therapeutin ist die einer gleichwertigen Kommunikationspartnerin, die Informationen über das Kind benötigt. Den gemeinsamen Gesprächsmittelpunkt bildet das zu behandelnde Kind.

Die Phase der Handlungsvereinbarung

Eine Auftragsklärung beinhaltet die Fragen nach dem **Wie, Was und Wann der Therapie.** Es wird gemeinsam festgelegt, an welchen Kriterien eine Veränderung zu bemerken wäre. Auch Absprachen über Beobachtungsaufgaben sind darunter zu verstehen. Im Rahmen der **Zielanalyse** wird gemeinsam mit den Klienten geklärt, was sie erreichen wollen und was das Ziel der Therapeutin ist. Hier muss besonders die Frage geklärt werden, ob eine für alle Seiten befriedigende Lösung des Problems überhaupt möglich ist und wie diese konkret aussehen könnte. Fragen und Einwände der Klienten müssen in jeder Phase eines Familiengesprächs berücksichtigt werden.

Die Schlussphase

Zum Schluss bietet sich eine **kurze Zusammenfassung des Gesprächs** an. Der Kontakt zu den Gesprächsteilnehmern wird erneut bestätigt, indem ein inhaltlicher Ausblick auf das nächste Treffen gegeben wird. Wichtig ist es an dieser Stelle auch, bereits jetzt einen Termin für das nächste Familiengespräch zu vereinbaren.

Die Nachbereitungsphase

In einer Nachbereitungsphase wird **Bilanz gezogen**, und es werden offene Fragen oder Ideen **für weitere Gespräche** gesammelt.

> **Vorsicht**
> Indirekte Gesprächsführung, d.h.
> - Gegenfragen (»Was meinen denn Sie, woher das kommt?« – z.B. auf die Frage nach den Ursachen einer Erkrankung) und
> - das Vertagen der Antwort (»Darauf komme ich später noch…«),
>
> kann in gleichberechtigten Gesprächen hemmend wirken (Schulz von Thun 1999)

Übersicht 6.1 und **6.2** zeigen die zwei **Hauptphasen der Familiengespräche**, die **Informationsphase** und die **Phase der Handlungsvereinbarung**, mit Beispielen zum jeweiligen Inhalt und dem dabei verfolgten therapeutischen Ziel (vgl. auch ▶ Kap. 11.9.2 und 11.9.3 »Leitfaden für Familiengespräche/Phasen eines Familiengesprächs«).

Übersicht 6.1.
Familiengespräche, Informationsphase

- Ziel
    - Umdeutung der Störung als kreative Leistung des Kindes.
- Inhalt
    - Vervollständigung der Informationen über das Familiensystem.
    - Aufklärung: Stimmhygiene, stimmschädigendes Verhalten.
- Technik
    - Anatomie, Physiologie der Atmung, Phonation und Artikulation.
    - Organische/psychosoziale Ursachen.

Vermutliches Ursachenmodell
- Ziel
    - Verständnis der individuellen Ursachenzusammenhänge.
- Inhalt
    - Hypothetisches Ursachenmodell für das Kind erstellen.
- Technik
    - Multifaktorielles Ursachenmodell erläutern.

Wahrnehmungsschulung
- Ziel
    - Eigene Begrifflichkeit für den Stimmgebrauch des Kindes finden.
- Inhalt
    - Zum Beispiel Stimmqualitäten.
    - Zum Beispiel Stimmschwankungen.
    - Zum Beispiel Kommunikationsverhalten.
- Technik
    - Hörbeispiele analysieren.

> **▫ Übersicht 6.2.**
> Familiengespräche, Phase der Handlungsvereinbarung
>
> — Ziel
>   – Kriterien zur Entlastung des Kindes vereinbaren.
> — Inhalt
>   – Faktoren der Überforderung aufzeigen/ aufzeigen lassen.
> — Technik
>   – Zum Beispiel Beobachtungsaufgaben.
>
> **Familientraining**
> — Ziel
>   – Entlastung des Kindes.
> — Inhalt
>   – Verhaltensalternativen im Rollenspiel trainieren.
> — Technik
>   – Zum Beispiel Erziehungsstil diskutieren lassen.
>   – Zum Beispiel Video- oder Kassettenaufnahmen mit dem Kind.

> **Zusammenfassung**
>
> Die **sechs Phasen eines Familiengesprächs** sind
> — die Vorbereitungsphase,
> — die Kontaktphase,
> — die Informationsphase,
> — die Phase der Handlungsvereinbarung,
> — die Schlussphase,
> — die Nachbereitungsphase.

6.4 Prinzipien der Familiengespräche

> Die Aufklärung der Familie über **kommunikative Vorgänge** und die **Wahrnehmung kommunikativer Parameter** (z.B. Lautstärke, Stimmklang, Zeiten des Sprechens und Schweigens usw.) stellen wichtige allgemeine Prinzipien in Familiengesprächen dar und werden im Einzelnen beschrieben.

Der Gesprächsverlauf

Grundlage der Familiengespräche ist eine gründliche **Aufklärung** der Familie über
— stimmschädigendes Verhalten,
— anatomische und physiologische Zusammenhänge und
— den Einfluss psychischer »Verspannungen« auf die Stimmgebung.

Eltern gehen davon aus, dass ihr Kind der zu behandelnde Klient ist und nicht sie oder die ganze Familie. Deshalb muss ihnen, um sie als Kotherapeuten zu gewinnen, Einsicht in die **Wechselwirkungen eines mehrdimensionalen Ursachenmodells** vermittelt werden.

Idealerweise besteht ein solches Gespräch aus einem gegenseitigen **Informationsaustausch** (vgl. ▶ Kap. 11.3–11.7 »Elterninformationen«).

Anschließend werden die Ergebnisse durch eigene, in den Stunden mit dem Kind gewonnene Beobachtungen ergänzt und das in der Anamnese erstellte **hypothetische Modell entsprechend verändert.** Daraus lassen sich gemeinsam mit den Eltern die Behandlungsschwerpunkte der folgenden Stunden ableiten.

Im nächsten Schritt geht es um die **Wahrnehmung** der Eltern für ihr Kind und für die familiären Kommunikationsmuster. Der eigene und der Stimmgebrauch des Kindes werden analysiert, und die zur Beschreibung notwendige Begrifflichkeit wird eingeführt. Bei Kindergruppen können auch die betroffenen Eltern in der Gruppe ein Hörtraining zur Unterscheidung stimmlicher Parameter absolvieren, denn vielen Eltern fallen Schwankungen der Stimmqualität des Kindes aufgrund des Gewöhnungseffektes nicht mehr auf.

> **Beachte**
> Die Familiengespräche berücksichtigen **psychogene Ursachen** beim Kind und das **familiäre Kommunikationsverhalten**, da diese Faktoren unter Mitarbeit der Familie gut beeinflusst werden können.

Ziele des Gesprächs

Ein wesentliches Ziel ist es auch, die Stimmstörung nicht als Störung, sondern als kreative und unüberhörbare Mitteilung des Kindes umzudeuten. Es soll Verständnis für die Besonderheit des Kindes geweckt und die jeweiligen **Faktoren einer Überforderung** sollen herausgefiltert werden. Die Kriterien, an denen die Entlastung des Kindes festzumachen ist, werden dabei gemeinsam erarbeitet und benannt. Die Therapeutin nimmt hierbei weniger die Rolle einer Beraterin ein als die einer am Kind interessierten Gesprächspartnerin, die auf die Informationen der Eltern angewiesen ist, um gemeinsam mit ihnen geeignete Veränderungen zu planen. In regelmäßigen Abständen sind also Gespräche mit der Therapeutin in Abwesenheit des Kindes notwendig.

Die Grundannahmen der Therapie

Die Inhalte und Ergebnisse der Therapiestunden mit dem Kind werden den Eltern nach jeder Stunde offen gelegt. Ebenso wird auf die theoretische Fundierung der Therapie eingegangen.

Häufig neigt das Umfeld eines Kindes dazu, das überlaute Schreien als alleinige Ursache einer Stimmstörung zu sehen, und versucht die Lautäußerung des betroffenen Kindes nun durch Verbote zu unterbinden. Die Therapeutin kann dieser eindimensionalen Wahrnehmung die Sichtweise eines multifaktoriellen Ursachenmodells entgegensetzen und dadurch **Beobachtungs- und Erkenntnisprozesse in Gang setzen**.

Im mehrdimensionalen Ursachenmodell ist Schreien an Emotionen gekoppelt, deren Unterdrückung weit größere Folgeschäden als die Heiserkeit hätte. Erst Verbote, Isolation aus Sozialkontakten und Bestrafung schaffen für das Kind tief greifende Konflikte.

> **Beachte**
> Der Ansatz der Therapeutin besteht darin, die **Ursache des Schreiens** zu ergründen und zusammen mit dem Umfeld des Kindes eine Änderung zu bewirken.

> **Tipp**
> Verlaufskontrollen in Form von Band- oder Videoaufnahmen dokumentieren den Behandlungsverlauf des Kindes und bieten Material für die Familiengespräche.

> **Zusammenfassung**
> Die übergeordneten Prinzipien in den Familiengesprächen sind
> - die Aufklärung über **kommunikative Vorgänge** und die **Wahrnehmung kommunikativer Eigenschaften**;
> - **individuelle**, dem jeweiligen Klienten **angepasste Schwerpunkte** als Feinziele.

6.5 Themenbausteine der Familiengespräche

Nachfolgend wird die **praktische Umsetzung** der Familiengespräche erläutert. Die verschiedenen Gesprächsprozesse lassen sich in **Themenbausteine zu einzelnen Aspekte** untergliedern und so im Familiengespräch individuell zusammenstellen.

In Familiengesprächen mit Familien stimmgestörter Kinder unterscheidet man **drei Prozesse**, die sich auf der Inhaltsebene als Bausteine zu einzelnen Themen beschreiben und so für jedes Gespräch neu zusammenfügen lassen. Die Bearbeitung der einzelnen Themenkomplexe ist jeweils ein **andauernder Prozess**, der sich über das einzelne Gespräch hinaus fortsetzt. Die drei Prozesse bilden quasi den äußeren Rahmen. Im Einzelnen ist es

- der gegenseitige **Informationsaustausch** auf gleichberechtigter Ebene,
- die Arbeit mit einem **hypothetischen Ursachenmodell** und, wenn nötig,
- die **Wahrnehmungsschulung** der Erziehenden für kommunikative Parameter.

6.5.1 Informationsaustausch

Der gegenseitige Informationsaustausch zwischen Bezugspersonen und Therapeutin ist ein fortwährender Prozess in der Therapie. Die **Information**, d.h. die Offenlegung der Inhalte und des Vorgehens stehen dabei an erster Stelle. Alle Gesprächspartner haben das gleiche Recht auf Information. Die Fachfrau für Stimmtherapie tauscht sich mit den Fachleuten für das betroffene Kind aus.

Themenbausteine. Je nach Bedarf können im Sinne eines Zusammentragens von Wissen und gegenseitigem Informationsaustausch unterschiedliche Themen erarbeitet werden. Besonders konkrete Beispiele aus dem Alltag des Kindes fördern das Verständnis auf beiden Seiten. So können Eltern Erlebnisse aus dem häuslichen Bereich schildern, und die Therapeutin kann Beobachtungen aus den Therapiestunden mit dem Kind einfließen lassen. **Mögliche Bausteine** sind:

- das Setting der Stimmtherapie,
- die Ergebnisse des Stimmstatus,
- die ärztliche Diagnose,
- Prognose und Grenzen einer Therapie,
- Folgen einer Stimmstörung,
- Prävention von Stimmstörungen,
- die Entwicklung des Kindes in den einzelnen Bereichen,
- Fördermöglichkeiten einzelner Entwicklungsbereiche,
- Bedeutung der Stimmstörung für die Familie,
- die Rolle der Familie in der Therapie,
- häusliche Übungen,
- Konflikte des Kindes,
- Kommunikationsmuster,
- Rollen in der Familie,
- Erziehungsstile und ihre Wirkung usw.

6.5.2 Ursachenmodell

Dabei wird mit den Bezugspersonen gemeinsam ein zunächst **hypothetisches Ursachenmodell** erstellt. Die gemeinsame Arbeit mit diesem Modell ermöglicht es beiden Seiten gleichermaßen, Annahmen zu äußern und wieder zu verwerfen.

Themenbausteine. Das Thema der Erforschung der Ursachen kindlicher Stimmstörungen kann in jedem Familiengespräch wieder aufgegriffen werden. Mögliche **Bausteine** dieses Prozesses sind:

- das Modell möglicher Ursachen bei kindlichen Stimmstörungen allgemein,
- Hypothesen aus Befund und Anamnese,
- Hypothesen aus Beobachtungen in der Therapie,
- Hypothesen aus früheren Gesprächen,
- Widersprüche der Hypothesen,
- Schwerpunkte der Therapie,
- Gewichtung der einzelnen Ursachen im Modell,
- Beispiele/Fälle aus der Praxis

6.5.3 Wahrnehmungsschulung

Ein weiterer wichtiger Bestandteil der Familiengespräche ist die **Wahrnehmungsschulung** der Bezugspersonen für ihr Kind und für die familiären Kommunikationsmuster. Dieser Teil der Familiengespräche **integriert stimmtherapeutische Übungsanteile mit systemischem Vorgehen.**

Interventionen im systemischen Sinn werden am Ende einer Sitzung ausgesprochen, quasi als **Verschreibung**[1]. Diese Interventionen können sein, die Stimmstörung für einen gewissen Zeitraum zu ignorieren oder verstärkt zu beobachten. Es sind Interventionen in verschiedene Richtungen möglich, je nach Intention der Therapeutin und Ausprägung der Symptomatik im Ursachengefüge. Statt das Kind aufzufordern, leiser zu sprechen, kann es in manchen Fällen hilfreich sein, selbst das Kind nur schreiend anzusprechen, um dessen Wahrnehmung für Lautstärke zu verändern und auch um das eigene Verständnis für den Energieaufwand, den das Kind betreibt, zu schärfen.

Verständlicherweise gewöhnen sich die Bezugspersonen der sozialen Umgebung des Kindes an seine Stimme, ja sie empfinden sie sogar als typischen Teil seiner Persönlichkeit. Deshalb ist es wichtig, einmal genau **auf das »Wie« der Stimme zu hören** und wieder wahrzunehmen, ob es Veränderungen in der Stimme des betroffenen Kindes gibt, die von der Sprechsituation oder den jeweiligen Gesprächspartnern abhängen. Oft kann man am wechselnden Stimmklang eines Kindes eher ablesen, wie es sich fühlt, als an seinem Verhalten.

> **❗ Beachte**
> Wer als Erziehender sein Kind täglich sieht, achtet zumeist auf den Inhalt dessen, **was** es sagt, nicht darauf, **wie** es spricht. Selbst erfahrenen Therapeuten geschieht dies immer wieder, obwohl sie das Kind vielleicht nur einmal in der Woche sehen.

Themenbausteine. Der Prozess der Wahrnehmung lässt sich vielfältig aufbereiten. Entsprechend viele Bausteine sind hier möglich.

- **Beobachtungsaufgaben** (vgl. ▶ Kap. 11.10 »Beobachtungsbögen«) für die kommunikativen Prozesse in der Familie werden für die Zeit zwischen den Gesprächen der Familie mitgegeben oder an Ton- und Videomaterial direkt in der Sitzung erarbeitet: z. B. Art und Umfang des Blickkontakts, Verteilung der Gesprächsanteile auf die Gesprächspartner, Zahl der Unterbrechungen, Zeiten der Stille/des Schweigen usw.
- Im **Rollenspiel** können mögliche Verhaltensalternativen erprobt werden. Dazu ist oft auch die Anwesenheit der Geschwister aufschlussreich. Die Therapeutin kann zunächst positives/negatives Gesprächsverhalten demonstrieren, mit den Familienmitgliedern die Parameter ihrer Wirkung erarbeiten und schließlich alle Teilnehmer das Zielverhalten selbst ausprobieren lassen.

Beobachtungsaufgaben sind für alle Bereiche des Ursachenmodells denkbar. Die Familienmitglieder können jedes Thema aus zwei Perspektiven betrachten: einmal mit Blick auf das betroffene Kind (»Wie macht das Kind etwas?«) und einmal mit Blick auf das eigene Verhalten (»Was tun wir?«).

Weitere Themen sind:
- Gefühle zeigen,
- Gefühle wahrnehmen,
- phonatorisches Verhalten: Stimmklang, Artikulation, Atmung, Sprechtempo, Pausen usw.,
- sich durchsetzen,
- phonatorische Vorbilder (Familie, soziales Umfeld),

---

[1] Verschreibungen können **paradox** sein und z. B. darin bestehen, dass ein Kind den Auftrag bekommt, eine bestimmte störende Verhaltensweise noch zu verstärken, oder eine Familie, die sehr unter dem gestörten Stimmklang leidet, die Störung ignorieren soll.

- Konfliktbewältigung in der Familie,
- Leistungsbewältigung und Frustrationstoleranz.

Beobachtungsbögen. Der Fragebogen (◘ Übersicht 6.3) dient zur Dokumentation der Wahrnehmungen und Beobachtungen im familiären Umfeld. Dabei kommt es nicht darauf an, dass alle Personen das Gleiche unter Begriffen wie »rau« oder »heiser« verstehen. Es geht lediglich darum, den Begriff zu finden, der den Stimmklang des Kindes am besten beschreibt. Wichtig ist herauszufinden, **wie stark ausgeprägt** diese Stimmeigenschaft in verschiedenen Sprechsituationen, die man miteinander vergleicht, ist. Eltern sollen ihre Beobachtungen zwischen den einzelnen Sitzungen in den Fragebogen eintragen, aber auch für die Therapeutin ist in regelmäßigen Abständen eine Neubeurteilung des Stimmklanges hilfreich.

In einem zweiten Schritt kann nun noch die **Lautstärke des Kindes** beobachtet und dokumentiert werden. Der in ◘ Tabelle 6.1 abgedruckte Beobachtungsbogen kann Eltern für zu Hause mitgegeben werden. Der eine Pol (1) entspricht einer zu leisen, der andere Pol (5) einer zu lauten Stimmgebung.

Erziehende können ihr Kind über einen längeren Zeitraum immer in derselben Situation beobachten oder verschiedene Situationen miteinander vergleichen.

Auch die **Personen- und Situationsabhängigkeit der Stimme** lässt sich mittels eines Fragebogens gesondert erfassen (◘ Tabelle 6.2). Die Anweisung an die Eltern wäre dabei etwa: »Beobachten Sie doch einmal eine Woche lang Ihr Kind. Wie verändert sich der Stimmklang bei verschiedenen Tageszeiten, Spielsituationen und Spielkameraden?«

Die **Vorteile** des regelmäßigen Einsatzes solcher Beobachtungsbögen durch Erziehende/Therapeuten sind:
- die Dokumentation personen-, situations- und zeitgebundener Schwankungen im Alltag,
- die Verlaufsbeobachtung,
- die Dokumentation der Veränderungen während und nach der Therapie.

Gesprächsbeispiel: Emotionale Entwicklung. Jedes Kind entwickelt im Laufe der Zeit ein Selbstbild seiner Person und lernt, sich nach

◘ **Tabelle 6.1.** Rating zur Lautstärke

Lautstärke	zu leise	1	2	3	4	5	zu laut

◘ **Tabelle 6.2.** Beobachtungsbogen zur Veränderung des Stimmklanges

Zeit	Ort	Situationen	Personen
Morgens	Kindergarten	Ermüdung	Spielkameraden
Mittags	Schule	Anspannung	Geschwister
Abends	zu Hause	Stress	Erwachsene
Jahreszeiten	Spielplatz	Freude	Autoritätspersonen

◘ **Übersicht 6.3.**
Elternbeurteilung

Entscheiden Sie jeweils, wie die Stimme des Kindes in einer bestimmten Situation klingt: **rau, behaucht, heiser, gepresst**, oder wie die Stimme eben sonst beschrieben werden könnte. Die Situation, in der das Kind beobachtet wird, sollte kurz notiert werden. Die Beurteilungsskala erstreckt sich über: **überhaupt nicht (0) … bis sehr stark (5)**. Das sind die Ausprägungsgrade der beobachteten Stimmqualität.

Heiserkeit	unauffällig	0 1 2 3 4 5	sehr heiser
Verhauchung	unauffällig	0 1 2 3 4 5	sehr verhaucht
Gepresstheit	unauffällig	0 1 2 3 4 5	sehr gepresst

außen darzustellen. Im Idealfall stimmen Darstellung und Selbstbild überein. Bei stimmgestörten Kindern besteht jedoch häufig eine **Diskrepanz zwischen Persönlichkeit und Auftreten**. Manche dieser Kinder wirken wie »kleine Cowboys«. Sie treten nach außen »cooler« auf, als sie sind, scheinen vor nichts Angst zu haben, wirken sehr erwachsen. Später zeigt sich dann ihre geringe Fähigkeit, mit Enttäuschungen und Misserfolgen umzugehen, eine hoch sensible Wahrnehmung und ein starkes Bedürfnis nach Anlehnung und »Kind sein dürfen«.

❗ Beachte
Der Stimmklang ist der Schlüssel zu den Gefühlen eines Kindes.

Um zu klären, ob die emotionale Entwicklung des Kindes etwas mit der Stimmstörung zu tun haben könnte, ist für Therapeutin und Eltern im Familiengespräch die Bearbeitung der in ◘ Übersicht 6.4 aufgelisteten Fragen hilfreich.

Bei Verdacht auf eine **Dissoziation der emotionalen Entwicklung** sollte Folgendes beachtet werden:

◘ Übersicht 6.4.
Fragen zur emotionalen Entwicklung

- Hat das Kind Ängste und zeigt es sie, oder stellt es sich mutiger dar, als es ist?
- Ist seine laute Stimme »stimmig«, d.h. Ausdruck von Lebensfreude, oder wirkt sie aufgesetzt, gemacht?
- Wie geht das Kind mit Aggressionen und Ängsten um?
- Kann es seine Gefühle auch stimmlich ausdrücken?
- Ist es eher empfindsam?
- Ist es eher nach außen gerichtet und kontaktfreudig oder eher vorsichtig und zurückgezogen?

- Wenn das betroffene Kind anders zu sein scheint, als es nach außen auftritt, sollte die Therapeutin immer auf sein »inneres Alter« eingehen und nicht dem äußeren Schein erliegen.
- Das Kind sollte in der Therapie immer Kind sein dürfen und auch so behandelt werden, um eine emotionale Überforderung zu vermeiden.
- Dabei können Spiele angeboten werden, die einer früheren Entwicklungsstufe entsprechen, auch wenn das Kind schon sehr erwachsen auftritt.
- Das notwendige Verständnis der Erziehenden für dieses Vorgehen sollte geweckt werden. Nur so kann das Kind die nötigen inneren Entwicklungsschritte nachholen, ohne überfordert zu werden.

Dazu gehört auch, kurzfristig Rückschritte in der Entwicklung zu akzeptieren. Manche Kinder »verlernen« plötzlich ihr gewohntes selbstständiges Verhalten und regredieren in eine frühere Phase. Dies sollten die Erziehenden wissen, um nicht beunruhigt zu sein. Eltern können dieses Nachholen ihres Kindes aktiv unterstützen. Im Familiengespräch können passende Möglichkeiten erarbeitet und deren praktische Umsetzung begleitet werden, z.B. mit Spielen zum aktiven Gefühlsausdruck (Beushausen 2001).

ℹ Tipp
Literatur für Eltern
Friedrich, Friebel (1994) Nur Mut kleiner Bär. Entspannung für Kinder zur Angstbewältigung. Musikbär, Schriesheim.
Kaiser (1998) Bleib bei mir, wenn ich wütend bin. Christophorus, Freiburg (Breis.).
Beushausen (2001) Ratgeber bei kindlichen Stimmstörungen. Schulz-Kirchner, Idstein
Dörner, Nebel, Redlich (1981) Geschichten für gestresste Kinder. Herder, Freiburg.
Schmid, Kohlhepp (1999) Wie Kinder kleine und große Ängste besiegen. Christopherus, Freiburg.

ℹ️ Tipp

Literatur für Therapeutinnen

Satir (1987) Familienbehandlung. Lambertus, Freiburg.

Thomann, Schulz von Thun (1988) Klärungshilfe. Rowohlt, Reinbeck.

Walter, Peller (1994) Lösungsorientierte Kurztherapie. Verlag modernes Lernen. Dortmund.

v. Schlippe, Schweitzer (1997) Lehrbuch der systemischen Therapie und Beratung. Vandenhoeck und Ruprecht. Göttingen.

Tomm (1998) Die Fragen des Beobachters. Carl Auer, Heidelberg.

Simon, Simon (2001) Zirkuläres Fragen. Carl-Auer-Systeme, Heidelberg.

De Jong, Berg (1998) Lösungen (er-)finden. Verlag modernes Lernen, Dortmund.

Zusammenfassung

Einen wesentlichen Teil der Therapie kindlicher Dysphonien bilden regelmäßig stattfindende **Familiengespräche**. Die Gesprächspartner sind dabei gleichberechtigt.

Die Themenbausteine der Familiengespräche entstammen den Prozessen
— des Informationsaustausches,
— der Erarbeitung eines hypothetischen Ursachenmodells und
— der Wahrnehmungsschulung

Therapiebereich stimmtherapeutische Übungen

7.1 Ziele stimmtherapeutischer Übungen – 84

7.2 Bausteine stimmtherapeutischer Übungen – 88
7.2.1 Baustein Wahrnehmung – 90
7.2.2 Baustein Tonusregulation – 92
7.2.3 Baustein Atmung – 95
7.2.4 Baustein Phonation – 97
7.2.5 Baustein Artikulation – 101
7.2.6 Baustein Training einzelner Fertigkeiten – 101

7.1 Ziele stimmtherapeutischer Übungen

In diesem Kapitel wird der zweite große Bereich der Therapie der kindlichen Stimmstörungen erläutert: die stimmtherapeutischen Übungen mit dem Kind. Sie gliedern sich in **sechs Bausteine**, die wie ein Mauerwerk schwer trennbar miteinander verbunden sind. Es werden **allgemeine Ziele und Prinzipien** der stimmtherapeutischen Übungen mit Kindern erläutert.

Die eigentliche »Stimmtherapie« im klassischen Sinne nimmt bei der Behandlung kindlicher Stimmstörungen einen breiten Raum ein, denn die meisten betroffenen Kinder müssen – bedingt durch die oft lang andauernde Stimmüberlastung – einen stimmschonenden Umgang mit dem Phonationsapparat erst wieder systematisch erlernen. Selbst nach erfolgreicher Klärung und Veränderung der Ursachenzusammenhänge im Familiengespräch sind Stimmübungen zur Stimmökonomie häufig unerlässlich.

Die einzelnen Ziele

Ökonomische Stimmgebung. Der bewusste Einsatz der Stimme beim Sprechen und ein stimmschonendes Verhalten sind erlernbar. Spielerisches Ausprobieren fördert den Spaß und die Freude an der eigenen Stimme. Auch die Übungen in der Stimmtherapie lassen sich nach der systemischen Denkweise ausrichten. Obwohl es sich zunächst paradox anhört, kann es sehr sinnvoll sein, mit dem Kind in der Therapie die **Verschlimmerung der Symptome** auszuprobieren und die dabei entstehenden Gefühle und Befindlichkeiten zu erkunden. Ein Kind erfährt so, mit welchem Verhalten es die Stimme schädigt. Auf diesem Wege wird es möglich, die Fantasie für die positiven Veränderungen anzuregen. Die meisten stimmgestörten Kinder beherrschen zwar Mechanismen, die die Stimme schädigen, müssen aber abhanden gekommene Vorgänge zur **ökonomischen Phonation** erst wieder erlernen und erproben.

 Tipp

In der Therapie kann es durchaus sinnvoll sein, ein Kind über kurze Zeit eine vorhandene stimmliche Fehlhaltung übertreiben zu lassen, um ihm die dabei auftretenden Vorgänge bewusst zu machen. Erst auf dieser Grundlage kann ein kontrastives Verhalten schrittweise erlernt werden.

Übungen, die auf diese Weise aufgebaut sind, koppeln direkt an die Ressourcen des Kindes an: seine Fantasie und seine Experimentierfreude und sein Bedürfnis, Grenzen zu testen – auch die stimmlichen. Alle Übungen lassen sich auf diese Weise **kindgerecht aufbauen** und führen schon in der Übungssituation eine veränderte Umgehensweise mit der Stimmstörung herbei. Besonders die **Arbeit mit Kontrasten** (z. B.: Anspannung/Entspannung) ermöglicht dabei neue Empfindungen. Kontraste können auf verschiedenen Ebenen erfühlt und ausprobiert werden:
- auf der grobmotorischen Ebene (z. B. Gangarten, Schnelligkeit und Energie der Bewegung),
- auf der feinmotorischen Ebene (z. B. Druck der Finger beim Malen),
- auf der phonatorischen Ebene (harte und verhauchte Stimmgebung).

Auditive Wahrnehmung. Schon Vierjährige sind in der Lage, Stimmparameter bei anderen Personen auditiv zu unterscheiden. Ob das Tier oder die Handpuppe eine hohe oder tiefe Stimme hat, laut oder leise spricht, »weich« oder »hart« phoniert, wird im Spiel geübt. Nach der **Fremdwahrnehmung** wird die **Eigenwahrnehmung** – ähnlich wie in der Erwachsenentherapie – im Gespräch erfragt, spielerisch erprobt und in **Beobachtungsaufgaben** für zu Hause gefestigt.

7.1 · Ziele stimmtherapeutischer Übungen

> **! Beachte**
> Generell ist jede Phonationsübung der Stimmtherapie für Erwachsene bei Kindern anwendbar, sofern sie in einen kindgerechten Zusammenhang gestellt wird.

Eine Fülle von Beispielen für stimmtherapeutische Übungen mit Kindern finden sich in den Projektarbeiten einiger Logopädieschulen (Gaßmann et al. 1990; Ellmer u. Mebus 1991; Geipel u. Hindemith 1995).

Tonusregulation. Der Individualität des Kindes entsprechend, werden Lockerungs- und Dehnungsübungen, Eutonie und autogenes Training für Kinder, Fantasiereisen und kindgerechte progressive Muskelentspannung ausgewählt. Neben Entspannungsübungen sind bei hypofunktionellen Störungen Aktivierungsübungen und Haltungsaufbau wichtig.

Assoziierte Störungen. Die Behandlung zusätzlicher sprachlicher Defizite, z. B. im Bereich Artikulation, wie Dyslalien, Sigmatismen oder myofunktionelle Störungen, kann ebenso in den Therapieablauf eingebaut werden wie der Abbau einer zu geringen Kieferweite bei der Artikulation und muskulärer Verspannungen im orofazialen Bereich.

Training einzelner Fertigkeiten. Zum Ausgleich dissoziierter Entwicklungsbereiche, z. B. einer weniger gut entwickelten Feinmotorik im Vergleich zu guten grobmotorischen Fähigkeiten, lassen sich Übungseinheiten ergänzend zu den Stimm- und Artikulationsübungen in die Therapie einbauen. Dies erfordert viel Raum und Bewegungsfreiheit, wenn z. B. die Grobmotorik gefördert werden soll.

Motivation. In einem solchen spielerischen Setting bedeutet für ein Vorschulkind der bewusste Umgang mit der Stimme, Spaß zu haben und trotzdem seinen kognitiven Fähigkeiten entsprechend zu reflektieren, wie phonatorische Prozesse ablaufen. Dem Kind kann dabei der größtmögliche Freiraum gelassen werden. Es wählt selbst die Spiele aus, denn jede Handlung lässt sich stimmlich begleiten.

- **Fehlspannungen** können durch Änderung der Spielregeln und den Einbau neuer, lockernder Bewegungsfolgen beeinflusst werden.
- Im Rahmen der Stimmökonomie wird eine schonende Technik für **lautes Rufen** ebenso erprobt wie eine leise Phonation oder der physiologische Umgang mit der **Singstimme**. Die **Situationsangepasstheit** der kindlichen Stimmgebung steht dabei immer im Vordergrund.
- Je **alltagsrelevanter** für ein Kind die in der Therapie gewählten Spielsituationen sind, umso leichter gelingt der **Transfer** auch außerhalb der Therapiesitzung.
- Die Motivation eines Kindes zur Therapie kann zusätzlich über das Einbeziehen seiner **persönlichen Interessen und Vorlieben** gesteigert werden. Die Berücksichtigung seiner Sportarten, Hobbys, Identifikationsfiguren aus Literatur und Medien erleichtern den Zugang zum Kind (**patientenspezifisches Vorgehen**).
- **Bei Jugendlichen** sollte grundsätzlich die **Eigenmotivation zur Therapie** geklärt werden und ein **Therapievertrag** in Form einer Absprache der Inhalte und Ziele der Therapie und des Therapiesettings besprochen werden.
- Aber auch **bei Vorschulkindern** lassen sich Ziele gemeinsam erarbeiten und in Form eines Beispiels gemeinsam formulieren. Die Frage »Woran merken wir, dass es besser wird mit deiner Stimme?« kann bei der Zielformulierung helfen. Die Motivation auch sehr junger Kinder lässt sich durch dieses Vorgehen merklich steigern.

Methodik des Vorgehens

Die **Auswahl der Ziele** stimmtherapeutischer Übungen richtet sich zunächst nach der Art der Stimmstörung und den spezifischen Symptomen – sie ist störungsspezifisch. So kann im Rahmen einer Tonusregulation bei einigen Kindern z.B. die Erarbeitung eines korrekten Stimmbandschlusses notwendig sein. Jedes Ziel lässt sich durch ein großes Spektrum an möglichen Übungen praktisch umsetzen. Das **Vorgehen** der Therapeutin in den einzelnen Übungen lässt sich folgendermaßen systematisieren:

- **Materialorientiert** arbeitet eine Therapeutin, die z.B. Bälle, Tücher, Keulen usw. als Medien in ihren Stimmübungen einsetzt und damit ihre Lerninhalte vermittelt und begreifbar macht.
- Die **fantasieorientierte Arbeitsweise**, kreiert demgegenüber Stimmübungen ohne Hilfsmittel – oft pantomimisch – aus der Vorstellung und über Intention.
- Die Vorgänge bei Respiration und Phonation können dabei verbalisiert und so vom Kind kognitiv bearbeitet werden (**bewusst machendes Vorgehen**), oder
- die Lerninhalte werden spielerisch vermittelt und nicht verbalisiert (**unbewusst-spielerisches Vorgehen**) und daher vom Kind intuitiv aufgenommen.
- Eine systemisch orientierte Therapeutin wird vielleicht die Arbeit mit Gegensätzen in Erwägung ziehen (**kontrastive Arbeitsweise**).
- Bei der **sukzessiven Arbeitsweise** führt eine Therapeutin den Klienten Schritt für Schritt zum intendierten Lernziel.
- **Themenorientiertes Vorgehen** bedeutet, dass sich ein Spielthema durch die ganze Stunde zieht (z.B. Zoo) und die Lernziele in das Thema integriert werden.
- Beim **zielorientierten Arbeiten** stehen dagegen die Lernziele im Vordergrund und werden durch ganz verschiedene Medien und Übungsformen erreicht.
- Bei der **rationalen Vorgehensweise** werden zunächst die Hintergründe offen gelegt, und erst dann folgt die Erfahrung in der praktischen Übung.

> **Übersicht 7.1.**
> Dichotome Arbeitsweisen in der Stimmtherapie
>
> - Materialorientiert–fantasieorientiert
> - Bewusst machend–unbewusst-spielerisch
> - Kontrastiv–sukzessiv
> - Themenorientiert–zielorientiert
> - Rational–kinästhetisch

- Bei der **kinästhetischen Arbeitsweise** steht zunächst die Körperwahrnehmung in der einzelnen Übung im Vordergrund (**Übersicht 7.1**).

Alle diese Vorgehensweisen sind wirksam, wenn sie den Bedürfnissen des betroffenen Kindes entgegenkommen, und müssen dementsprechend ausgewählt werden. Da es sich bei diesen Arbeitsweisen um theoretische Dichotomien handelt, findet man in der Praxis kaum Reinformen.

Auswahl der Übungen

Die Auswahl einer Übung zur Umsetzung eines konkreten Therapieziels orientiert sich am **Entwicklungsalter** des betroffenen Kindes. **Bei sehr kleinen Kindern** müssen Therapieinhalte spielerischer und mit mehr Verstärkern angeboten werden als **bei Vorschul- und Schulkindern**, die häufig ein natürliches Interesse haben, die Vorgänge ihrer Umwelt zu begreifen, sodass der Wissenszuwachs an sich als Verstärker ausreicht. **Bei Jugendlichen** vollzieht sich mehr und mehr der Übergang zur Stimmtherapie bei Erwachsenen – je nach Entwicklungsstand des Jugendlichen. Im folgenden Beispiel[1] wird die Abwandlung eines Therapiezieles für verschiedene Entwicklungsalter und mit unterschiedlichen Methodenorientierungen verdeutlicht:

---
[1] Nach einer Idee der Studierenden des Bachelorstudiengangs für Logopädie in Hildesheim (5. Semester 2002).

Beispiel

Bereich: Stimmtherapeutische Übungen.
Bausteine: Tonusregulation, Wahrnehmung, Phonation.
Lernziel: Erarbeitung der Qualitäten: »hart–mittel–weich« auf grobmotorischer Ebene.
Vorschulkinder: Ein Materialparcours aus unterschiedlich harten Materialien wird auf einem Tisch aufgebaut (Schaumstoffblöcke verschiedener Festigkeit, große und kleine Knetkugeln, Softball, Holzbrett, Watte usw.). Das Kind soll mit der Faust auf die einzelnen Materialien schlagen und dabei verschiedene Krafteinsätze erkunden. Anschließend soll es beim Schlagen gezielt die Qualitäten »hart–mittel–weich« an den Materialien erproben.
Schulkinder: Therapeutin und Kind tragen verschiedenfarbige Boxhandschuhe. Die Farben symbolisieren die Qualitäten »hart« und »weich«. Das Kind erhält die Aufgabe, je nach erhobener Hand der Therapeutin mit der geforderten Kraftdosierung gegen die Hand zu boxen. Dabei ist zunächst egal mit welcher Hand. Soll der Ablauf schwieriger werden, muss auch das Kind mit dem Boxhandschuh der richtigen Farbe reagieren. In einem zweiten Durchgang kann nun noch die Qualität »mittel« im Boxkampf umgesetzt werden, z. B. indem das Kind nur noch mit mittlerer Kraftdosierung boxen soll oder die drei Qualitäten jeweils abwechselnd ausführt.
Jugendliche: Mit Jugendlichen kann auch direkt über die Aufforderung, die Kraft z. B. beim Händedruck zu dosieren, gearbeitet werden.
Intention: Kinder aller Altersstufen lassen sich über **Intention** motivieren. Die Vorstellung »Wie fühlt sich ein Boxer zu Beginn des Kampfes/in der zehnten Runde?« soll pantomimisch umgesetzt werden.

Transfer

Jede neu gelernte Fertigkeit bedarf intensiven Trainings, bis sie im Alltag als automatisierte Verhaltensweise zur Verfügung steht. Grundlegend dafür sind

- eine gute **Eigenwahrnehmung des Ziel- und Fehlverhaltens** und
- die **Fähigkeit zur Korrektur**.

Damit ein stimmgestörtes Kind befähigt wird, sein stimmliches Verhalten im Alltag dauerhaft zu verändern, muss ein strukturierter Übergang von der Therapiestunde zum Alltag des Kindes geschaffen werden. Dies geschieht am besten mit Hilfe einer **Situationshierarchie**, die für jedes Kind individuell erstellt werden sollte. Zentrale Prinzipien sind in ◘ Übersicht 7.2 dargestellt.

Beispiel

Situationshierarchie
Ziel: Transfer einer ökonomischen Ruftechnik.
- Wahrnehmung der eigenen Ruftechnik bei Lautstärke.
- Anbahnung des Atemwurfes (Fernau-Horn 1954) in Silben, Wörtern, kurzen Ausrufen.
- Einsatz des Atemwurfes (jeweils auf den Ebenen: Monolog, Dialog, gelenkte Rede), im Rollenspiel mit der Therapeutin, im Rollenspiel mit anderen Kindern/der Mutter/dem Vater, in vivo »auf der Straße« (mit der Therapeutin), in wiederkehrenden Situatio-

---

◘ Übersicht 7.2.
Steigerung des Schwierigkeitsgrades einer Übung

- Vom Laut zum Wort zum Satz (steigende Komplexität und Dauer der Äußerung)
- Vom Monolog zum Dialog zur Gruppe
- Von der Fremdwahrnehmung zur Eigenwahrnehmung
- Von neutralen Situationen zu emotional fordernden Situationen
- Von der Übung zu In-vivo-Training zum Alltag
- Von der gelenkten Rede zur Spontansprache
- Von der vertrauten zur neuen Situation (Generalisierung)

nen im Alltag (z.B. Fußballspiel, Pausenhof), in neuen Situationen im Alltag.

Bei Schulkindern hat sich auch das Führen eines **Stimmtagebuches** bewährt, in dem Geschehnisse notiert werden, die einen positiven oder negativen Einfluss auf den Stimmklang haben könnten. **Ziel** ist es dabei, eine Verbindung zwischen alltäglichen Situationen und dem dabei entstehenden Stimmgebrauch zu schaffen.

> **Zusammenfassung**
> Allgemeine **Prinzipien**, die bei der Auswahl und Gestaltung stimmtherapeutischer Übungen mit Kindern berücksichtigt werden müssen, sind
> — die Auswahl der therapeutischen Arbeitsweise und der Übungsart,
> — die Möglichkeiten des Transfers der Übungsinhalte,
> — die Abstufung des Schwierigkeitsgrades einer Übung,
> — die Alters- und Interessenbezogenheit einer Übung.
>
> Die **Ziele** der stimmtherapeutischen Übungen sollten unter **Aspekten der Motivation** mit dem Kind gemeinsam festgelegt werden.

7.2 Bausteine stimmtherapeutischer Übungen

> Die **einzelnen Bausteine** des Bereiches stimmtherapeutischer Übungen werden vorgestellt und **Beispiele für die kindgerechte Umsetzung** in der Praxis gegeben.

In ◘ Abb. 7.1 werden die einzelnen Bausteine der Stimmtherapie gezeigt. Diese Trennung in

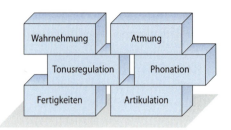

◘ **Abb. 7.1.** Bausteine stimmtherapeutischer Übungen

Bausteine ist jedoch eine künstliche und dient nur der besseren Vermittelbarkeit von Stimmtherapie, denn in den meisten Übungen kommen Ziele aus mehreren Kategorien zum Tragen. Wenn ein Kind ein »o« phoniert, lässt sich diese Übung – je nach Zielsetzung – den Bausteinen Wahrnehmung, Atmung (Sprechatmung), Phonation oder Artikulation zuordnen.

> ❗ **Beachte**
> Die einzelnen Bausteine sind gleichwertig und nicht hierarchisch zu verstehen.

Es gibt nicht **die** allseits geeignete und bewährte Übung in der Therapie mit stimmgestörten Kindern. So wie es unterschiedliche Therapeutinnen mit unterschiedlichen Vorlieben gibt, so unterschiedlich sind stimmgestörte Kinder und ihre Bedürfnisse und so vielfältig sind auch die Möglichkeiten, Übungen zu gestalten.

> ❗ **Beachte**
> Die Kunst der Therapie besteht darin, eine Übungsform zu wählen, die patienten- und störungsspezifisch angepasst ist und dabei möglichst auch den Neigungen der Therapeutin entspricht.

Konkrete Übungsbeispiele, wie sie für die einzelnen Bausteinen beschrieben sind, stellen deshalb nur mögliche Formen aus einer Vielzahl von Varianten der Umsetzung eines Therapiezieles dar. Die Therapeutin kann nach Belieben ihre Fantasie spielen lassen und immer wieder neue Übungen kreieren. Ein Beispiel aus dem Baustein Phonation soll die Vielzahl möglicher Umsetzungsvarianten eines Therapiezieles verdeutlichen:

> **Beispiel**
> **Vokaleinsätze**
> Ziel: Physiologische Vokaleinsätze, Lautebene.
> - **Intention: Tiefstart.** Das Kind stellt sich einen Sprinter vor, der einen Tiefstart macht und auf das Startzeichen wartet. Das Kind soll sich genau in die Phase »Achtung« hineinversetzen und den Körper für den Start »einstellen« (»Stell dir vor, du läufst gleich los«). Die Übertragung dieser Nutzspannung wird dann auf die Artikulation einzelner Vokale übertragen. Das Kind soll sich nun das Warten auf den »Sprechstart« vorstellen.
> - **Intention: Überraschung.** Das Kind phoniert z. B. ein /o/ mit der Vorstellung, ein Geschenk zu bekommen und sich zu freuen. (Vokalwechsel: /a/: Rakete, /u/: Gespenst, /e/: Hühner wegscheuchen, /i/: Ekel)
> - **Luftballon tippen.** Therapeutin und Kind stupsen mit dem Finger einen Luftballon über den Tisch. Dazu können verschiedene Vokale phoniert werden.
> - **Vokale verschenken.** Therapeutin und Kind sitzen sich auf Pezzibällen gegenüber. Sie phonieren abwechselnd einen Vokal auf die flache Hand wie auf ein Tablett und geben den Laut dem anderen in die Hand. Verschenkt werden können allerdings nur solche Laute, die besonders gut »gelungen« sind. Welcher Grad der Annäherung an den optimalen Klang eines Vokales dabei akzeptiert wird, legen Kind und Therapeutin vorher gemeinsam fest.

> **Tipp**
> Pezzibälle müssen immer entsprechend der Größe des Kindes ausgewählt werden, um eine physiologische Sitzhaltung mit gutem Bodenkontakt zu gewährleisten.

> **Beispiel**
> - **Ohne Verstärker.** Die Kategorien »weich« und »hart« werden durch Imitation und Lernen am Modell auf Vokalebene eingeführt. Wenn das Kind die Unterschiede selbst produzieren kann, soll es versuchen, eine mittlere Qualität anzustreben. Im Wechsel wird nun phoniert und gezählt, wie viele Vokale bei den Mitspielern in die mittlere Kategorie passten.
> - **Mit Geschichten.** Die Therapeutin kann folgende Geschichte vorlesen oder das stimmgestörte Kind selbst lesen lassen:
>   **Jessika übt.** Jessika sitzt am Tisch und sagt ein Gedicht auf. Manche Wörter klingen dabei härter als andere – sie knarren. Jessika steht auf und probiert es im Stehen noch einmal. Sie lässt die Schultern locker hängen und öffnet bei jedem Buchstaben den Mund weit. Das Sprechen ist jetzt weniger anstrengend als zuvor.
>   Im Anschluss soll das Kind folgende Fragen zur Geschichte beantworten:
>   - Kannst du nachmachen, wie Jessikas Stimme klingt, bevor sie etwas ändert?
>   - Was ändert Jessika?
>   - Kannst du das nachmachen?
>   - Wie klingt das Gedicht, wenn du dich beim Sprechen nicht anstrengen musst?

> **Zusammenfassung**
> - Stimmtherapie bei kindlichen Dysphonien kann – je nach Störung und betroffenem Kind – Übungen aus den Bausteinen **Wahrnehmung, Tonusregulation, Atmung, Phonation, Artikulation** und das Training **assoziierter Fertigkeiten** beinhalten.
> - Die **Ziele** der einzelnen Übungen lassen sich dabei häufig **mehreren Bausteinen zuordnen**.

Im Folgenden wird ein Überblick über die einzelnen Therapiebausteine gegeben, und es werden einige Übungsbeispiele genannt, die die eigene Kreativität anregen sollen.

7.2.1 Baustein Wahrnehmung

Viele Kinder haben häufig Erkältungen und Mittelohrentzündungen (Böhme 2001). Oft ist das Hörvermögen durch unbemerkte Paukenhöhlenergüsse für längere Zeit eingeschränkt, ohne dass es den Bezugspersonen unbedingt auffallen müsste. Was sich dadurch für ein Kind ändert, ist die akustische Rückkopplung seiner eigenen Stimme und die Wahrnehmung seiner Umwelt.

Die **auditive Wahrnehmung** des Kindes ist dann beeinträchtigt. Ein Kind steuert seine Stimme aber nicht nur über die auditive Rückmeldung, sondern auch über sein Körpergefühl, seine **kinästhetische Wahrnehmung**. Die ungestörten Funktionen beider Wahrnehmungskanäle ergänzen einander und ermöglichen eine optimale Stimmgebung. Erst mit entsprechender **Fremd- und Eigenwahrnehmung** lernt ein Kind, phonatorische Prozesse zu beeinflussen und zu regulieren.

Höchstwahrscheinlich wird ein Kind mit einem Kopfhörer, aus dem es laute Musik hört, viel lauter sprechen und singen als ohne. Auch Kinder, deren Hörvermögen vorübergehend eingeschränkt ist, tun dies instinktiv und behalten diese Angewohnheit, zu laut zu sprechen, bei, evtl. auch wenn das Hörvermögen längst wiederhergestellt ist. Solche kurzzeitigen, aber auch länger andauernde Beeinträchtigungen des Hörvermögens spielen bei der Verursachung kindlicher Stimmstörungen eine Rolle (vgl. ▶ Kap. 2.2.1 »Das Kind«). Es ist deshalb bei entsprechenden Hinweisen sehr wichtig, in regelmäßigen Abständen Hörtests durchführen zu lassen. Manchmal sind Kinder aber einfach unaufmerksam für die Höreindrücke der Umwelt.

Wahrnehmungsschulung

Die Wahrnehmungsschulung beider Wahrnehmungskanäle lässt sich in verschiedene Phasen unterteilen:
- eine Phase der **unspezifischen Bewusstmachung** grundlegender Vorgänge bei Atmung und Phonation und anschließend
- die Phase der **spezifischen Wahrnehmung**, in der wichtige Charakteristika der Stimmgebung beschrieben und verschiedene Verhaltensweisen einander gegenübergestellt gestellt werden sollen.

Im Rahmen der **spezifischen Wahrnehmung** lassen sich anhand von Geschichten, die zur Analyse von Verhaltensweisen geeignet sind, und durch gezielte Fragen einzelne Aspekte des stimmlichen Fehlverhaltens zusammen mit dem Kind erarbeiten (vgl. Andrews u. Summers 2002).

> **Beispiel**
>
> **Spezifische kinästhetische Wahrnehmung**
> **Geschichte: Frederik**
> »Der kleine Frederik liest eine Geschichte vor. Seine Schultern sind hochgezogen und seine Bauchdecke ist ganz hart. Er kann kaum einen Satz beenden, immer geht ihm die Luft aus. Er presst das letzte Wort des Satzes heraus, atmet hastig. Die Schultern heben und senken sich im Rhythmus der Atmung. Seine Zähne sind zusammengebissen, und der Mund öffnet sich kaum beim Sprechen.«
> Fragen an das Kind:
> - Kannst du mir beschreiben, wie Frederik atmet?
> - Wie ist seine Körperhaltung?
> - Wie fühlt sich sein Kiefer an?
> - Kannst du Frederik erklären, was er machen muss, um besser lesen zu können?

Ziele der kinästhetischen Wahrnehmungsübungen

Grundlegendes Ziel ist die Sensibilisierung des Kindes für den Körpertonus sowie Raumlage-

und Bewegungsvorgänge bei Atmung und Phonation.

Übungsvorschläge

Tonuswahrnehmung

Beispiel: Körperreise. Therapeutin und Kind gehen im Geist den gesamten Körper durch. Es gilt, lockere, entspannte Partien von muskulär angespannten zu unterscheiden. Hilfestellung: Die Therapeutin lenkt die Wahrnehmung des Kindes durch Auflegen ihrer Hand oder eines Luftballons auf die einzelnen Körperteile.

Raumlagewahrnehmung

Beispiel: Skulpturenstellen. Das Kind steht mit geschlossenen Augen im Raum, während die Therapeutin die Haltung des Kindes durch Veränderung der Lage der Arme, Beine oder des Kopfes verändert. Das Kind soll anschließend beschreiben, wie es dasteht.

Bewegungswahrnehmung

Beispiel: Zungenfahrstuhl. Das Kind steckt kleine Kieselsteinchen oder Nudeln in den Mund und soll sie unter der Zunge oder in den Wangen verstecken. Anschließend soll es beschreiben, wo die Zunge sich jetzt im Mund befindet.

> **ⓘ Tipp**
>
> Die Übung **Zungenfahrstuhl** lässt sich durch gleichzeitige Phonation von Vokalen zu einer spezifischen auditiven Wahrnehmungsübung umgestalten. Beurteilt werden nun mit dem Kind zusammen die Veränderungen der Stimmqualitäten in Verbindung mit der Zungenlage.

Spezifische kinästhetische Wahrnehmungsübungen sind in ▶ Kap. 7.2.2 »Baustein Tonusregulation« zu finden.

Ziele der auditiven Wahrnehmungsübungen

Mit gezielten Übungen können das **genaue Hinhören** und **die Diskriminationsfähigkeit** der Kinder bei Geräuschen, Stimmen, Sprache und Kategorien wie »laut« und »leise«, »hoch« und »tief« gefördert werden. Dies ist die Voraussetzung für die Wahrnehmung von Stimmeigenschaften wie Tonhöhe und Lautstärke. Die Fähigkeit eines Kindes, Klänge und Geräusche wahrzunehmen und zu unterscheiden, kann mit folgenden Spielen, die auch in der Gruppe viel Spaß machen, gezielt gefördert werden.

Übungsvorschläge

Spiele mit Geräuschen

Geräusche raten. Hinter dem Rücken des Kindes, das rät, werden Geräusche erzeugt: Schereklappern, Papierknistern, Rasseln mit dem Schlüsselbund, Weckerklingeln oder Glöckchenläuten usw. Das Kind soll raten, wodurch das Geräusch entstand.

Memory. Aus Filmdöschen lässt sich ein einfaches Memory basteln. In je zwei gehören die gleichen Gegenstände: Reis, eine Murmel, Sand, Erbsen, Münzen, kleine Nägel u. a. Das Kind soll die Dosen schütteln, um die gleich klingenden Paare herauszufinden.

Lotto. Verschiedene Verlage bieten Geräusche-Lottos und andere »Hörspiele« zur Zuordnung von Geräuschen an. Geräusche des Alltags soll das Kind dabei entsprechenden Abbildungen zuordnen. Es gibt auch gute Computerprogramme zur auditiven Wahrnehmung.

> **Tipp**
>
> Solche Spiele lassen sich auch selbst herstellen, indem Alltagsgeräusche auf Tonband aufgenommen werden (z.B. Telefon, Staubsauger, Türklingel, Hundegebell, Wasserkessel, Spieluhr usw.).

»Hör«spiele zu Sprache und Stimme

Wörter diskriminieren bzw. identifizieren. Dem Kind werden kurze Geschichten vorgelesen. Bei einem bestimmten Wort, z.B. immer, wenn es das Wort »Auto« hört, soll es auf den Tisch klopfen oder in die Hände klatschen.

Stimmen differenzieren. Bevor ein Kind seine eigene Stimme gezielt einsetzen kann oder lernt, leiser zu sprechen, muss es die Unterschiede zunächst bei anderen Sprechern erkennen können. Erst dann kann es seine Stimme kontrollieren. Verschiedene Sprecher können auf Kassette aufgenommen werden, und das Kind soll anschließend die Unterschiede in Lautstärke, Tonhöhe und Stimmqualität herausfinden.

Zur Objektivierung eigener Wahrnehmungen haben sich regelmäßige Kassettenaufnahmen der gestörten Kinderstimmen bewährt. Aber auch das Kind selbst kann damit seine Wahrnehmung schulen. Wenn mehrere Kinder aufgenommen werden, können die Kinder folgende Fragen beantworten:
- Welches Kind spricht gerade?
- Wer hat eine höhere oder tiefere Stimme?
- Wer spricht laut oder leise?

> **Tipp**
>
> **Literatur mit Spielanregungen**
> Vopel (1996) Hallo Ohren. Spiele für Kinder zwischen 3 und 6 Jahren. Iskopress, Salzhausen

> **Zusammenfassung**
>
> Der Baustein **Wahrnehmung** dient der Förderung der auditiven und kinästhetischen Wahrnehmung und sensibilisiert das Kind für stimmliche Parameter.

7.2.2 Baustein Tonusregulation

Die ganze Bandbreite der Entspannungstechniken für Erwachsene lässt sich kindgerecht abwandeln und – je nach Störungsbild – auch in der Therapie kindlicher Dysphonien einsetzen (◘ Übersicht 7.3). Es gibt beispielsweise Fantasiereisen auf Basis des autogenen Trainings oder in Verbindung mit Massagetechniken.

Ziel der Entspannungsübungen

Es geht dabei immer um die Tonusregulation, d.h.,
- **hypotone Kinder** brauchen Aktivierungsübungen zur Steigerung des Tonus, während
- für »**überspannte**« **Kinder** Entspannungsübungen geeigneter sind.

Auch Übungen zur Verbesserung der Sitz- und Stehhaltung gehören zur Tonusregulation.

Im Rahmen der Schulung der **Körperwahrnehmung** sollen dem Kind bestimmte muskuläre Zustände bewusst gemacht werden, um später die Körperspannung selbst beurteilen und regulieren zu können.

> ◘ **Übersicht 7.3.**
> Entspannungstechniken
>
> - Eutonie (Kjellrup 2000)
> - Progressive Muskelentspannung (Jacobson 1990)
> - Autogenes Training (Schultz 1952)
> - Isotonische und isometrische Übungen[2]
> - Lockerungs- und Dehnungsübungen
> - Massage
> - Passives Durchbewegen usw.

---

[2] Bei **isotonischen** Übungen wird ein Körperteil bewegt, während die Muskelspannung konstant bleibt, bei **isometrischen** Übungen ändert sich der Grad der Muskelspannung, ohne dass eine Bewegung ausgeführt wird.

Auswahl der Übungen

Atem- und Stimmfehlfunktionen hängen häufig mit ganzkörperlichen muskulären Verspannungen und Haltungsfehlern zusammen. Entscheidend für die Wahl eines Entspannungsverfahrens ist die Wirkungsart. Kinder sprechen unterschiedlich auf die spezifischen Entspannungsparameter an.
- Bei jüngeren Kindern eignen sich erfahrungsgemäß **sensorische Verfahren** sehr gut.
- Ab dem Schulalter lassen sich auch **imaginative Verfahren** einsetzen oder mit sensorischen Übungen kombinieren. **Aktive Lockerungs- und Bewegungsübungen** können ebenfalls eingesetzt werden.

Die Auswahl des geeigneten Verfahrens hängt auch von der Konzentrationsfähigkeit, der Persönlichkeit und den Bedürfnissen des Kindes ab. Manche Kinder kommen mit aktiven bewegungsorientierten Lockerungsübungen in kurzen Einheiten besser zurecht, andere sprechen gut auf längere passive Verfahren, z. B. autogenes Training im Liegen, an.

> **ⓘ Tipp**
> Die geeignete Übungsform lässt sich nur durch Ausprobieren erkunden. Durch Beobachtung zeigt sich, bei welcher Übung das Kind motiviert ist und sich Tonusveränderungen einstellen.

Übungsvorschläge

Entspannungsübungen

Es folgen einige Beispiele für die Kombination und kindgerechte Abwandlung der klassischen Entspannungstechniken, wie sie in der Erwachsenenstimmtherapie angewandt werden.

Schlafender Cowboy. Das Kind liegt auf dem Boden und stellt sich schlafend. Die Therapeutin überprüft durch Anheben der Extremitäten, ob das Kind das Gewicht abgeben kann, und schüttelt die Körperteile entsprechend aus.

Wettermassage. Das Kind liegt auf dem Bauch, und die Therapeutin massiert den Rücken des Kindes, wobei sie eine Geschichte erzählt: Es regnet, erst kleine Tropfen, dann größere, es hagelt, es blitzt, es schneit ganz sachte, bis eine geschlossene Schneedecke entsteht, die Therapeutin rollt den Schnee zu dicken Kugeln, baut einen Schneemann etc. Die Hände simulieren dabei parallel zum Sprechen die Ereignisse durch Abklopfen und Ausstreichen mit Fingerspitzen, Handballen oder der Handfläche.

Wildschwein. Das Kind lehnt sich mit dem Rücken an eine Wand. Zwischen Wand und Rücken befindet sich ein Tennisball. Durch horizontale und vertikale Körperbewegungen bewegt sich der Ball auf und ab, und das Kind »massiert« sich selbst die Rückenpartie.

Videoclip. Ältere Kinder tanzen gerne zu ihren Lieblingsliedern von Musikvideos und CDs. Zu Beginn einer Behandlung oder zur Spannungsabfuhr auch innerhalb einer Therapiestunde lässt sich durch Tanzen eine tonusregulierende Wirkung erreichen.

Ballkampf. Mit Boxhandschuhen versehen, können die Kinder gegen einen Pezziball zum Kampf antreten. Die Therapeutin hält dabei den Ball mit beiden Händen vor dem Körper, während das Kind versucht, den Ball zu treffen. Bei dieser Übung lassen sich auch innere »Verspannungen« gut abreagieren.

Balanceübungen. Trampolin, Balancierkegel, Rundhölzer eignen sich für Balanceübungen und damit zur Tonusregulation.

Progressive Muskelentspannung für Kinder

Die progressive Muskelentspannung basiert auf der **abwechselnden Anspannung und Entspannung von Muskelgruppen**. Dieses Verfahren wurde in den 50er-Jahren des 20. Jahrhunderts von Jacobson entwickelt. Wenn ein Kind seine Hand zur Faust ballt und dabei alle Muskeln aktiviert, kann es die nachfolgende Entspannung besser spüren und direkt mit der vorangegangenen Anspannung vergleichen.

◘ Übersicht 7.4 zeigt den Text für eine Version der progressiven Muskelentspannung, die speziell für den Einsatz bei Vorschulkindern entwickelt wurde . Der Text kann dem übenden Kind auf Band gesprochen werden, so dass es auch im häuslichen Umfeld trainieren kann.

— Die Pausen, die im Text markiert sind, sollten während der Anspannung zwischen **drei und fünf Sekunden** dauern (kurze Pause).
— Die Pausen in den Konzentrationsphasen zwischen den einzelnen Muskelgruppen dauern etwa **10–20 Sekunden** (lange Pause).

Tonusregulierende Maßnahmen finden in der Therapie kindlicher Stimmstörungen immer dann ihren Einsatz, wenn die Therapeutin Hinweise für eine ganzkörperliche oder auch nur in bestimmten Körperregionen auftretende **Über- oder Unterspannung** findet. Häufig ist dies der Schulter- und Nackenbereich oder die Muskulatur des orofazialen Bereiches. Aber auch muskuläre Über- und Unterspannungen im oberen und unteren Rücken wirken sich auf Parameter der Phonation negativ aus, z. B. auf Atmung und Resonanz.

> **Tipp**
> **Literatur zur Tonusregulation bei Kindern**
> Müller (1994) Auf der Silberlichtstraße des Mondes. Autogenes Training für Kinder. Fischer, Frankfurt

---

◘ **Übersicht 7.4.**
Progressive Muskelentspannung für Kinder, Anleitung

»Wir wollen jetzt nacheinander verschiedene Körperteile bewegen und wieder ausruhen lassen. Dazu ist es wichtig, dass du dir die Geschichte, die ich dir erzählen werde, gut vorstellst. Leg dich auf den Rücken und schließe die Augen.
— Stell dir vor, du hast in einer Hand einen Schwamm (lange Pause).
— Den presst du jetzt ganz fest aus. Auspressen, fest pressen (kurze Pause) … und wieder locker lassen. Leg die Hand wieder ab (lange Pause).
— Stell dir vor, du hast den Schwamm jetzt in der anderen Hand (lange Pause).
— Presse ihn fest zusammen. Auspressen, fest pressen (kurze Pause) … und wieder locker lassen. Leg die Hand wieder ab (lange Pause).
— Stell dir nun vor, du bist eine Schildkröte und sitzt in der Sonne auf einem Stein (lange Pause).
— Jetzt beginnt es zu regnen, und du ziehst den Kopf in den Panzer. Einziehen, fest einziehen (kurze Pause) … und wieder rauskucken (lange Pause).
— Stell dir vor, eine Fliege sitzt auf deiner Nase (lange Pause).
— Du willst sie verscheuchen: Mach deine Nase kraus: anspannen, fest anspannen (kurze Pause) … und wieder locker lassen (lange Pause).
— Stell dir vor, du läufst im Matsch und trittst mit einem Fuß ganz fest auf (lange Pause).
— Auftreten, fest auftreten (kurze Pause) … und wieder raus aus dem Matsch (lange Pause).
— Und nun trittst du mit dem anderen Fuß ganz fest auf (lange Pause).
— Auftreten, fest auftreten (kurze Pause) … und wieder raus aus dem Matsch (lange Pause).

Und dann reckst und streckst du dich wieder und machst die Augen wieder auf und gähnst.«

Müller (1994) Du spürst unter Deinen Füssen das Gras. Autogenes Training in Fantasie- und Märchenreisen, Fischer, Frankfurt
Windels (1981) Eutonie mit Kindern. Kösel, München
Brinckmann Trees (1980) Bewegungsspiele, Rowohlt, Reinbeck
Pirnay (1980) Kindgemäße Entspannung. Lutz Pirnay, Lichtenbusch
Lendner-Fischer (1997) Bewegte Stille. Kösel, München
Friebel (1995) Wie Stille zum Erlebnis wird. Herder, Freiburg
Vopel (1998) Zauberladen. Phantasiereisen für Kinder von 3–6 Jahren. Iskopress, Salzhausen
Vopel (1998) Zauberhände. Iskopress, Salzhausen
Vopel (1996) Bewegungsspiele für Kinder zwischen 3 und 6 Jahren. Iskopress, Salzhausen
Vopel (1997) Bewegung im Schneckentempo. Iskopress, Salzhausen

Haltungsschulung

Viele Kinder zeigen Haltungsprobleme, die im Zusammenhang mit kindlichen Stimmstörungen der Korrektur bedürfen. Hier haben sich Übungen aus der physiotherapeutischen **Rückenschule** bewährt. Die Übungen werden kindgerecht angeboten und sind auch für Kindergruppen geeignet. Auch die interdisziplinäre Zusammenarbeit mit Physiotherapeuten, die gleichzeitig oder abwechselnd bestimmte Schwerpunkte wie Sitzhaltung usw. mit dem Kind erarbeiten, ist eine ergänzende Möglichkeit.

Geschichte: Michael. Michael sitzt am Tisch und macht Hausaufgaben. Sein Rücken ist rund und seine Schultern hängen nach vorne. Wenn er zu seinem Bruder sehen will, der draußen auf der Terrasse spielt, muss er das Kinn weit nach vorne strecken. Michael denkt nach. Es geht nicht so recht voran mit den Hausaufgaben.
 Fragen an das Kind:
- Beschreibe mir, wie Michael sitzt.
- Was müsste Michael tun, um besser zu sitzen?
- Wie fühlt sich das »alte« und das »neue« Sitzen an?

Marionettenübung. Im Stehen oder Sitzen ziehen unsichtbare Marionettenfäden nacheinander an einem Körperteil. Das Kind soll mit dem ganzen Körper die Folge des Ziehens nachspielen: Was passiert, wenn der Faden am Ohr, am Rücken, an der Schulter, am Bein usw. zieht?

Kissen balancieren. Das Kind bekommt ein kleines Kissen oder Reissäckchen auf den Kopf gelegt und soll damit verschiedene Bewegungsformen und Haltungen erproben, ohne dass das Kissen herunterfällt (stehen, laufen, sich hinsetzen, tanzen, hüpfen).

Intention. Das Kind soll verschiedene Haltungen ausprobieren: Welche Körperhaltung nimmt es ein, wenn es etwas brennend interessiert oder zu Tode langweilt?

 Tipp
Literatur zur Haltungsschulung
Kempf, Fischer (1993) Rückenschule für Kinder. Rowohlt, Reinbeck
Lehmann (1997) Rückenschule für Kinder. Gräfe und Unzer, München

> **Zusammenfassung**
> - Der Baustein **Tonusregulation** dient dem Abbau von Fehlspannungen und dem Aufbau eines physiologischen Gesamtkörpertonus.

7.2.3 Baustein Atmung

Atmung und Phonation sind untrennbare Vorgänge, denn Sprechen ist hörbare Ausatmung. Kinder mit diagnostizierten Atemfehlfunktionen müssen deshalb auf sensible Weise zur

Erlangung einer physiologischen Atemvollfunktion und einer atemrhythmisch angepassten Phonation angeleitet werden (Fernau-Horn 1954). Andererseits fordern besonders Vorschulkinder die Therapeutin heraus, atemtherapeutische Inhalte kindgerecht anzubieten.

Ziel der Atemübungen

Im Rahmen der Stimmtherapie dienen Atemübungen vor allem dazu, **eine isolierte Kostal- und Klavikularatmung abzubauen.** Allgemeines Ziel ist es, mit dem betroffenen Kind schrittweise die physiologische Atemvollfunktion zu erarbeiten.

! Beachte
- Bewusste Atemübungen eignen sich erst für **Schulkinder**.
- **Im Vorschulalter** sind indirekte Übungen mit Intention und reflektorischer Atemergänzung wirksamer.

Die Atmungsvorgänge anschaulich vermitteln

Aber auch bei Vorschulkindern ist gegen ein Ausprobieren der Atemvorgänge nichts einzuwenden, selbst wenn sie dabei über das Ziel hinausschießen und sich zunächst »voll pumpen« oder kurzzeitig in Klavikularatmung verfallen.

i Tipp
Ein **Blasebalg** und ein **Kehlkopfmodell** leisten anschauliche Dienste für das Verständnis der Respirationsvorgänge.

Schon Vorschulkinder möchten verstehen, was sich da im Körper abspielt. Generell lassen sich wieder Übungen aus der Stimmtherapie bei Erwachsenen alters- und persönlichkeitsgerecht auf das Kind abstimmen.

i Tipp
Therapeutin und Kind(er) bearbeiten das »Forschungsprojekt« Atmung. Sie wollen herausfinden, was Atmung ist und was dabei im Körper passiert. Dazu beobachten sie zunächst, was sie beim anderen und sich selbst wahrnehmen können (Lernziel: Atemräume, Atembewegung, Ein- und Ausatmung).
Dann gehen Sie zu Egon. Egon ist ein 1,80 m großer Pappmensch, den man Schicht für Schicht aufklappen kann, sodass die einzelnen Körperstrukturen sichtbar werden (Lernziel: Anatomie Lunge, Zwerchfell, Kehlkopf).
Jetzt wollen sie selbst eine Atemmaschine bauen. Auf eine Luftballonpumpe wird ein Luftballon gezogen, um die Atembewegung zu simulieren.
Anschließend werden noch aufgepustete Luftballons auf verschiedene Körperteile aufgelegt. Wo hebt er sich? Wann senkt er sich? (Lernziel: Eigenwahrnehmung, Steuerung der willkürlichen Atemfunktion)

Übungsvorschläge

Die Atmung reagiert auf alle seelischen und körperlichen Empfindungen. Über die Atmung lassen sich aber auch körperlich-seelische Spannungszustände regulieren. Daher hängen die Bausteine Tonusregulation und Atmung eng zusammen.

! Beachte
Atemübungen sind häufig zugleich Entspannungsübungen.

Atemwahrnehmung

Die Wahrnehmung der beteiligten Atemräume, des Atemrhythmus und der Atemtiefe ist eine wichtige Voraussetzung für die Anbahnung einer kostabdominalen Atmung.

Blaseübungen. Ziel ist die Wahrnehmung des Luftstromes und der Atemräume.
- **Dosierungsübungen:** Federn, Windräder, Seifenblasen, brennende Kerzen eignen sich für Blaseübungen mit unterschiedlicher Luftstromdosierung.
- **Windstärke:** Das Kind spielt Wind. Es bläst in verschiedenem Windstärken (Windstil-

le über laues Lüftchen und sanfte Brise bis Gewittersturm).
- **Rollenspiel:** Hecheln wie ein Hund, Atmen wie ein Jogger, ein Baby usw.

Ruheatmung. Ziel ist die Wahrnehmung der unwillkürlichen Atemfunktion in Abhängigkeit von verschiedenen Körperzuständen.
- **Luftballon:** Ein aufgepusteter Luftballon wird im Liegen auf verschiedene Atemräume aufgelegt und die Atembewegung beobachtet.

 Tipp

Als Übergang zur Sprechatmung kann bei dieser Übung die **willkürliche Atemfunktion** eingebaut werden. Das Kind soll dann bewusst versuchen, den Luftballon »wegzuatmen« und die Atembewegung zu steuern.

- **Intention:** Das Kind stellt sich vor, an einer Blume oder etwas Unangenehmes zu riechen, sich zu erschrecken, sich zu freuen usw. Dabei wird die Atemtiefe und -frequenz beobachtet.
- **Schnüffelübung:** Ein Riechmemory mit verschiedenen Gerüchen (Öle usw.) wird gemeinsam gespielt und dabei die Atembewegung beobachtet.

Sprechatmung

Ganz besonders wirksam sind Atemübungen mit stimmhafter Ausatmung. So lässt sich mit stimmhaften Frikativen wie /w/ und /s/ die Ausatmung verlängern. Übungen zur **reflektorischen Atemergänzung** (Coblenzer u. Muhar 1976) bieten viele auch für kleinere Kinder geeignete Spielvarianten.

Tischtennisspiel. Zwei Spieler stehen sich gegenüber. Ein imaginärer Tischtennisball wandert hin und her. Bei jedem Schlag artikuliert der Spieler ein »sop«. Ziel: reflektorische Atemergänzung.

Rutsche. Auf ein großes Papier wird eine Rutsche gezeichnet. Das Kind deutet mit einem Wachsmalstift auf jede Stufe der Leiter und artikuliert jeweils ein kurzes /w/ dazu. Danach zeichnet es die Rutschbewegung mit dem Stift ein und spricht gleichzeitig ein durchgängiges /w/. Die Ausatmungsphase kann dabei systematisch verlängert werden. Ziel: Verlängerung der Ausatmung.

Ballvibration. Das Kind liegt auf dem Rücken, auf Brust und Bauch befindet sich ein großer Pezziball. Die Therapeutin unterstützt die stimmhafte Ausatmung des Kindes durch rhythmische Bewegungen der Hände auf dem Ball. Dabei können Frikative (/w/, /s/) oder Vokale je nach intendiertem Schwierigkeitsgrad eingesetzt werden. Ziel: Verlängerung der Ausatmung, Aktivierung verschiedener Atemräume.

 Tipp

Literatur zu Atemübungen
Vopel (1998) Kinder ohne Stress. Band IV: Atem. Iskopress, Salzhausen

> **Zusammenfassung**
>
> Der Baustein **Atmung** dient
> - der Verbesserung der kindlichen Wahrnehmung und
> - dem Aufbau einer physiologischen Atemvollfunktion.

7.2.4 Baustein Phonation

Generell ist jede Phonationsübung der Stimmtherapie für Erwachsene bei Kindern anwendbar, wenn sie in einen kindgerechten Kontext gestellt wird. Mit Aussagen wie »Das Kind kann halt nicht singen, es hat eben so eine raue Stimme« wird die Stimmfunktion eines Kindern häufig als gegeben hingenommen. Letztendlich ist es hier aber wie in vielen anderen Bereichen auch: Da Kinder noch sehr viel besser lernen als Erwachsene, kann durch gezielte Förderung nicht nur eine gestörte Stimmfunktion verbessert, sondern auch Freude am Umgang mit der eigenen Stimme geweckt werden. Kinder haben ein großes Interesse zu erfahren, wie ihre Stimme funktioniert.

> **Tipp**
>
> Mit Hilfe eines **aufgepusteten Luftballons** werden die Vorgänge im Kehlkopf anschaulich. Wenn man die Ränder des Mundstückes zwischen Daumen und Zeigefinger beider Hände spannt und die Luft langsam entweichen lässt, entsteht ein Ton. Die Luft im Ballon stellt die Luft in der Lunge dar, der obere Rand des Mundstückes entspricht den Stimmlippen.

Ziele der Phonationsübungen

Im Baustein Phonation soll auf der Grundlage einer verbesserten auditiven und kinästhetischen Wahrnehmung der gestörte Phonationsprozess eines Kindes schrittweise dem **physiologischen Phonationsmuster** angenähert werden.

Übungsvorschäge

Resonanzübungen

Allgemeines Ziel ist eine Weitung des Ansatzrohres und die bessere Nutzung der am Phonationsprozess beteiligten Resonanzräume.

Bim-Bam. Therapeutin und Kind(er) spielen Glocke. Zu einer schwingenden Bewegung der Hand wird ein »Bim-Bam« oder Blim-Blam« artikuliert.

Brummbär. Das Kind summt ein /m/ und soll durch Auflegen seiner Hände im Kopf- und Brustbereich erspüren, wo der Ton im Körper verstärkt wird. Die Wahrnehmung des Kindes lässt sich durch die Therapeutin lenken, indem sie gezielt nachfragt: Wo »wackelt« es? An der Nase? Am Hals? Am Rücken? Auf der Brust? Etwa am Bauch? Wie hört sich die Stimme an, wenn man sich die Ohren zuhält, wie klingt sie im Treppenhaus, im Badezimmer oder wenn man den Kopf in einen großen Pappkarton steckt? Wie klingt die Stimme durch ein Papprohr? Wie leise kann man eigentlich sprechen? Und wie laut? Wie hoch und wie tief? Was passiert, wenn man einen aufgepusteten Luftballon dicht vor das Gesicht hält und ein /m/ hineinsummt?

Kaugummikauen. Kind(er) und Therapeutin imitieren Kaugummikauen mit offenem Mund. Dabei werden einzelne Laute und Wörter mit Nasallauten »durchgekaut«.

Übungen zum physiologischen Stimmeinsatz

Allgemeines Ziel ist die Wahrnehmung und die Spannungsdosierung beim Stimmeinsatz (s. auch ▶ Kap. 7.2 »Bausteine stimmtherapeutischer Übungen«).

Eierlaufen. Ein aufgepusteter Luftballon wird auf der flachen Hand balanciert, und während Therapeutin und Kind(er) durch den Raum gehen, wird dazu ein /o/ phoniert.

Stadt-Land-Fluss mit Vokalen. Therapeutin und Kind(er) suchen Städte, Flüsse, Länder mit Vokalanfang. Der jeweilige Vokal wird vorher ausgelost. Bei kleineren Kindern könnten die zu suchenden Kategorien z. B. Spielzeug, Essen, Tiere lauten oder mit Realgegenständen gearbeitet werden.

Ottos Mops (Jandl 2001). Ältere Kinder können auch mit einer von Gernhardts Varianten (1997) dieses Gedichtes ihre Stimmeinsätze trainieren, z. B.:

> **Beispiel**
>
> **Robert Gernhardt: Annas Gans**
> annas gans aast
> anna: ab gans ab
> annas gans rast

anna: aha
anna sagt: ach
anna sagt: angst
anna klagt
anna: gans gans
anna mahnt
annas gans scharrt
anna: ran gans ran
annas ganz naht
annas gans kackt
anna: hahaha

Übungen zur Dynamik

Rinderherde. Therapeutin und Kind(er) »reiten« auf Pezzibällen. Rhythmikseile, in die eine Schlinge geknotet wird, dienen als Lasso und werden über dem Kopf geschwungen. Dazu wird ein lautes »ho-ho« phoniert. Imaginäre Tiere sollen so eingefangen werden.

Indianerspiel. In Anlehnung an die Akzentmethode (vgl. Thyme 1987) wird ein Kriegstanz einstudiert. Alle Krieger laufen zur rhythmischen Unterstützung einer Trommel durch den Raum und phonieren: »ho-ho« oder »ha-ha«.

Übungen zur Modulation

Fahrstuhl. Ein /o/ wird als Gleitton aufsteigend und absteigend phoniert. Mit einer Hand kann dazu die Bewegung in Form eines Halbkreises unterstützt werden, oder Sprechzeichen können in Form einer Rutsche auf ein Papier an der Wand gemalt werden.

> ❗ **Beachte**
> Bei Einsatz der Kopfstimme sollte die Artikulationsweite im Mundraum beibehalten werden. Hier hilft die Vorstellungshilfe, gähnen zu müssen oder eine Luftblase im Mund zu haben.

Nanu? Frage- und Antwortdialoge mit Intention verbessern die Modulationsfähigkeit der kindlichen Stimme. Erstaunen, Entsetzen, Freude und Ärger sollen dabei stimmlich ausgedrückt werden:
«Was soll das?« – »Nichts!«
«Gib das sofort her!« – »Nein«
«Oh, ist das toll!« – »Was denn?«
«Ih, wie das stinkt!« – »Igitt!«
usw.

Rufübungen

Wie schon in ▶ Kap. 6 »Therapiebereich Familiengespräche« erwähnt, geht es in der Therapie eines stimmgestörten Kindes darum, die **Ursache** seines überlauten Stimmgebrauchs zu erkunden, und nicht, stimmintensive Betätigungen einfach zu verbieten. Bei vielen Kindern ist es deshalb sinnvoll, **Übungen zur physiologischen Lautstärke** in die Therapie einzubauen. Das Kind soll dabei beispielsweise lernen, ohne Anstrengung und mit einer physiologischen Technik zu rufen.

Eseltreiben. Therapeutin und Kind(er) stehen nebeneinander und treiben einen imaginären Esel mit einer schwingenden Bewegung der Hand an. Dazu wird »hopp«, »los«, »lauf«, »geh«, »weg« usw. gerufen.

Nein!– Doch! Zwei Personen stehen sich gegenüber und gehen abwechselnd je einen Schritt aufeinander zu. Dabei übernimmt einer den Sprechpart des »Nein«, der andere antwortet jeweils mit »Doch«.

Ball-Schwingen. Therapeutin und Kind(er) lehnen sich mit einem Pezziball im Rücken gegen eine Wand. Der Ball befindet sich auf Hüfthöhe. Durch vorsichtiges Vor- und Zurückschwingen, entsteht ein federnder Impuls aus dem Ball, der für eine Rufübung genutzt werden kann. Jeweils beim Nach-vorne-Schwingen werden zunächst kurze Ausrufe phoniert (»Los«, »Geh«, »Platz«, »Sitz«, »Komm«, »Lass«, »Lauf« usw.).

Diese Übung lässt sich auf Satz- und Dialogebene erweitern, indem die Betonungsstruktur der Wörter und Sätze mit je einer Federung unterstützt wird. Der Akzent sollte dabei wechseln, und es sollten verschiedene Betonungen erprobt werden:

»Geh weg!«
»Komm her!«
»Lass das sein!«
»Hör mir zu!«
»Gib das endlich her!«
»Räum das bitte weg!«
»Spiel doch einmal ab!«
»Jetzt ruf doch bitte an!«
»Jetzt kauf doch einmal ein!«
usw.

Singstimme

Bevor Kinder beim Singen eine Melodie perfekt intonieren können, muss sich zunächst ihr Rhythmusgefühl entwickeln. Als Vorübung zum Singen ist deshalb der Umgang mit Orffschen Instrumenten zu empfehlen. Die Kinder lernen spielerisch den Umgang mit Tönen und deren Länge. Dies fördert auch die Sprachentwicklung, denn Rhythmus und Melodie sind Grundelemente der Sprache.

Vielen Eltern stimmgestörter Kinder, die im Chor singen, wird empfohlen, das Kind sofort aus dem Chor zu nehmen. Hier sollte die Therapeutin differenzierter nachfragen:
- **Wie** singt das Kind?
- Wird und wie wird Stimmbildung im Chor betrieben?

❗ Beachte

Beim Singen ist es unerlässlich, zur Schonung der empfindlichen Kinderstimme folgende Punkte zu beachten:
- Weder in zu tiefen noch zu hohen Lagen singen.
- Kein Aussingen des gesamten Stimmumfanges.
- Einsingübungen vor jeder Chorstunde.
- Aufmerksam kontrollieren, ob einzelne Kinder sich überschreien.

Die Therapeutin sollte immer das Gespräch mit der Chorleiterin suchen (vgl. auch ▶ Kap. 11.8 »Informationen für Chorleiterinnen und Pädagoginnen«). Zunächst sollte die Chorleiterin über die Stimmstörung informiert werden, und es sollte gemeinsam besprochen werden, welche Möglichkeiten es für das Kind gibt, trotz Stimmproblemen im Chor zu bleiben.

ℹ️ Tipp

Literatur zu Übungssammlungen
Petermann (1996) Stimmbildung und Sprecherziehung. Ein Übungsbuch zur Arbeit mit jüngeren Kindern. Luchterhand, Neuwied
Schmidt-Gaden (1992) Wege der Stimmbildung für Kinder und Erwachsene. Hieber, München
Ellmer, Mebus (1991) Falldarstellung der Therapie einer juvenilen hyperfunktionellen Dysphonie. Projektarbeit an der Lehranstalt für Logopädie in Aachen
Gaßmann, Linder, Peters (1990) Juvenile Stimmstörungen – Theoretische Grundlagen und Vorschläge zur Therapie. Projektarbeit an der Lehranstalt für Logopädie in Köln
Geipel, Hindemith (1995) Diagnostik und Therapie bei kindlicher Stimmstörung. Projektarbeit an der Lehranstalt für Logopädie in Mainz
Hermann-Röttgen (1990) Spiele für die Sprachtherapie, Teil E. Atem und Stimme. Verlag gruppenpädagogischer Literatur, Wehrheim
Mol, Bolz (1980) Therapie der kindlichen hyperfunktionellen Stimmstörung in modifizierter Form der Erwachsenentherapie. Facharbeit der Lehranstalt für Logopädie Hamburg

Zusammenfassung

Der Baustein **Phonation** dient der Wiederherstellung einer atemrhythmisch angepassten, unangestrengten Stimmgebung im Alltag.

7.2.5 Baustein Artikulation

Manche Kinder öffnen beim Sprechen und Singen kaum den Mund, sie »nuscheln«. Dadurch werden sie schlecht verstanden und brauchen mehr Stimmkraft als Kinder, die den Mund weit öffnen.

Ziele der Artikulationsübungen

Allgemeines Ziel dieser Übungen ist deshalb eine plastische Artikulation. Voraussetzung dafür ist eine lockere, bewegliche Artikulationsmuskulatur. Eine plastische Artikulation verbessert zudem die Resonanz und unterstützt den Vorgang der reflektorischen Atemergänzung (vgl. Coblenzer u. Muhar 1976).

Übungsvorschläge

Lockerungs- und Weitungsübungen

Gähnen. Das Kind soll mit geschlossenem Mund gähnen und dabei die Weitungsvorgänge und die Zungenlage im Mundraum erspüren.

Kiefer. Das Kind soll mit weit geöffnetem Mund gähnen wie ein Löwe, miauen wie eine Katze, blopp-blopp machen wie ein Fisch.

Lippen. Eine Lockerungsübung für die Lippenmuskulatur ist das sog. Lippenflattern. Die Luft wird dabei durch die locker geschlossenen Lippen gepustet, bis die Lippen zu flattern beginnen und ein Ton wie das Brummen eines Autos entsteht.

Singen. In dem Lied »Drei Japanesen mit dem Contrabass« werden jeweils die Vokale /a/, /e/, /i/, /o/, /u/ ausgetauscht, sodass immer nur ein Vokal pro Vers auftritt: z. B. »Dra Japanasan mat dam Cantrabass« oder »Dri Jipinisin mit dim Cintribiss« usw. Beim Singen wird den Kindern bewusst, wie weit sie bei einzelnen Lauten den Mund öffnen können und dass sich die Lautstärke und die Stimmqualität dadurch ändern.

Oft verbessert sich der Stimmklang bei der Strophe auf »a« bereits erheblich.

Tante Erna ist krank. Ein Korken oder der Daumen werden locker mit den Zähnen festgehalten. Jeder Mitspieler darf nun Tante Erna eine neue Erkrankung andichten – sofern er denn alle von den anderen Mitspielern genannten Krankheiten richtig wiederholen kann.

> **Vorsicht**
> Bei allen Artikulationsübungen besteht die Gefahr eines Zuviels der Bewegungen, was wiederum zu Verkrampfungen führen würde. Übungen mit **visueller Kontrolle** und **Vorstellungshilfen** (z. B.: »Dein Kiefer ist ganz müde ...«) können Abhilfe schaffen.

> **Zusammenfassung**
> - Der Baustein **Artikulation** beinhaltet die Lockerung und Dehnung der am Artikulationsvorgang beteiligten Muskeln.
> - Dies ist Voraussetzung für eine plastische Artikulation.

7.2.6 Baustein Training einzelner Fertigkeiten

Hierbei steht die Beseitigung assoziierter Störungen (Artikulationsprobleme wie Dyslalien, Sigmatismen oder myofunktionelle Störungen) im Mittelpunkt.

Ziel des Zusatztrainings

Wichtigstes Anliegen ist der Ausgleich dissoziierter Entwicklungsbereiche: z. B. einer weniger gut entwickelten Feinmotorik im Vergleich zu guten grobmotorischen Fähigkeiten.

Bereiche der Motorik

Alle Bewegungsvorgänge muss ein Kind im Laufe seiner körperlichen Entwicklung erst erlernen und trainieren, auch wenn die Motivation aus einem inneren Drang, vielleicht einem inneren Entwicklungsprogramm heraus gespeist zu sein scheint. Ohne Trainingsphase, in der sozusagen die Feinabstimmung der Motorik geschieht, geht es nicht. Man kann beobachten, dass zeitweise ein Bereich der körperlichen Bewegungsmuster weiter entwickelt ist als ein anderer. Dies ist aber immer nur für eine kurze Zeit so in Übergangsphasen zu neu erworbenen Fertigkeiten.

Bei stimmgestörten Kindern lässt sich häufig ein unausgewogener Zustand verschiedener Muskelpartien beobachten: zu viel Spannung in einem Bereich, demgegenüber zu wenig Spannung im anderen. Beispielsweise fällt es vielen Kindern leicht zu klettern, Fahrrad zu fahren, zu laufen und zu springen oder Ball zu spielen. Manche dieser Kinder haben aber Probleme bei feineren Bewegungsmustern wie Zeichnen oder Basteln, ihre **Feinmotorik** ist also noch nicht altersgemäß entwickelt.

> ❗ **Beachte**
> Die Stimmgebung gehört zu den feinsten und differenziertesten Muskelaktivitäten.

So verwundert es nicht, dass die Stimmen dieser Kinder häufig gepresst und überanstrengt klingen. Im Mund- und Zungenbereich (Zungen- und Mundmotorik) herrscht dafür dann meist zu wenig Spannung. Einzelne Sprechlaute können noch nicht richtig gebildet werden, ein Sigmatismus tritt auf, oder das Kind atmet durch den Mund und der Mundschluss ist nicht gegeben.

Diese assoziierten Störungen können unterschiedlichste Ursachen haben, aber im Rahmen kindlicher Dysphonien eben auch mit der muskulären Spannung im orofazialen Bereich zusammenhängen.

Übungsvorschäge

Grobmotorische Spiele

Säckchenspiel (ab zwei Mitspielern). Ein mit Reiskörnern gefülltes Stoffsäckchen wird einem Mitspieler so zugeworfen, dass er es gut fangen kann. Dabei wird bei jedem Wurf laut mitgezählt, wie oft das Säckchen bereits gefangen wurde. Ziel ist es, dass das Säckchen nicht auf den Boden fällt, also möglichst oft gefangen wird. Die Kinder können dabei zeigen, wie gut sie schon zuspielen und fangen können. Spielen mehr als zwei Kinder mit, so wandert das Säckchen im Kreis herum.

1–2–3, fang den Ball (für zwei Spieler). Therapeutin und Kind stehen sich gegenüber, jeder hat einen Ball in der Hand. Nun wird rhythmisch bis drei gezählt und dann gleichzeitig der Ball dem Gegenüber zugeworfen und gefangen. Schwieriger ist es, wenn die Bälle in ihren Größen variiert werden. So kann man z.B. mit einem kleinen und einem großen Ball gleichzeitig spielen.

Luftballon tippen (für beliebig viele Mitspieler). Ein aufgepusteter Luftballon soll den Boden nicht berühren. Dazu wird er abwechselnd von den Mitspielern in die Luft gestupst. Dabei können verschiedene Körperteile benutzt werden: Finger, Handfläche, Kopf, Fuß usw.

Balancieren. Für Balancierübungen sind Rundhölzer, Springseil, Schiffstau, Pappscheiben usw. geeignet. die man so auf dem Boden verteilt, dass das Kind darüber balancieren kann, ohne den Boden zu berühren. In Fachgeschäften gibt es Plastikkegel, Schildkröten usw. zum Gleichgewicht halten.

> **Tipp**
> Balancierübungen lassen sich gut mit Phonations- und Wahrnehmungsübungen verbinden, z.B. abwechselnd Vokale auf dem Rundholz

phonieren und die Veränderung des Stimmklanges in Abhängigkeit von der Standfestigkeit beurteilen.

Feinmotorische Spiele

Steckspiele. Im Handel gibt es verschiedene Steckspiele, bei denen bunte Plastiksteinchen in eine Unterlage mit Löchern gesteckt werden. Auch Perlen zum Auffädeln und Nähspiele wie »Ausnähen ohne Nadel«, bei denen mit einem Schnürsenkel Motive auf einer mit Löchern vorgestanzten Unterlage nachgenäht werden, machen Kindern Spaß.

Geschicklichkeitsspiele. In Spielwarengeschäften gibt es Spiele, die die Auge-Hand-Koordination fördern. Bei **Packesel** oder **Packpferdchen** werden kurze Holzstäbchen auf dem Rücken eines Tieres so zur Traglast aufgetürmt, dass möglichst nichts herunterfällt. Nach diesem Prinzip funktionieren auch andere Spiele (z. B. **Turmbau zu Babel, Der Rabe** usw.). **Mikado** ist ein Geschicklichkeitsspiel mit Holzstäbchen, die zu Mustern auf den Tisch geworfen werden und dann einzeln abgeräumt werden sollen, ohne dass sich darunter oder daneben liegende mitbewegen. Dieses Spiel gibt es für kleinere Kinder auch mit extra großen Stäben.

Flohhüpfen. Verschieden große Plastikplättchen müssen in ein Ziel bewegt werden, indem jeder Spieler mit einem Plättchen zwischen Daumen und Zeigefinger seine »Flöhe« so wegschnipst, dass sie voranhüpfen.

Angelspiel. Es gibt fertige Angelspiele mit Magnetangeln und Fischen mit Drahtschlaufen. Die Spieler sollen aus einem Aquarium nun möglichst viele Fische angeln, ohne dabei hineinzusehen.

Mundmotorische Spiele für die Zunge
- **Scheibenwischer:** Die Zungenspitze erscheint abwechselnd im linken und rechten Mundwinkel.
- **Gummibärchen waschen:** Zunge herausstrecken und mit der Zungenspitze einem Gummibärchen, das vor den Mund gehalten oder auf einen Zahnstocher gesteckt wird, den Bauch, den Kopf usw. »waschen«.
- **Anstreicher:** einen Lutscher mit der Zungenspitze von oben nach unten und wieder nach oben abschlecken.

Mundmotorische Spiele für die Lippen
- **Wie macht das Schwein?** Die Lippen zum »Schweinchenrüssel« nach vorne stülpen und grunzen.
- **Ohne Hände:** Gegenstände oder klein geschnittenes Obst werden, ohne die Hände zu benutzen, nur mit den Lippen von einem Teller aufgenommen.
- **Lippenwettkampf:** Spaghetti o. Ä. um die Wette nur mit den Lippen in den Mund ziehen, ohne die Hände zu Hilfe zu nehmen.

> **Zusammenfassung**
> - Im Baustein Zusatztraining kommen ergänzende Inhalte der **Dyslalietherapie** und der **Therapie myofunktioneller Störungen** zum Tragen.
> - Ein wichtiges Ziel ist die **Förderung der einzelnen Motorikbereiche** des Kindes.

Therapiebereich Kommunikationstraining

8.1	**Studien zu sozialkommunikativen Defiziten** – 106
8.1.1	Das Modell sozialkommunikativer Kompetenz –108
8.1.2	Wahrnehmung sozialkommunikativer Kompetenz – 109
8.1.3	Ursachen sozialkommunikativer Defizite – 110

8.2	**Bausteine des Kommunikationstrainings** – 111
8.2.1	Baustein Wahrnehmung – 111
8.2.2	Baustein Fertigkeiten – 113
8.2.3	Baustein Bewältigungsstrategien – 114

8.3	**Gruppentraining** – 115
8.3.1	Modelllernen im Rollenspiel – 116
8.3.2	Coaching/Prompting im Rollenspiel – 116
8.3.3	Kognitive Verfahren im Rollenspiel – 117
8.3.4	Shaping im Rollenspiel – 117
8.3.5	Verhaltensübung in vivo – 117
8.3.6	Die Phasen eines Rollenspiels – 118

8.1 Studien zu sozialkommunikativen Defiziten

> Ursachen und Formen sozialkommunikativer Defizite werden in diesem Kapitel erläutert. Ein **Modell kommunikativer Kompetenzen** soll das Verständnis kindlicher Stimmstörungen erleichtern. Wesentlicher Aspekt dabei ist die **Informationsverarbeitung** von Parametern sozialer Situationen, die eine gelungene Kommunikation entscheidend beeinflussen.

Kommunikationstrainings waren bisher eher ein Randbereich der logopädischen Arbeit. In der praktischen Arbeit hat sich gezeigt, dass bei Kindern mit Stimmstörungen neben stimmlichen auch kommunikative Defizite auftreten können. Für diese Kinder wurde das hier besprochene Kommunikationstraining entwickelt und in der Praxis erprobt. Neben der Therapie kindlicher Stimmstörungen kann es auch bei anderen Störungsbildern als ergänzende Maßnahme hilfreich sein (z. B. bei Sprachentwicklungsstörungen, Stottern, Poltern und Wahrnehmungsstörungen). Dabei sollte der Therapiebeginn möglichst frühzeitig gewählt werden, denn je früher sozialkommunikative Defizite ausgeglichen werden können, umso ungestörter verläuft die soziale Entwicklung eines Kindes. Das hier beschriebene Kommunikationstraining kann dabei sowohl einzeln als auch in Kindergruppen durchgeführt werden.

Was ist soziale Kompetenz?

Wenn von sozialkommunikativen Defiziten die Rede ist, muss zunächst bestimmt werden, was unter **sozialer Kompetenz** zu verstehen ist. Eine weit gefasste Definition lautet:

> **! Beachte**
> Soziale Kompetenz ist das Wissen um die sozialen Aspekte zwischenmenschlicher Kommunikation.

Welche Fertigkeiten im Einzelnen unter sozialkommunikativer Kompetenz verstanden werden, variiert je nach Wissenschaft, die man zu Rate zieht. Im Bereich der **psychologischen Forschung** findet sich keine allgemein akzeptierte Definition der einzelnen Teilfertigkeiten sozialkommunikativer Kompetenz bei Kindern und Jugendlichen. Döpfner (1989) z. B. unterscheidet **kognitive, emotionale** und **aktionale Komponenten sozialer Kompetenz**, die sich gegenseitig beeinflussen.

- Verfügt ein Kind über eine effektive soziale Informationsverarbeitung und eine angemessene Einstellung zur eigenen Person und zur sozialen Umwelt, erfüllt es die Voraussetzungen für die **kognitive soziale Kompetenz**.
- **Emotional sozial kompetent** ist ein Kind, wenn es in der Lage ist, situationsangemessene Gefühle zu entwickeln und diese auch auszudrücken.
- Unter **aktionaler sozialer Kompetenz** versteht man verbale und nonverbale Verhaltensfertigkeiten des Kindes und deren angemessene Kombination.

Die Verfügbarkeit und angemessene Anwendung dieser Verhaltensweisen führt dann zur effektiven sozialen Interaktion in einem spezifischen sozialen Kontext. Das sozialkommunikative Verhalten eines Kindes bringt so kurz- und langfristig ein Maximum an positiven und ein Minimum an negativen Konsequenzen mit sich und wird von der sozialen Umwelt als akzeptabel bewertet.

Soziale Inkompetenz kann sich im Kindesalter entweder als aggressives Verhalten oder in Form von sozialem Rückzug als Hemmung, Ängstlichkeit, Passivität und Kontaktarmut äußern.

Hier ist kritisch anzumerken, dass in dieser Definition **vokale, also stimmliche Fertigkeiten** nicht berücksichtigt werden.

Was ist effektives Sprechverhalten?

Die **Sprechwissenschaft** definiert sozial-kommunikative Kompetenz über die **Kriterien effektiven Sprechverhaltens** (Haynes u. Marshall 1984) oder als alle die Fähigkeiten, die einen Sprecher **kompetent** erscheinen lassen (wie z. B. Redetechnik, Ideenorganisation usw.; Allen 1989). Begriffe wie »sprecherische Kompetenz« und »effektives Redeverhalten« bleiben dabei allerdings eher vage.

Im sprachtherapeutischen Alltag ist das Sprechverhalten vieler sprech- und sprachgestörter Kinder aber zunächst von **Vermeidungsverhalten** und **Symptomen der Unsicherheit** gekennzeichnet. Ein effektives Sprechverhalten würde also eine Verminderung dieser Symptome und eine Erhöhung der Mitteilungsrate der Kinder bedeuten. Die Steigerung der Selbstsicherheit bzw. Sprechsicherheit steht dabei im Mittelpunkt. Inhaltliche Aspekte, wie exakte Wortwahl, übersichtliche Gliederung der Aussagen etc. spielen zunächst nur eine sekundäre Rolle.

Um für die **Logopädie** eine handlungsorientierte Definition sozialkommunikativen Verhaltens zu erhalten, muss zunächst der Begriff »**Sprechunsicherheit**« näher beleuchtet werden. Zu dieser Fragestellung gibt es in der Tat Studien mit konkreten Kriterien. Die in ◘ Übersicht 8.1 gezeigten sprecherischen Verhaltensweisen gelten bei Kindern allgemein als Zeichen für Sprechunsicherheit und konnten in Untersuchungen nachgewiesen werden (Rustin 2000; Hirsch u. Pfingsten 1997).

Sprecherische Kompetenz und Stimmkompetenz

Definiert man diesen Negativkatalog positiv, so kann **sprecherische Kompetenz** als entscheidender Teil sozialer Kompetenz bezeichnet werden. Man versteht darunter die **Verfügbarkeit und Anwendung von Verhaltensweisen der folgenden Bereiche:** Stimmgebung (Sprechstimmlage, Atmung, Prosodie), Flüssigkeit des Sprechens (Versprecher, Pausen), Gestik, Blickkontakt und Körperhaltung (vgl. auch Rossi u. Seiler 1990,; Starkweather 1987). Die ◘ Übersicht 8.2 fasst diesen Sachverhalt zusammen.

Vokale Parameter werden in der zwischenmenschlichen Kommunikation durch den **Kontext** bestimmt. Ein Kind muss beispielsweise seine Stimme den konkreten Anforderungen der Situation anpassen können. Der Kontext kann dabei eine physische, eine soziale, eine psychologische und eine zeitliche Dimension haben (Andrews u. Summers 2002).

Ein weiterer Faktor, der die Wahl der vokalen Parameter bestimmt, ist die **Effektivität** oder **Wirkung** der Stimme. Das beinhaltet auch die Interpretation der eigenen Reaktionen auf solche Faktoren in den Äußerungen des Gegenübers (z. B. spontane Sympathie oder Antipathie für einen Sprecher).

Schließlich spielt auch die **Erfahrung** eine Rolle. Der Erfolg der Kommunikation korre-

---

◘ **Übersicht 8.1.**
Untersuchungen zum Sprechverhalten, Zeichen für Sprechunsicherheit

- Geringe Lautstärke
- Monotone Stimmführung
- Fehlender Blickkontakt
- Unflüssige Sprache (Versprecher, »Hängenbleiben«)
- Verkrampfte Körperhaltung
- Wenig ausgeprägte Gestik und Mimik

◘ **Übersicht 8.2.**
Sprecherische Kompetenz

- Stimmgebung (Sprechstimmlage, Prosodie)
- Flüssigkeit des Sprechens (Versprecherrate, Pausen)
- Gestik, Blickkontakt und Körperhaltung

liert mit dem Grad an Erfahrungen, das die Gesprächspartner miteinander teilen.

> **❗ Beachte**
>
> Unter **Stimmkompetenz** versteht man,
> - dass ein Kind ein **angemessenes stimmliches Selbstwertgefühl** entwickelt,
> - dass es die **Beziehung zwischen stimmlichem Output und Gefühlen und Bedürfnissen** bei sich und anderen wahrnimmt,
> - dass es die **Wirkung stimmlicher Parameter** auf andere versteht und
> - dass es ein Bewusstsein für die **Unterschiede im stimmlichen Einsatz** bei verschiedenen Menschen und in unterschiedlichen Situationen entwickelt.

Weitere Untersuchungen zeigen, dass das kommunikative Verhalten vieler Kinder auch durch ein mangelhaftes Durchsetzungsvermögen in den Bereichen »**Forderungen stellen**« und »**Widersprechen/Nein-Sagen**« gekennzeichnet ist (Überblick in Rustin 2000).

Wenn man die Studien zum verbalen Kommunikationsverhalten zusammenfasst, ergeben sich fünf Bereiche **sprecherischer Kompetenz**, die in ◘ Übersicht 8.3 aufgelistet werden.

Neben der sprecherischen (oder aktionalen) Komponente sozialkommunikativer Kompetenz beinhalten diese fünf Dimensionen auch kognitive und emotionale Fertigkeiten.

8.1.1 Das Modell sozialkommunikativer Kompetenz

Kommunikation ist nie eindimensional, sondern hat mindestens drei Dimensionen. Die eben genannten Untersuchungen lassen sich dementsprechend drei Modalitäten zuordnen: Studien zu **verbalen, vokalen und nonverbalen Aspekten** der Kommunikation.

Verbale, nonverbale und vokale Ausdrucksfähigkeit ergänzen einander in der täglichen Kommunikation und sind in der Regel ausbalanciert. Der Inhalt dessen, was wir sagen, unsere Stimme und unsere Körpersprache sind gleichermaßen aussagekräftig. In ◘ Abb. 8.1 stellt der linke Würfel den sprechenden Menschen dar, der rechte die kommunikative Umgebung. Zwischen beiden vermittelt der Prozess der Informationsverarbeitung.

> **❗ Beachte**
>
> Stimmgestörte Kinder drücken sich hauptsächlich mit Hilfe ihrer Stimme, also z. B. mit Lautstärke aus, während andere Kanäle wie Gestik, Mimik, Körperhaltung und verbal-argumentative Fähigkeiten nicht oder kaum eingesetzt werden.

Vokale und nonverbale Aspekte der Kommunikation

Vokale und nonverbale Parameter werden in Kommunikationstrainings bisher selten berücksichtigt. Im Zusammenhang mit Kommunikationsstörungen ist ihre Bedeutung aber elementar.

Je nach Art und Einsatz ihres vokalen und nonverbalen Verhaltens unterscheiden sich stimm-, sprach- und sprechgestörte Kinder sehr stark:
- Es gibt z. B. Kinder mit sehr lauter, schneller Sprechweise – kleine Verbalakrobaten,

---

> **◘ Übersicht 8.3.**
> Die fünf Dimensionen sprecherischer Kompetenz
>
> - Die Fähigkeit, Forderungen zu stellen
> - Die Fähigkeit, Gespräche zu beginnen, aber auch zu beenden (verbaler Kontakt)
> - Die Fähigkeit, Nein zu sagen
> - Die Fähigkeit, positive und negative Gefühle zu äußern (z. B. Kritik) und darauf zu reagieren
> - Verbales sich Durchsetzen/Argumentieren

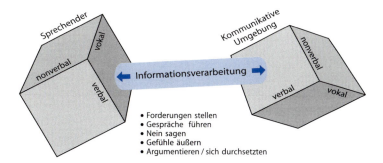

◘ Abb. 8.1. Kommunikationsmodell

die Pausen nicht zulassen und stimmlich mit Fülllauten wie »äh« überbrücken. (Dies erinnert an das Störungsbild des Polterns.)
— Kinder sprechen gepresst, leise und ausdrucksarm (wie bei manchen Formen des Stotterns). Dies wirkt, als dürfe nichts hinausdringen und als würde jegliches Gefühl zurückgehalten. Die Gestik ist angespannt und verkrampft.

Da Menschen immer zu oder mit jemandem sprechen – auch in Selbstgesprächen gibt es ja immer einen fiktiven Adressaten –, müssen die Botschaften eines Sprechers auch in diesen drei Modalitäten entschlüsselt werden. Bei stimmgestörten Kindern werden die Botschaften hingegen überwiegend auf der vokalen Ebene entschlüsselt. Da eine gestörte Stimmgebung häufig keine feinen Differenzierungen mehr zulässt, kommt es zu Fehleinschätzungen und Missverständnissen durch die zuhörende Umgebung des Kindes.

8.1.2 Wahrnehmung sozial-kommunikativer Kompetenz

Ein wichtiger vermittelnder Prozess zwischen einem Sprechenden und seiner kommunikativen Umgebung ist die **Informationsverarbeitung** (◘ Abb. 8.2).

Viele Kinder, besonders aufmerksamkeitsgestörte, haben Schwierigkeiten, Informationen in sozialen Situationen adäquat zu verarbeiten. Es fällt ihnen schwer,

— genau hinzuschauen und hinzuhören, was in einer Situation passiert,
— differenzierte Ideen zu entwickeln, was eine Situation bedeuten kann,
— langsamer zu reagieren bzw. erst zu denken und dann zu handeln und
— ein flexibles Handlungsset zu benutzen, um variabel auf eine Situation reagieren zu können.

Soziale Informationsverarbeitung

Dodge und Garber (1991) gehen in ihrem Modell der sozialen Informationsverarbeitung davon aus, dass Umwelteindrücke schrittweise verarbeitet werden. Folgende **Stufen der Informationsverarbeitung** werden dabei durchlaufen:
— zunächst die Wahrnehmung der sozialen Situation,
— dann die Interpretation der Situation,
— schließlich die Suche, Bewertung und Auswahl von Handlungsalternativen,
— gefolgt vom Aufbau von Handlungsplänen und
— die Verarbeitung möglicher Handlungskonsequenzen.

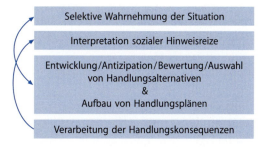

◘ Abb. 8.2. Modell der Informationsverarbeitung

In der ersten Phase erfasst das Kind die Situation, indem es verbale, vokale und nonverbale Hinweisreize durchaus selektiv entschlüsselt. Anschließend schreibt es der Situation eine bestimmte Bedeutung zu und interpretiert die Situation. Handlungsvorschläge werden gesucht und bewertet, Handlungskonsequenzen antizipiert. Der gesamte Prozess ist als sequenzieller Rückkopplungsprozess (s. ◘ Abb. 8.2) zu verstehen, der maßgeblich durch die Verarbeitung der Handlungskonsequenzen gesteuert wird. Verfügt ein Kind über einmal als erfolgreich erlebte Handlungsmuster, können diese als automatisierte Prozesse direkt abgerufen und in konkrete Handlungen umgesetzt werden.

8.1.3 Ursachen sozialkommunikativer Defizite

- Die gebräuchlichste Erklärung beruht auf dem Konzept von **Verstärkung** und **Bestrafung**. Dieser von dem klassischen Konditionierungsmodell abgeleitete Ansatz geht davon aus, dass Kinder kommunikative Situationen vermeiden, die einmal negative Konsequenzen für sie zeigten. Solche frühen Erfahrungen werden schließlich im Sinne eines »inneren erhobenen Zeigefingers« verinnerlicht und bei der Einschätzung von Verhalten und Situationen zugrunde gelegt. **Mangelnde Sprecherfahrung** und **Vermeidungsverhalten** sind dann als Folgen dieser Prozesse zu werten. Gedanken des Selbstzweifels und der eigenen Unfähigkeit können schließlich als verinnerlichte Missbilligung der Umgebung interpretiert werden (Reinecker 1994).
- Eine zweite, ebenfalls lerntheoretisch ausgerichtete Erklärung stellt die Rolle von Modellen bei der Entwicklung sozialkommunikativer Fähigkeiten in den Mittelpunkt. Man geht dabei davon aus, dass Kinder ihre Eltern auch in ihrem Kommunikationsverhalten nachahmen. So kann ein **mangelhaftes Vorbild** oder **soziale Isolierung** zur Verinnerlichung eines defizitären Modells kommunikativer Fertigkeiten führen.
- Die dritte Erklärung für mangelnde sprecherische Fähigkeiten basiert auf der Annahme eines **unvollständigen Erwerbs sprecherischer Fähigkeiten** (**Skills-Defizit-Hypothese**). Manche Kinder zeigen eine verlangsamte Entwicklung kommunikativer Fertigkeiten (z. B. im Interaktionsmanagement von Blickkontakt, Turn-taking, also dem Wechsel zwischen Zuhören und Sprechen, Gesprächseinstieg und -abschluss; vgl. Rustin 2000).

> **Exkurs**
>
> Alle diese Erklärungsansätze sind für stimm-, sprech- und sprachgestörte Kinder in hohem Maße nachvollziehbar, wenn auch noch nicht experimentell belegt. Der mögliche **Zusammenhang von sozialkommunikativen Defiziten und generellen Sprachauffälligkeiten** bei Kindern lässt sich in folgenden Hypothesen formulieren:
> - Eine verzögerte oder abweichende Sprachentwicklung kann mit einer verzögerten oder abweichenden Entwicklung sozialkommunikativer Fertigkeiten einhergehen.
> - Ein Störungsbewusstsein oder Sprechängste bei sprachgestörten Kindern können zu Vermeidungsverhalten und damit zu verminderten sozialkommunikativen Fähigkeiten führen.
> - Die sozialkommunikative Ausdrucksfähigkeit kann durch die im Vordergrund stehende Stimm-, Sprach- oder Sprechstörung behindert werden. Das Kind hat zwar ausreichende sozialkommunikative Fertigkeiten erworben, kann sie aber nicht zeigen.
> - Bei kindlichen Stimmstörungen findet sich meist eine einseitige Überlastung des vokalen Kanals. Ursache dafür können Defizite im nonverbalen und verbalen Ausdrucksverhalten sein.

8.2 · Bausteine des Kommunikationstrainings

- Wahrnehmungsstörungen können zu Defiziten beim Erwerb sozialkommunikativer Fertigkeiten führen.

Zusammenfassung
- **Sprecherische Kompetenz** zeigt sich am situationsangepassten Einsatz folgender Parameter:
    - Stimmgebung (Sprechstimmlage, Prosodie),
    - Flüssigkeit des Sprechens (Versprecherrate, Pausen) und
    - Gestik, Blickkontakt und Körperhaltung.
    - Wichtige **Sprechsituationen** sind:
    - Forderungen stellen,
    - Gespräche beginnen und beenden,
    - Nein sagen,
    - Gefühle äußern,
    - argumentieren/sich durchsetzen.
- **Kommunikation** zwischen einem Sprecher und seiner Umgebung findet auf drei Ebenen statt: der **verbalen,** der **nonverbalen** und der **vokalen Ebene**.
- Zwischen Umgebung und Sprecher vermittelt der **Prozess der Informationsverarbeitung.**

8.2 Bausteine des Kommunikationstrainings

Der Bereich Kommunikationstraining besteht aus **drei Bausteinen:** der **Wahrnehmung** kommunikativer Parameter, dem Training **kommunikativer Fertigkeiten** und der Erprobung alltagsorientierter **Bewältigungsstrategien.** Die Grundprinzipien der Bausteine werden erläutert und dann in ihrer praktischen Umsetzung dargestellt. **Übungsbeispiele** sollen zur eigenen kreativen Spielgestaltung anregen.

Das oberste Prinzip eines Kommunikationstrainings ist eine vertrauensvolle Atmosphäre zwischen Therapeutin und Kind, in der es möglich wird, die anvisierten Therapieziele so umzusetzen, dass die individuellen Bedürfnisse und Vorlieben des Kindes berücksichtigt werden.

Die Bausteine des Kommunikationstrainings (◘ Abb. 8.3) können – ganz nach Bedarf des betroffenen Kindes – jeweils auf **drei kommunikativen Ebenen** – der **verbal-argumentativen,** der **vokalen** und der **nonverbalen** – trainiert werden. Als Ziel soll das Kind alle drei Ausdrucksebenen ausgewogen einsetzen können.

8.2.1 Baustein Wahrnehmung

Vorgeschaltet werden kann bei Bedarf zunächst der Baustein Wahrnehmung, in dem das Kind z. B. die Gefühle anderer wahrzunehmen und zu deuten lernt. Dies ist besonders bei Kindern mit vermuteten Wahrnehmungsstörungen wichtig, bei denen die Verarbeitung kommunikativer Stimuli defizitär sein könnte.

Verbal-argumentative Ebene
Die Wahrnehmungsübung »Wie fühlen sich andere?« kann mit Hilfe von Kinderbüchern und Bildvorlagen initiiert werden.

> **Tipp**
> **Bilderbücher für Kinder zwischen drei und zehn Jahren**
> Aliki (1984) Gefühle sind wie Farben. Beltz und Gelberg, Weinheim
> Nöstlinger (1995) Anna und die Wut. Dachs, Wien
> Kreul (1998) Das kann ich! Von Mut und Selbstvertrauen. Loewe, Bindlach
> Kreul (1996) Ich und meine Gefühle. Loewe, Bindlach
> Wensell (1997): Hab' keine Angst, kleiner Moritz. Ravensburger, Ravensburg

Braun u. Wolters (1991) Das große und das kleine Nein. Verlag an der Ruhr, Mühlheim.
Langen, Sönnichsen (2000) Die kleine Motzkuh. Coppenrath, Münster
Geisler, Frey (1996) Streiten gehört dazu, auch wenn man sich lieb hat. Ravensburger, Ravensburg
Hoffmann (2001) Das kleine Buch der Gefühle. Schulz-Kirchner, Idstein
Kalwitzki (2002) Du schaffst das schon! Mutgeschichten. Loewe, Bindlach
Pfister (2001) Der Regenbogenfisch hat keine Angst mehr. Nord-Süd-Verlag, Hamburg

Wenn es darum geht, sich in andere Menschen hineinzufühlen, eignen sich **Geschichten aus dem Alltag der Kinder** besonders gut.

> **Beispiel**
>
> **Geschichte: Lisa im Kindergarten.** Lisa ist neu im Kindergarten. An ihrem ersten Tag betritt sie langsam den großen Raum. Alle anderen Kinder sind schon da und spielen lautstark. Niemand beachtet Lisa. Sie zögert und setzt sich dann in eine Ecke. Die Erzieherin spricht sie an. Lisa wird ganz rot im Gesicht, sie antwortet sehr leise.
> **Fragen zur Geschichte:**
> - Wie fühlt sich Lisa?
> - Wie zeigt Lisa, wie sie sich fühlt?
> - Wie verhältst du dich in so einer Situation?

Nonverbale Ebene

Auch der nonverbale Bereich wird im Kommunikationstraining berücksichtigt. Die Kinder sollen zunächst lernen, Mimik und Gestik zu interpretieren. Danach probieren sie selbst verschiedene Körperhaltungen oder Gesichtsausdrücke aus, die zu den einzelnen Stimmungen passen: Spiegel und Video oder das Spiegeln durch die Therapeutin sind in dieser Phase wichtiges Hilfsmittel.

> **Beispiel**
>
> **Stummfilm-Spiel:** Videoaufzeichnungen von Gesprächen und Kinderfilmen eignen sich gut als Übungsmaterial. Ohne den Ton zu hören, soll das Kind raten, wie die Menschen sich fühlen, worüber sie wohl gerade sprechen usw.

Vokale Ebene

Im vokalen Bereich wird der situationsangepasste Einsatz der Stimme trainiert. Dies erfordert vom Kind vokale Kompetenz. Das Kind muss **verschiedene Kontexte vokaler Parameter** kennen. Zum Beispiel muss es eine laute und leise Stimmgebung unterscheiden können und wissen, in welchen Situationen was angemessen ist. Es muss den angemessenen Einsatz von Melodie, Tempo und Dynamik erlernen, um mit der Stimme überzeugen zu können, und dass es Unterschiede im Gebrauch der Stimme bei verschiedenen Gesprächspartnern gibt (z. B. mit der Kindergärtnerin im Vergleich zum kleinen Bruder). Und nicht zuletzt muss es die **Wirkung** der einzelnen stimmlichen Parameter kennen lernen.

All dies kann zunächst **am Modell der Therapeutin** oder anderer Kinder wahrgenommen und dann im Rollenspiel erprobt werden. Hilfreich ist dabei auch der Einsatz von **Tonband-**

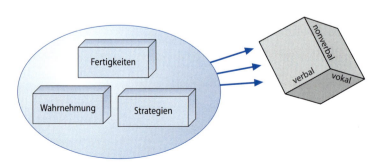

◘ Abb. 8.3. Bausteine des Kommunikationstrainings

aufnahmen. Fragen, die anhand von Stimmbeispielen erarbeitet werden können, wären z. B.:
- Wie kann ich mich mit der Stimme durchsetzen, gar einschüchtern?
- Wie wirkt die hohe Stimme im Vergleich zur tiefen Stimme?

Dies lässt sich z. B. im **Spiel mit Tierstimmen** erarbeiten:

> **Beispiel**
> **Tierstimmen.** Verschiedene Tiere, die sehr hungrig sind und sprechen können, sitzen vor einem Fressnapf. Jedes Tier darf fressen, wenn seine Stimme »mittel« klingt, d. h. weder zu laut noch zu leise ist. Zunächst probieren alle Tiere aus, wie sie laut, leise und mittel klingen. Danach gehen sie einzeln zum Napf (jedes Kind sucht sich dabei ein Tier aus, für das es spricht) und bitten um Futter, die anderen Tiere entscheiden, ob die Lautstärke mittel war und geben dem Tier zu fressen. Im nächsten Durchgang werden die Tierstimmen hoch, tief und mittel eingesetzt. Hier eine Auswahl der möglichen Tierstimmen für Vorschulkinder: Ente/Frosch: quak-quak, Küken/Maus: piep-piep, Katze: miau-miau, Hund: wau-wau, Biene: sum-sum, Schaf: mäh-mäh, Kuh: muh usw.

8.2.2 Baustein Fertigkeiten

Im Baustein Fertigkeiten werden kommunikative Fähigkeiten trainiert.

Verbal-argumentative Fähigkeiten

Auch Kinder, die sich bisher nur mit Lautstärke durchgesetzt haben, können lernen, sich mit Worten zu einigen und geduldig so lange Argumente für ihre Wünsche zu finden, bis das Gegenüber überzeugt ist. So lernen die Kinder auf unterschiedliche Arten, Nein zu sagen, etwas zu fordern, sich verbal durchzusetzen, zu argumentieren und Gefühle auszudrücken. Dies wird spielerisch und dem kognitiven Stand des Kindes angepasst in Rollenspielen, trainiert, z. B. beim Bazarspiel (s. unten).

Dabei ist die Therapeutin Kommunikations- und Spielpartnerin, die je nach Übungssituation aus der Sicht eines **gleichaltrigen** (oder wenig älteren) Kindes agiert und somit Modelle für geeignete Reaktionsmöglichkeiten anbietet, um ein defizitäres Kommunikationsverhalten systematisch auszuformen.

> **Beispiel**
> **Bazarspiel.** Bei diesem Spiel müssen Tauschverträge ausgehandelt werden, die "Wenn-Dann"-Form haben. Jeder Mitspieler sucht sich verschiedene Gegenstände aus dem Therapieraum und baut sie auf seinem Marktstand auf. Danach sucht man sich an den anderen Ständen einen Gegenstand aus, den man gerne haben möchte. Dafür bietet man etwas anderes zum Tausch an. Nun wird so lange verhandelt, bis der Besitzer mit dem Tausch einverstanden ist.

Nonverbale Ebene und vokale Ebene

Besonderer Stellenwert kommt dem **Gefühlsausdruck** des Kindes zu: Angst und Wut sollen beispielsweise nicht nur in Worte gefasst werden, sondern sich auch über den Stimmklang mitteilen oder nonverbal ausagiert werden können. Mimik, Gestik, Körperhaltungen und der Ausdruck verschiedener Stimmungen werden deshalb in Rollenspielen erarbeitet und ausprobiert. Bewährt haben sich dabei **Rate- und Pantomimespiele** jeder Art.

Nicht nur Kinder, auch Erwachsene interpretieren die Körpersprache des Gegenübers meist unbewusst. Umso spannender ist es, einmal bewusst darauf zu achten, mit Hilfe welcher Verhaltensweisen Gefühle ausgedrückt werden. Wie ist die Haltung, der Gang, der Gesichtsausdruck, wenn man sich freut, und wie, wenn man deprimiert ist? Pantomimespiele machen aus diesem Grund auch Erwachsenen häufig viel Spaß und sind in der Stimmtherapie allgemein gut einsetzbar.

> **Beispiel**
> **Ratespiel.** Man schreibt auf kleine Zettel
> - Stimmungen wie traurig, müde, sich ärgern, überrascht sein,
> - Berufe (z. B. Arzt, Kellner, Tänzer, Dirigent),
> - Tiere (Storch, Känguru, Frosch etc.) und
> - Tätigkeiten (schlafen, malen, schneiden, weinen usw.).
>
> Jeder zieht verdeckt eine Karte und stellt seinen Begriff unter Einsatz von Bewegungen, Mimik und Gestik, aber wortlos, dar. Die anderen müssen raten, was auf dem Zettel steht.

8.2.3 Baustein Bewältigungsstrategien

Im dritten Baustein werden mit dem Kind Bewältigungsstrategien erarbeitet, die es ihm ermöglichen, in emotional belastenden Situationen verbal handlungsfähig zu bleiben, sodass Konflikte benannt und Lösungen erarbeitet werden können. Fragen wie "Was wäre, wenn ich wieder nicht mitspielen darf? Was tue ich, wenn mein Bruder mich ärgert? Was hilft, wenn ich schlechte Laune habe?" können dabei mit verschiedenen Handlungsalternativen beantwortet und ihre Wirkung kann in der Kindergruppe ausprobiert werden.

Verbal-argumentative Ebene

Bewährt haben sich kleine **Rollenspiele**, um kritische Situationen mit einem stimmgestörten Kind durchzuspielen und neue Verhaltensweisen auszuprobieren: »Pass auf, ich spiele deine Schwester und ärgere dich jetzt, was machst du?«. Dieses »Was wäre wenn«-Spiel hilft dem Kind, neue Verhaltensweisen zu erproben. Auch der Umgang mit Niederlagen kann so spielerisch erarbeitet werden: »Was wäre, wenn du eine Fünf schreibst?« Wie fühlst du dich dann?« Eine weitere Möglichkeit besteht darin, mit älteren Kindern, die meist Argumenten bereits zugänglich sind, **Verträge** auszuhandeln. Sie haben immer eine »Wenn du x tust, tue ich dafür y«-Form. Wichtig beim Aushandeln der Verträge ist, dass sie in den Alltag des Kindes passen und ihm einhaltbar erscheinen.

> **Beispiel**
> - **Vertrag** bei Geschwisterrivalität. So ein Vertrag könnte z. B. im Alltag bei häufigen lautstarken Konflikten zwischen Geschwistern so aussehen, dass das ältere Kind ein Schild an der Tür befestigt, wenn es nicht gestört werden möchte, und das jüngere Kind als Belohnung für die Beachtung des Schildes sich ab und zu Spielzeug ausleihen darf.
> - Mein erster Tag im Kindergarten. Therapeutin und Kind(er) gehen zunächst sämtliche Strategien durch, die dem Kind helfen könnten, sich sicher zu fühlen. Dies könnte etwa die Strategie sein, auf ein einzelnes Kind zuzugehen, das gerade nicht in einer Gruppe spielt, ein konkretes Spiel vorzuschlagen, ein bekanntes Kind anzusprechen oder zunächst mit der Erzieherin zu sprechen. Das Rollenspiel lässt sich auch auf das vokale und nonverbale Verhalten ausdehnen. Das Kind soll dann z. B. zusätzlich eine selbstsichere Haltung einnehmen, wenn es auf ein Kind zugeht.

Nonverbale Ebene und vokale Ebene

Nicht immer ist **Sich-Durchsetzen** an das verbale Ausdrucksverhalten gebunden. Auch das **Auftreten eines Kindes** hat entscheidenden Einfluss auf seine Wirkung auf andere. Bei kleineren Kindern müssen manchmal außergewöhnliche Strategien des sich Durchsetzens gesucht werden: So fand eine Dreijährige, die die Kleinste in einer Kindergruppe war und von den anderen häufig umgerannt wurde, heraus, dass sie sich mit einem kräftigen Fußaufstampfen und Hände-in-die-Seiten-Stemmen Respekt verschaffen konnte. Diese Technik hat ihr so lange ihren Stand in der Gruppe erleichtert, bis sie andere Möglichkeiten erlernt hatte, sich durchzusetzen.

> **Beispiel**
> **Der König von Arabu.** Das Kind spielt einen König und nimmt seine Haltung, Mimik und Gestik ein. Befehle an seine Untertanen gibt das Kind mit entsprechenden Gesten und Kopfbewegungen weiter, denn als König wird es auch ohne Worte verstanden.

Man kann genauso gut vornüber fallen, wie hintenüber!

Manche Kinder sind wahre **Meister im Argumentieren**. »Ja, aber ...« ist ihre Reaktion auf Verbote, und sie finden 1001 gute Gründe, warum dieses Verbot gerade jetzt und heute nicht gelten könnte. Normalerweise freuen wir uns, wenn wir so ein wortgewandtes Kind haben, auch wenn es vielleicht etwas anstrengend ist, die jeweiligen Argumente zu widerlegen. Wenn aber ein Kind **seine Stimme durch permanentes Reden überlastet**, ist es Zeit für eine Überprüfung des Gesprächsverhaltens. Es gibt eben auch überkommunikative Kinder, denen ein begrenzendes Regelwerk und ein ausgeglichenes Verhältnis von Sprechen und Zuhören fehlt. Diese Kinder **müssen lernen zuzuhören**.

> **Tipp**
> **Strategie: Feste Zeiten für Schweigen und Sprechen einführen**
> Jeder Mensch, egal ob Kind oder Erwachsener, hat ein Recht auf Ruhe und Ungestörtsein. Vielredner müssen lernen, das zu respektieren und den Mitmenschen den entsprechenden Raum einzuräumen. Damit ein Kind diese Phasen schätzen und auch bei anderen respektieren lernt, kann man Zeiten der Stille einführen, die in der Therapie zunächst auf bestimmte Tätigkeiten beschränkt sind und später auch im familiären Umfeld als festes Ritual in den Alltag integriert werden können.

> **Zusammenfassung**
> — Der **Baustein Wahrnehmung** dient der Identifikation verbaler, nonverbaler und vokaler Parameter der Kommunikation.
> — Im **Baustein Fertigkeiten** werden kommunikative Fähigkeiten auf nonverbaler, vokaler und verbal-argumentativer Ebene trainiert.
> — Im **Baustein Bewältigungsstrategien** werden mit Hilfe von Rollenspielen und Verträgen alltagsrelevante verbal-argumentative, vokale und nonverbale Verhaltensweisen trainiert.

8.3 Gruppentraining

Für das Kommunikationstraining in der Gruppe eignen sich besonders Rollenspiele. Im Training mit zwei bis vier Kindern können verschiedene Techniken des Rollenspiels angewandt werden, und der Strukturiertheitsgrad kann variiert werden. Wichtig dabei ist die Einhaltung einzelner Phasen des Rollenspiels.

Die Verhaltenstherapie bietet eine Fülle kindgerechter Methoden, die sich individuell variieren lassen (Reinecker 1994; Petermann u. Petermann 2000) und für ein Kommunikationstraining in der Gruppe nutzbar sind. Exemplarisch soll hier eine Methode herausgegriffen werden, die als Medium zur Vermittlung der zu trainierenden Inhalte verwendet werden kann: das **Rollenspiel**.

Die Einsatzmöglichkeiten des Rollenspiels reichen von der Einzeltherapie bis zum Gruppentraining, von der Diagnostik über die gezielte Intervention bis hin zur Evaluation therapeutischer Effekte und der Prävention. Das Rollenspiel ist besonders geeignet zum **Einüben erwünschten kommunikativen Verhaltens**.

Die Sensibilisierung für das Problemverhalten des Kindes (z. B. kein Blickkontakt) und die Einübung alternativer Verhaltensweisen erfolgt über die **Rolleneinnahme**. In der **Rollenübernahme** dagegen beobachtet das Kind sich selbst aus der Rolle eines anderen heraus und kann auf diesem Wege die Konsequenzen seines Verhaltens reflektieren (Specht u. Petermann 1999).

Beim Rollenspiel ist der Grad der Strukturiertheit wichtig. Man unterscheidet **hoch strukturierte** von **strukturierten** und **nicht strukturierten Rollenspielen**. Bei Vorschulkindern empfiehlt sich der Beginn mit unstrukturierten Rollenspielen, da hierbei wenig Vorgaben zum Zielverhalten gemacht werden müssen.

◘ Übersicht 8.4 zeigt unterschiedliche Techniken, die bei der Durchführung von Rollenspielen eingesetzt werden können.

> ◘ **Übersicht 8.4.**
> Verhaltenstherapeutische Verfahren, die im Rollenspiel mit Kindern Anwendung finden
>
> Anwendung finden
> — Modelllernen
> — Coaching/Prompting
> — Kognitive Verfahren
> — Shaping
> — Verhaltensübung in vivo

halten im Spiel mit der Gruppe. Die Kinder sollen am Ende des Spiels das Verhalten und seine Folgen für die Therapeutin und die Gruppe beschreiben.

8.3.1 Modelllernen im Rollenspiel

> In der Kinderverhaltenstherapie nimmt das Prinzip des Modelllernens eine zentrale Funktion beim Ausbau sozialkommunikativer Fertigkeiten ein. Sowohl die Therapeutin als auch die anderen Kinder dienen im Kommunikationstraining als Modelle, die einander das Problemverhalten und auch das gewünschte Verhalten demonstrieren. Im Rollenspiel kann das Kind alternatives selbstsicheres Handeln einüben. Sowohl die Wahrnehmung kompetenten Verhaltens als auch eine reale Sichtweise der zu erwartenden Konsequenzen sind mögliche Lernziele.

▸ **Beispiel**
— **Wer darf heute bestimmen?** Ein selbstbewusstes Kind kann unsicheren Kindern als Modell zum Sich-Durchsetzen dienen. Im Rollenspiel »Wer darf heute bestimmen?« diskutieren die Kinder, wer als Erstes ein Spiel aussuchen darf.
— **Ich trau mich nicht!** Die Therapeutin demonstriert ein unsicheres, zögerliches Ver-

8.3.2 Coaching/Prompting im Rollenspiel

Durch die Einbeziehung der Therapeutin in das Rollenspiel werden dem Kind modellhaft **Hilfestellungen** bei der Umsetzung des zu erlernenden kommunikativen Verhaltens gegeben. Diese Hilfestellungen können

— ganz direkt gestaltet sein, indem die Therapeutin für das Kind einspringt und das Verhalten korrekt vorspielt oder
— eher indirekt, indem sie bei Problemen z. B. hinter das Kind tritt und ihm die einzelnen Schritte zur Bewältigung der therapeutischen Aufgabe souffliert und sich anschließend langsam wieder aus dem Geschehen herauszieht.

▸ **Beispiel**
Kleinere Kinder haben häufig Probleme, sich zu behaupten und »Nein« zu sagen, wenn Sie etwas nicht möchten. Eine Hilfestellung bzw. Strategie, die dem Kind zunächst hilft, ist ein Spielzeug einfach festzuhalten, wenn es es nicht abgeben möchte. Später souffliert die Therapeutin dann ein »Nein« mit verschiede-

nen Stimmintensitäten und Betonungen, bis das Kind seinem Wunsch adäquaten Nachdruck verleihen kann.

8.3.3 Kognitive Verfahren im Rollenspiel

Mit jedem Kind werden individuelle **Instruktionen** erarbeitet, die aus der aktuellen Lebenssituation abgeleitet werden. Das Kind wird von der Therapeutin dazu angehalten, sich im Rollenspiel genau an diese Instruktionen zu halten. Bei jüngeren Kindern, die in der Regel im Spiel die Regeln schnell vergessen, gibt die Therapeutin gezielte Hinweise in Form von **Erinnerungshilfen**. Wichtig ist, dass die einzelnen Instruktionen mit jedem Kind auf ihre soziale Funktion hin reflektiert werden.

> **Beispiel**
> - Eine Instruktion für Kinder, die lieber agieren statt zu verbalisieren, wäre etwa: »Ich werde das andere Kind fragen, wenn ich sein Spielzeug möchte ...«
> - Bei Kindern mit Lernproblemen hat sich der innere Satz »Ich mache es so gut, wie ich kann« bewährt. Der Satz kann bereits in der Gruppe mit Spielen wie Wörterschlange, Differix etc. eingesetzt werden.

8.3.4 Shaping im Rollenspiel

Innerhalb des Rollenspiels lernen die Kinder soziale Fertigkeiten in einem **schrittweisen Verhaltensaufbau** (»step by step«). Mittels einer gezielten Verstärkung ihres neuen Verhaltens wird eine sukzessive Verhaltensformung erreicht. Die Verstärkung beginnt dabei mit dem einfachsten Verhalten und wird schrittweise komplexer, sodass ein differenziertes Verhaltensmuster sozialkommunikativer Fertigkeiten mit der Zeit auf- und ausgebaut wird. Die Themen, die die Kinder im Rollenspiel umsetzen sollen, werden von Spiel zu Spiel vielschichtiger und lassen somit eine Vielzahl von Reaktionen zu.

> **Beispiel**
> - **Übungshierarchie:** Eine Übungshierarchie (»vom Leichten zum Schweren«) könnte z. B. so aussehen:
>   - **Wahrnehmung der Gefühle bei anderen**
>   - **Verbalisieren der Gefühle bei anderen**
>   - **Verbalisieren eigener Gefühle**
>   - **Umgang mit Gefühlen in der Gruppe**
> - **Step by Step:** Nein sagen im »Krieg ich?«-Spiel. Verschiedene Vorstufen des Verhaltens sind nötig, bevor ein Kind verbal Nein zu sagen lernt. Eine davon ist, Blickkontakt zu halten. Im Rollenspiel »Krieg ich?« (deinen Ball, dein Auto, dein Buch usw.) wird also zunächst dieses Verhalten trainiert und systematisch verstärkt. Der nächste Schritt ist die nonverbale Geste des Nein-Sagens, das Kopfschütteln oder den Gegenstand hinter den Rücken zu halten. Gelingt dies, können verschiedene Varianten eines Nein mit verschiedenen Stimmklängen, unterschiedlicher Lautstärke usw. erprobt werden. Die schwierigste Stufe ist die Kombination aller Verhaltensweisen.

8.3.5 Verhaltensübung in vivo

Eine Steigerung der Übungsmöglichkeit ist der Wechsel vom Therapieraum in reale Lebenssituationen der Kinder (In-vivo-Training). Solche In-vivo-Erfahrungen zum Einüben neuen Verhaltens bieten dem Kind die Erfahrung, sich selbst in einer sozial kompetenten Position zu erleben. Es nimmt hierbei sowohl die Rolle des Agierenden als auch die des Beobachters ein. Besonders jüngere Kinder können mit dieser Technik sehr gut umgehen, da sie viele spielerische Elemente beinhaltet. In-vivo-Verhaltensübungen dienen der Vorbereitung des Transfers in Alltagssituationen in Abwesenheit der Therapeutin.

> **Beispiel**
> - Die Therapiestunde findet auf dem Spielplatz statt. Das Kind übt die **verbale Kontaktaufnahme** zu anderen spielenden Kindern und beobachtet gleichzeitig andere Kinder oder die Therapeutin in ihrem Kontaktverhalten.
> - Die Kindergruppe geht Eis essen. Die Kinder üben nacheinander, sich in einer Reihe anzustellen, das Eis zu bestellen, wenn man an der Reihe ist, und **Begrüßungs- und Verabschiedungsformeln** einzusetzen.

8.3.6 Die Phasen eines Rollenspiels

Jede Einheit gliedert sich in **vier Phasen:**
- Kennenlernphase
- Einführungsphase
- Rollenspielphase
- Reflexionsphase

Wie in jeder Gruppe ist es zu Beginn für die Kinder wichtig, ihre Scheu zu verlieren und die einzelnen Gruppenmitglieder kennen zu lernen oder nach einer Pause wieder neu in Kontakt zu treten. Dabei helfen **Kennenlern- oder Kooperationsspiele**, bei denen man miteinander und nicht gegeneinander agiert, wie z. B. das Säckchenspiel (s. ▶ Kap. 7.2.6, Übungsvorschläge).

Erst nach solch einem »Warming-up« beginnt die **Einführungsphase**, die die Kinder spielerisch an die gewählte Thematik heranführen soll. Danach beginnt die eigentliche **Rollenspielphase** mit entsprechenden Lerninhalten. In einer **Reflexionsphase** wird mit den Kindern bewusst analysiert, was sie beobachtet haben. Die Lernziele werden dabei in kindgerechter Formulierung offen gelegt.

Im folgenden Beispiel aus einer **Gruppensitzung** aus dem **Baustein Wahrnehmung** sollen die Kinder lernen, zuzuhören und andere ausreden zu lassen. Dazu gehört, dass sie zunächst einmal wahrzunehmen lernen, wann andere sprechen und zuhören. Danach erst erfolgt die Wahrnehmung des eigenen Gesprächsverhaltens.

> **Beispiel**
>
> **Aufbau einer Gruppenstunde**
> Baustein: Wahrnehmung.
> Schwierigkeitsgrad: Strukturiertes Rollenspiel.
> Thema der Stunde: Zuhören und Ausreden lassen.
> - Kennenlernphase
>   Kooperationsspiel, z. B. Säckchenspiel
> - Einführungsphase
>   Ziel: Kennenlernen des Turn-takings mit einem Gesprächspartner. Einer spricht, der andere hört zu
> - Rollenspielphase
>   Ziel: Turn-taking in der Gruppe
>   Visualisierung: »Sprechsteine« (s. Tipp unten)
> - Reflexionsphase
>   Ziel: Kognitive Verarbeitung des Erlebten
> - Lerntransfer
>   Beobachtungsaufgabe
>   Ziel: Festigung des Erlernten
>
> Zum Thema »**Zuhören**« und »**Ausreden lassen**« sind folgende Spielmöglichkeiten für die Rollenspiele denkbar. Der Schwierigkeitsgrad entspricht dabei einem strukturierten Rollenspiel:

> **Tipp**
>
> **Thema »Zuhören und Ausreden lassen«**
> - **Einführungsphase:** »Reporterspiel«. Man braucht ein Mikrofon oder bastelt aus einem Kochlöffel, der mit Schaumstoff umwickelt wird, einen Mikrofonersatz. Jemand spielt den Reporter, der mit dem Mikrofon einen Fernsehstar interviewt. Die Fragen an diesen Star sollten zunächst sehr einfach sein: Was isst du am liebsten? Was sind deine Hobbys/Lieblingsspiele? Welche Musik magst du? Was ist deine Lieblingsfarbe? Mit wem spielst du am liebsten? Wenn das Kind hier ohne Probleme Antworten findet, ist das Ziel, das Turn-taking des Fragens und Antwortens zu erfassen und einzuhalten.

- **Rollenspiel-Phase:** »Sprechsteine«. Ein Kieselstein oder eine Muschel wird zum Sprechstein. Wer sprechen will, muss zunächst den Stein in die Hand nehmen. Die Redewendung »das Wort ergreifen« wird hier konkret und handgreiflich.
- **Reflexionsphase:** Wie haben die einzelnen Kinder den Stein bekommen? Wer hatte ihn am häufigsten?

Um den Transfer des Gelernten über die Gruppensitzungen hinaus zu sichern, werden mit den Kindern **Beobachtungsaufgaben** besprochen, die sie in der Zeit bis zum nächsten Treffen in ihrer kommunikativen Umgebung durchführen können. Im Falle unseres Beispiels wäre es denkbar, die Kinder in ihren Familien reale oder imaginäre Sprechsteine für die Gesprächsanteile verteilen zu lassen (**Lerntransfer**).

🛈 Tipp
Literatur zu Kommunikationsspielen
Rooyackers (1999) Spiele zur Förderung von Kommunikation und Ausdruck. Don Bosco, Ensdorf
Portmann (2001) Spiele zum Umgang mit Aggressionen. Don Bosco, Ensdorf
Portmann (1998) Spiele, die stark machen. Don Bosco, Ensdorf
Vopel (2002) Emotionales Lernen mit Kindern. Spiele und Experimente. Iskopress, Salzhausen
Vopel (1999) Kinder können kooperieren. Bd. 1–4. Iskopress, Salzhausen

Zusammenfassung
- Ein Kommunikationstraining sollte **möglichst früh** in die logopädische Arbeit integriert werden.
- Das Kommunikationstraining umfasst die drei Bausteine
  - **Wahrnehmung kommunikativer Parameter,**
  - **kommunikative Fertigkeiten** und
  - **alltagsorientierte Bewältigungsstrategien.**
- In jedem Baustein sollten sowohl **verbale** als auch **nonverbale** und **vokale** Anteile berücksichtigt werden, denn sie ergänzen sich beim alltäglichen Miteinander-Reden.
- Rollenspiele eignen sich, um das **Ausdrucksvermögen eines Kindes** in den Bereichen Forderungen stellen, Gespräche führen, Nein sagen, Gefühle äußern und Sich durchsetzen zu erarbeiten.
- Gruppentherapie von zwei bis vier Kindern bietet realitätsnahe Lernformen.

Fallbeispiel

9.1　Ausgangssituation – 122

9.2　Hypothesen zur Verursachung – 122
9.2.1　Das Kind – 122
9.2.2　Die Familie – 124
9.2.3　Das soziale Umfeld – 124

9.3　Therapieverlauf – 124
9.3.1　Familiengespräche – 124
9.3.2　Therapiestunden mit dem Kind – 127

9.4　Befunde nach Abschluss der Behandlung – 129

9.1 Ausgangssituation

> Im Folgenden wird beispielhaft ein möglicher Therapieverlauf beschrieben, um die vorangegangenen theoretischen Überlegungen zu veranschaulichen. Die Falldarstellung ist frei erfunden. Ähnlichkeiten mit realen Personen oder Situationen sind rein zufällig.

Sabine (4;4 Jahre) wurde zum ersten Mal im Alter von 4;2 Jahren in einer phoniatrischen Abteilung vorgestellt. Die Mutter berichtet, Sabine spreche gepresst und heiser. Die Artikulation, die Grammatik und das Sprachverständnis erschienen ihr aber altersentsprechend. In den letzten Jahren sei Sabine zweimal an einer Mittelohrentzündung erkrankt.

Phoniatrisch-pädaudiologischer Befund

Bei der phoniatrischen Untersuchung zeigen sich **Stimmlippenknötchen beidseits** mit einer **Schlussinsuffizienz** im Sinne einer »Sanduhrglottis«. Das Schwingungsverhalten und die Randkantenverschiebung können aufgrund der kurzen Beobachtungsphase nicht beurteilt werden. Das Hörvermögen und der HNO-Status ergeben keine weiteren pathologischen Befunde.

Logopädischer Befund

Die logopädische Untersuchung ergibt nach der RBH-Beurteilung eine hochgradige Rauigkeit, mittelgradige Behauchtheit und hochgradige Heiserkeit und hochgradige Gepresstheit – R3B2H3-G3. Die Stimmeinsätze sind hart und teilweise aphon. Die mittlere Sprechstimmlage liegt mit d' im Normbereich. Das Sprechstimmvolumen ist eingeschränkt, ebenso wie die Dynamik und der Stimmumfang. Das Mädchen spricht sehr laut, das Sprechtempo ist erhöht. Bezüglich der Nasalität liegen keine Auffälligkeiten vor. Begleitet wird die hyperfunktionelle Symptomatik von einer starken Hochatmung. Mit zunehmender Dauer der Sprechzeit nimmt die Stimmqualität weiter ab. Die Artikulation, die grammatikalischen Fähigkeiten, der Wortschatz und das Sprachverständnis sind altersentsprechend.

Bewertung durch die Eltern

Frau B. beschreibt Sabines Stimme als »kratzig, extrem heiser, hauchig und sehr gepresst«. Sie bewertet die Gepresstheit mit 4, die Verhauchung mit 3 und die Heiserkeit mit 5 (Tabelle 9.1).

9.2 Hypothesen zur Verursachung

Aus Anamnese- und Befunderhebung kann, übertragen auf das Ursachengefüge für die Bereiche **Kind, Familie** und **soziale und umweltbedingte Beeinflussungsfaktoren** mit ihren jeweiligen Unterpunkten, die im Folgenden zusammengefasste Ursachenkonstellation eruiert werden (s. ▶ Kap. 2.3 »Ursachen im Modell«).

9.2.1 Das Kind

Motorik

Die motorische Entwicklung verlief laut Angaben der Mutter unauffällig.

Zum Untersuchungszeitpunkt fällt auf, dass der gesamte Körpertonus des Mädchens erhöht ist. Grob- und feinmotorische Aufgaben erle-

Tabelle 9.1. Einstufung des Schweregrades der Stimmstörung durch die Eltern vor der Therapie

Heiserkeit							
Unauffällig	0	1	2	3	4	**5**	Sehr heiser
Verhauchung							
Unauffällig	0	1	2	**3**	4	5	Sehr verhaucht
Gepresstheit							
Unauffällig	0	1	2	3	**4**	5	Sehr gepresst

digt sie unter einem inadäquat hohen Krafteinsatz. Über ein Seil balanciert sie in Sekundenschnelle, und beim Zeichnen drückt sich der Bleistiftstrich auf die Rückseite des Zeichenpapiers durch, was als Zeichen für eine mangelnde Koordination der grob- und feinmotorischen Bewegungsabläufe gedeutet werden kann.

Gemeinsam mit diesen überschießenden Bewegungsabläufen kann eine eher unterspannte Mundmotorik, kombiniert mit einer gepressten Stimmgebung beobachtet werden. Die bestehende Hochatmung fügt sich in das Bild des hypertonen Grundtonus.

Fähigkeiten

Die Sprachentwicklung verlief, so Frau B., insgesamt verlangsamt ab. Differenzierte verbale Äußerungen produzierte Sabine erst ab Ende des 3. Lebensjahres. Als Säugling habe das Mädchen wenig geschrien.

Jetzt zeige Sabine trotz ihres guten Wortschatzes und ihrer korrekten Artikulation nur wenig Freude an Kommunikation. Laut den Angaben von Frau B. sei Sabine kaum am verbalen Austausch mit ihrer Familie interessiert. Über Ereignisse im Kindergarten berichte sie nur widerwillig und nach mehrmaligem Nachfragen durch die Mutter.

Sabine verschaffe sich innerhalb der Familie und im Freundeskreis vornehmlich durch Lautstärke Gehör.

Des Weiteren verhält sich Sabine im Gespräch sehr unsicher: Sie spricht schnell, hastig und hält nur flüchtig Blickkontakt. Der Schwerpunkt von Sabines Kommunikationsstrategie liegt rein auf der vokalen Seite. Mimik und Gestik setzt sie nahezu überhaupt nicht ein. Ebenso wenig nützt sie ihren guten Wortschatz zugunsten einer verbal argumentativen Kommunikation.

Emotionale Entwicklung/ intrapersonelle Konflikte im Persönlichkeitsausdruck

Was das emotionale Verhalten des Mädchens angeht, beschreibt Frau B., dass Sabine, wenn sie sich unverstanden fühle, sehr aggressiv reagiere. Sie schreie und schlüge um sich. Des Weiteren sei sie ein sehr empfindsames, sensibles Kind, das Kritik schlecht vertrage. Die hier beschriebenen Eigenschaften deuten auf eine geringe Frustrationstoleranz hin.

Zudem fällt bei Sabine eine große Versagensangst auf. An Neues wage sich das Mädchen kaum heran aus Angst, diese neue Situation nicht erfolgreich bewältigen zu können. Nach außen versuche sie, ihre Ängste zu überspielen (intrapersonelle Konflikte im Persönlichkeitsausdruck). Dies äußert sich in der Untersuchungssituation an folgendem Beispiel: Sabine soll mit einem Ball in einen Eimer treffen. Ihrem Kommentar: »... natürlich treffe ich mit dem Ball in den Eimer ...«, verleiht Sabine durch eine besonders raue und tiefe Stimmgebung Nachdruck. Der Nachsatz ».. das ist doch babyleicht ...« verdeutlicht weiter das Überspielen ihrer Befürchtung, den Eimer nicht zu treffen.

Nach Angaben der Mutter sei die Einhaltung eines Zeitplanes für das Mädchen von großer Bedeutung. Die genaue Strukturierung von Abläufen scheint dem Mädchen Halt zu bieten.

Akustisch-auditive Wahrnehmung

Für diesen Bereich fällt auf, dass Sabines Fähigkeiten, vorgegebene Taktsequenzen nachzuklatschen, nicht altersentsprechend sind. Passend zu den oben beschriebenen »ruppigen« motorischen Bewegungsabläufen trommelt oder klatscht Sabine sehr statisch und monoton. In gleichem Maße hat das Mädchen Schwierigkeiten mit der Diskrimination von »laut« und »leise« bzw. »sanft« und »fest«.

Habituelle Faktoren

Als habituellen Verursachungsfaktor zeigt sich bei dem Mädchen sehr häufiges Räuspern. Räuspern, verursacht durch die Missempfindungen im Larynxbereich im Rahmen der hyperfunktionellen Stimmgebung, hat sich bei dem Mädchen bereits verselbstständigt, sodass es sich vor nahezu jeder stimmlichen Äußerung räuspert.

9.2.2 Die Familie

Das Familiensystem

Nach Angaben der Mutter sei Sabine häufig bei elterlichen Auseinandersetzungen anwesend. Das Mädchen werde in Streitigkeiten des Ehepaars einbezogen. So solle es zu den Verhaltensweisen seiner Eltern Stellung beziehen. Dies geschehe nach Angaben der Mutter im Beisein oder auch in Abwesenheit des jeweiligen Partners.

Auf die Frage nach den Leistungsanforderungen berichtet Frau B., der Vater habe dem Kind gegenüber hohe Ansprüche an seine intellektuellen und sportlichen Leistungen. Ihm sei wichtig, dass das Mädchen beim wöchentlichen Turngruppenbesuch die gestellten Aufgaben sehr gut meistere. Ebenso sollen die im Kindergarten gestellten Aufgaben ordentlich und gut ausgeführt werden. Das Mädchen versuche diesen Anforderungen gerecht zu werden, da ihr die Anerkennung durch ihren Vater sehr wichtig sei. Damit sei das Mädchen einem hohen Erfolgsdruck ausgesetzt, da die vom Vater erwarteten Leistungen häufig die Möglichkeiten eines fünfjährigen Mädchens überschritten.

Kommunikationsverhalten

Zum Kommunikationsverhalten in der Familie berichtet Frau B., dass die Eltern sich bei Meinungsverschiedenheiten mittels Lautstärke durchzusetzen versuchten. Auch Sabine verschaffe sich durch Lautstärke innerhalb der Familie Gehör.

Erziehungsstil

Frau B. war aufgrund der finanziellen Situation gezwungen, schon sehr früh ihre Berufstätigkeit wieder aufzunehmen. Sie erzählt dies in bedauerndem Tonfall und berichtet, dass sie lieber bei ihrem Kind geblieben wäre. Die verbleibende gemeinsame Zeit versuche sie sehr intensiv zu gestalten. Sie gebe Sabine eine Auswahl an Beschäftigungsmöglichkeiten oder Unternehmungen vor, unter denen sie wählen solle. Sie suche das Gespräch mit ihr, erkläre und kommentiere viel. Sie lasse das Mädchen viel selbst entscheiden: So dürfe sie ihre Kleidung und ihr Essen täglich selbst auswählen.

Die Erziehung betreffend hatten die Eltern unterschiedliche Vorstellungen. Der Vater befürworte einen eher autoritären Erziehungsstil, die Mutter einen eher demokratischen. Beiden sähen dies als sinnvolle Ergänzung an.

9.2.3 Das soziale Umfeld

Sabine habe gewisse Fernsehhelden aus diversen Zeichentrickserien zum Vorbild. Wie sie selbst berichtet, seien diese besonders »cool und stark«. Diese Eigenschaften werden durch die raue und gepresste Stimmgebung besonders unterstrichen, was sie zur Nachahmung motiviere. Diese **phonatorischen Vorbilder** haben Einfluss auf die Stimmgebung.

9.3 Therapieverlauf

9.3.1 Familiengespräche

In der zweiten Therapiesitzung, die ohne Kind stattfindet, wird nach einer allgemeinen Aufklärung über das Verursachungsmodell mit Frau B. die auf ihre Familie und ihr Kind passende, hypothetische Konstellation im Ursachengefüge besprochen (s. ▶ Kap. 9.2). Bereiche, auf die Frau B. evtl. Einfluss nehmen will und kann, werden thematisiert. Frau B. ist in hohem Maße bereit, ihre Familiensituation offen zu legen. Sie muss bei der Diskussion möglicher Ursachen eher gebremst werden, sich nicht selbst die Schuld an der Stimmstörung zuzuschreiben.

Erziehungsstil

Die Information der Therapeutin, dass ein wenig grenzensetzender Erziehungsstil dazu führen könne, dass Kinder zu wenig stimmliche Grenzen erfahren, bewirkt eine Phase des Nachdenkens bei Frau B. Nach einer Zeit der Beispielsuche schlägt sie vor, verschiedene Verhaltensweisen im Alltag durchzuprobieren. Sie wolle auf keinen Fall strenger sein, damit verbinde sie negative Assoziationen, aber da sie im häuslichen Bereich am meisten Zeit mit ihrer Tochter verbringe, möchte sie zunächst ihren Erziehungsstil leicht modifizieren und testen, wie sie sich dabei fühle und wie Sabine reagiere.

Zudem geht es darum, dem Kind im Spiel und im Alltag Freiräume zu schaffen, was bedeutet, Sabine die Möglichkeit zu bieten, in Ruhe zu spielen und Spiele nach ihren Vorstellungen weiterzuführen, ohne durch gut gemeinte Ideen seitens der Mutter »überladen« zu werden. Die Mutter möchte ausprobieren, beim Spiel und im Alltag Sabines Handlungen in einem geringeren Maße zu kommentieren und nicht auf verbalem Austausch zu beharren. Exemplarisch werden anhand mehrerer konkreter Beispiele alternative Verhaltensweisen durchgesprochen.

Das dem Mädchen abverlangte Treffen von Entscheidungen soll auf einen altersadäquaten Rahmen begrenzt werden. Frau B. möchte z. B. die familiäre Freizeitgestaltung nicht mehr Sabine übertragen, da sie das Kind damit, wenn auch in guter Absicht, überfordert.

Eine bisher gestellte Frage, wie z. B.: »Sabine, möchtest du lieber schwimmen, auf den Spielplatz oder in den Zoo?«, könnte demnach ersetzt werden durch: »Komm, lass uns heute Schwimmen gehen.«

Die hier besprochenen Punkte werden in einem **weiteren Gespräch**, das ca. **vier Wochen nach dem Erstgespräch** und diesmal im Beisein beider Elternteile stattfindet, wieder aufgegriffen. Bei dieser Gelegenheit kommt es zu einer Diskussion der Eltern zum Thema Erziehung. Frau B. hat inzwischen Verschiedenes ausprobiert und wieder verworfen. Sie war zunächst unsicher, wie Sabine sich dabei fühle, wenn sie ihr verbales Angebot zurückschraube, empfindet ihr alternatives Vorgehen für sich selbst nun aber als entspannter. Erstaunt bemerkt sie, dass Sabine bei Vorschlägen jetzt häufig genauer hinhört und sich klar zu einer gestellten Frage äußert. Frau B. beobachtet, dass Sabine sich für sich selbst komplexe Rollenspielsituationen ausdenkt und im Bedarfsfalle von sich aus der Mutter Fragen zu den Spielinhalten stellt oder von sich aus zur Mutter kommt, um von Erlebnissen und Ideen zu berichten. Beide Elternteile sind der Ansicht, dass die Kommunikation zwischen Tochter und Mutter insgesamt spannungsfreier abläuft. Sie meinen auch, eine positive Auswirkung auf Sabines Verhalten wahrgenommen zu haben. Sabine wirke ausgeglichener und schreie weniger, was eine bessere Stimmqualität zur Folge habe.

Die beschriebenen, zwischen Vater und Mutter differierenden Vorstellungen zum Erziehungsstil kommen in dieser Sitzung ebenfalls zur Sprache. Herr B. meint, er müsse mit einem eher autoritären Verhalten den Gegenpol »zu den vielen Fragen und Erklärungen« seiner Frau einnehmen. Im Laufe des Gesprächs kommen die Eheleute zu dem Schluss, dass ihre Vorstellungen von Erziehung eigentlich gar nicht so weit auseinander liegen. Auf dieser Basis entsteht bei beiden die Bereitschaft, die Vorstellungen und Verhaltensweisen des jeweiligen Partners mehr zu respektieren und im Bedarfsfall nach konstruktiven Kompromisslösungen zu suchen. Auch hier werden beispielhaft mehrere kritische Situationen genannt und gemeinsam alternative Handlungsstrategien erarbeitet.

Leistungsanforderungen

Herr B. verteidigt vehement seine sportlichen und intellektuellen Leistungsansprüche an

Sabine. Er wolle, dass sie später gut in der Schule mitkomme. Mit Hilfe zirkulärer Fragen (Was würde x, y, sagen, wenn Sabine schlecht in der Schule wäre ...?) ergibt sich, dass die Großeltern eine wichtige Rolle in der Familie spielen. Hier wird deutlich, dass Herr B. von seinem Vater sehr leistungsorientiert und autoritär erzogen wurde, und Herr B. erinnert sich, als Kind oft unter Versagensängsten gelitten zu haben. Im weiteren Gespräch werden die Eltern über altersentsprechende Leistungen und Möglichkeiten in unterschiedlichsten Entwicklungsbereichen (Spielverhalten, motorische Fähigkeiten, Konzentrationsspanne, Sozialverhalten usw.) aufgeklärt. Herr B. erhält so einen Überblick über das altersadäquate Leistungsniveau eines Kindergartenkindes in den entsprechenden Bereichen.

Das Thema »Überforderung« bezieht sich auch auf den Bereich Familienstreit. Sabines Einbindung in Auseinandersetzungen der Eltern soll thematisiert werden. Das Bedürfnis der Eltern nach einem »Schiedsrichter« in ihren Kontroversen wird in den Situationsschilderungen deutlich. Die Therapeutin sieht in dieser Situation das Bild eines Fußballspieles vor sich. Sabine soll quasi die roten und gelben Karten hochhalten und die Trillerpfeife einsetzen – also sagen, welches Elternteil im Recht ist. Während die Therapeutin ihr Bild vom Fußballspiel mit der vierjährigen Sabine als Schiedsrichterin mit Pfeife und Karten schildert, müssen die Eltern lachen. Sie einigen sich im Verlauf des Gesprächs, das Mädchen nach Möglichkeit künftig nicht mehr in Ehestreitigkeiten einzubeziehen, da ihr Kind möglicherweise verunsichert und überfordert werden könnte.

Nach diesem sehr produktiv verlaufenen Familiengespräch ist bereits ein Großteil der im Bereich Familie zu ändernden Inhalte angesprochen worden.

Die Therapeutin wird in diesem Gespräch außerdem darüber in Kenntnis gesetzt, dass Frau B. ein weiteres Kind erwartet.

Versagensangst und geringes Selbstbewusstsein

In der **15. Therapiestunde** findet nochmals ein Familiengespräch mit Frau B. statt.

Wieder berichtet sie, dass das Familienleben harmonischer ablaufe und sie mit Sabines Entwicklung, sowohl die Stimmqualität als auch ihr Verhalten betreffend, sehr zufrieden sei. Im Laufe des Gesprächs werden die noch ausstehenden Themenpunkte Versagensangst, geringes Selbstbewusstsein und Zeitplanung aufgegriffen.

Die Mutter berichtet der Therapeutin, dass auch für sie das Einhalten ihres häufig sehr voll gepackten Zeitplanes von großer Wichtigkeit sei und sie dadurch nicht selten viel Unruhe verbreite. Da sie für das Mädchen das Vorbild sei, möchte sie über eine Veränderung ihres eigenen Verhaltens Spannungen abbauen und dem Mädchen dadurch mehr Sicherheit vermitteln. Die Mutter äußert aber auch den Wunsch, Sabine an einer Kindergruppe teilnehmen zu lassen, in der ihr Selbstbewusstsein gefördert würde. Diesen Wunsch befürwortet die Therapeutin sehr, da sie für Sabine externe selbstsichere Rollenvorbilder für sehr wichtig erachtet. Sabine orientiert sich stark an ihrer Mutter und könnte sich auch an deren unsicheren Verhaltensanteilen orientieren.

Nach der 15. Therapieeinheit wird die Therapie für mehrere Wochen, unter anderem bedingt durch einen Urlaub der Familie B., unterbrochen. In dieser Zeit kommt auch Sabines Schwester zur Welt.

Durch die Geburt der Schwester treten neue Probleme auf, die in einem kurzfristig vereinbarten Elterngespräch in der **16. Therapiestunde** besprochen werden. Verbunden mit einer neuen Rollenaufteilung innerhalb der Familie drängen sich längst in den Hintergrund getretene Verhaltensweisen wieder in den Vordergrund. Sabines Aggressivität nehme wieder zu, sie schreie mehr und beginne, auch in entspannten Situationen bei der Stimmgebung wieder vermehrt zu pressen.

Im Einvernehmen mit den Eltern wird die Therapie in einwöchigem Abstand fortgesetzt mit dem Ziel, die parallel zu den Familiengesprächen erarbeiteten stimmtherapeutischen Inhalte mit Schwerpunkt auf Spannungsabfuhr und Entspannung zu festigen. Obwohl die Familie bemüht ist, nach Ankunft des neuen Familienmitglieds zu einem normalen Alltag zurückzufinden und Sabine Zeit zu lassen, sich an die Anwesenheit ihres Geschwisterchens zu gewöhnen, gibt es häufig Rückfälle.

In einem weiteren Elterngespräch in der **21. Therapieeinheit** berichten die Eltern, dass Sabine sich nun mit der neuen Situation besser zurechtfinde. Dies spiegelt sich auch in einer physiologischen Stimmgebung wider.

Die am Anfang der Behandlung festgestellten Problempunkte im familiären Umfeld des Mädchens werden noch einmal aufgegriffen. Es wird deutlich, dass die Eltern ihr Verhalten diesbezüglich graduell verändert hatten. Sabine erhält ausreichend Freiräume zum Spielen ohne Kommentare der Eltern und die Möglichkeit, ihr Spielen in einem gewissen Rahmen nach ihren Vorstellungen zu gestalten. Die Eltern bemühen sich, sie Entscheidungen nur in einem Rahmen treffen zu lassen, deren Tragweite sie auch überblicken kann. Die Beziehung der Ehepartner zueinander verlaufe, auch bedingt durch eine berufliche Beförderung von Herrn B. mit angenehmeren Arbeitszeiten, harmonischer, wodurch Sabine durch elterliche Meinungsverschiedenheiten nicht mehr belastet werde. Im Bewusstsein ihrer Vorbildfunktion kommunizierten die Eltern ruhiger miteinander und versuchen ein gegenseitiges »Sich-Überschreien« zu vermeiden, auch wenn dies nicht immer gelinge. Sie entwickelten Spaß am Ausbau weiterer Kommunikationsstrategien, denn in seiner neuen beruflichen Position ergibt es sich zudem, dass Herr B. an einem Kommunikationsseminar teilnimmt, dessen Inhalte dann zu Hause durchdiskutiert und mit viel Humor, so Frau B., auf ihre Umsetzbarkeit überprüft werden.

Angesichts des positiven Verlaufs der Therapie wird beschlossen, die Therapie zunächst zu beenden und die weiteren Sitzungen in größeren Abständen anzusetzen. Familie B. ist wegen des auch aus ihrer Sicht sehr zufrieden stellenden Verlaufs und einer proportional dazu einsetzenden Therapiemüdigkeit mit dieser Entscheidung einverstanden.

In der **Abschlussstunde**, die gemeinsam mit Mutter und Kind stattfindet, übergibt die Therapeutin Frau B. eine Zusammenfassung von Entspannungsspielen und Übungen zur Unterstützung einer gesunden Stimmgebung, die sie zu Hause bei Gelegenheit einsetzen können, um die Therapieinhalte nicht ganz in Vergessenheit geraten zu lassen. Bei dieser Gelegenheit macht die Therapeutin auf die Möglichkeit eines »Rückfalles« bei Sabine aufmerksam.

9.3.2 Therapiestunden mit dem Kind

- In den Therapiestunden zwischen den Elterneinheiten wird Sabines Wahrnehmung unterschiedlicher Stimmqualitäten geschult und das Taktgefühl verbessert (**Baustein Wahrnehmung**, vgl. ▶ Kap. 7.2.1) So wird z. B. das Spiel »Geräusche raten« gespielt: Sabine und die Therapeutin müssen mit verbundenen Augen erraten, welches Geräusch die Spielpartnerin aus einer vorgegebenen Palette zum Erraten ausgesucht hat. Weiter sollen Unterschiede zwischen »laut und leise«, »hoch und tief« und »hart und weich« erkannt und benannt werden.
- Entspannung, Abfuhr übermäßiger Kraft und Energie und der Aufbau einer physiologischen Körperspannung (**Baustein Tonusregulation**, vgl. ▶ Kap. 7.2.2) sind weitere Therapieinhalte. Zum Spannungsabbau soll Sabine mit einem Ball kräftig gegen die Wand werfen. Im »Marionettenspiel«, bei dem die Therapeutin das Kind an fiktiven Fäden führt, verbessert Sabine ihr Gefühl für ihren Körper und die Stellung der Glied-

maßen zueinander. Die »Wettermassage«, bei der die Therapeutin das Kind nach der Vorstellungshilfe des Wetters abklopft (z. B. Regen: nur die Fingerspitzen klopfen usw.), an der Sabine besonders Spaß hat, unterstützt diesen Bereich weiter.
- Zur Unterstützung der physiologischen Phonation (**Baustein Phonation**, vgl. ▶ Kap. 7.2.4) wird u. a. das Spiel »Brummbär« gespielt. Dabei werden ohne und mit Hilfsmitteln (z. B. einer leeren Papprolle) Stimmklänge ausprobiert und physiologische Phonationsformen verdeutlicht. Beim »Eierlaufen« (ein Luftballon wird z. B. mit /u/ durchs Zimmer »balanciert«) wird der weiche Stimmeinsatz geübt. Zur Verbesserung der Dynamik wird das Spiel »Eseltreiben« gespielt, wobei der Spieler seinen fiktiven Esel mit »ho ho« durchs Zimmer »treibt«. Eine physiologische Rufstimme wird anhand von kurzen Aufforderungen (»los« usw.) erarbeitet.
- Auf die Artikulation (**Baustein Artikulation**, vgl. ▶ Kap. 7.2.5) wird z. B. über das Lied »Drei Japanesen mit dem Kontrabass« positiv Einfluss genommen.
- Mit der »Olympiade«, bei der verschiedene motorische Übungen ausgeführt werden müssen (Seilbalancieren usw.), und Spielen wie »Nähen ohne Faden« und »Perlenauffädeln« werden Sabines motorische Fähigkeiten verbessert (**Baustein Training einzelner Fertigkeit**, vgl. ▶ Kap. 7.2.6).
- Auch an einer Verbesserung der Kommunikationsfähigkeit mit Ausbau der nonverbalen und argumentativen Fähigkeiten wird gearbeitet (**Bausteine des Kommunikationstrainings**, vgl. ▶ Kap. 8.2). Beim »Bazarspiel« soll sich Sabine Argumente einfallen lassen, wie sie ihren Tauschpartner von ihrem Vorhaben überzeugen kann (»Wenn ich deine Uhr bekomme, dann bekommst du mein Holzauto«). Beim pantomimischen Darstellen von Tieren (»Ratespiel«: Das Kind stellt ein Tier dar, die Therapeutin muss erraten, welches) können nonverbale Fertigkeiten wahrgenommen und aktiv eingesetzt werden.
- Über Wahrnehmungsübungen und Atemübungen wird die Atemfehlfunktion positiv beeinflusst (**Baustein Atmung**, vgl. ▶ Kap. 7.2.3). So hat Sabine viel Freude an dem »Schnüffelspiel«, einem Geruchsmemory (Duftstoffe in Fläschchen), bei dem die entsprechenden Gerüche einander zugeordnet werden müssen. Beim Luftballonauflegen (hier wird ein Luftballon auf verschieden an der Atmung beteilige Punkte des Körper aufgelegt) lernt Sabine ihre Atemräume kennen. Beim aktiven »Wegatmen« des Luftballons findet ein Brückenschlag zur Sprechatmung statt.
- Der Aufbau einer physiologischen Stimmgebung erfolgt parallel zu der Möglichkeit, die Therapiestunden als Möglichkeit zur Entspannung zu nutzen. Der Räusperzwang und das Nachahmen pathologischer Stimmvorbilder legt sich im Laufe der Behandlung schließlich von selbst, nachdem die akustisch auditive Wahrnehmung verbessert und eine physiologische Stimmgebung in der Übungssituation aufgebaut werden konnte. Der Transfer des gebesserten Stimmklanges in die Spontansprache gelingt Sabine zumeist spontan, teilweise wird er durch therapeutische Hausaufgaben initiiert.

Am Ende der Sitzungen erläutert die Therapeutin Mutter oder Vater die Inhalte der jeweiligen Stunde. Für **Spiele und Übungen**, die auch zu Hause sinnvoll angewendet werden können, werden Anleitungen zur Durchführung gegeben. Über den sehr freundschaftlichen Umgang bei den Übungen und Spielen, den Einsatz kommunikationsfördernder Spiele und die Mitarbeit der Eltern kann eine Verbesserung der kommunikativen Kompetenz und eine Stärkung des Selbstbewusstseins bewirkt werden.

9.4 · Befunde nach Abschluss der Behandlung

Bereits bis **zur 15. Stunde** macht Sabine große Fortschritte. Ihr stimmmissbräuchliches Verhalten tritt zugunsten einer physiologischen Stimmgebung in den Hintergrund. Die Stimme klingt wesentlich klarer, die Stimmeinsätze sind weicher, und die Tendenz, bei der Stimmgebung zu pressen, ist deutlich rückläufig.

Die Therapie wird nach einer längeren Urlaubspause wieder aufgenommen und vor dem Hintergrund der neu aufgetretenen Probleme nach der Geburt der Schwester, bis zur 21. Therapiestunde (Familiengespräch) in wöchentlichem Abstand fortgesetzt. Die nachfolgenden Therapieeinheiten finden in zwei- bis dreiwöchigen Abständen statt. In den Therapiestunden nach der Urlaubspause werden weitestgehend die bisherigen Therapieinhalte wiederholt und stabilisiert.

Die Therapie wird **nach 25 Therapieeinheiten in einem Zeitraum von 11 Monaten** beendet, womit alle wichtigen defizitären Bereiche des Verursachungsmodells aus Sicht der Therapeutin aufgearbeitet werden konnten.

9.4 Befunde nach Abschluss der Behandlung

Phoniatrisch-pädaudiologischer Befund

Bei der phoniatrischen Untersuchung zeigen sich keine Knötchen mehr. Die Stimmlippen imponieren insgesamt noch leicht verdickt, ansonsten reizlos. Der Stimmlippenschluss bei der Phonation ist vollständig. Somit ergibt sich eine deutliche Verbesserung zum Vorbefund. Die weitere HNO-ärztliche Untersuchung ergibt bei intaktem Gehör keine pathologischen Auffälligkeiten.

Logopädischer Befund

Der Stimmbefund ergibt eine nicht vorhandene Rauigkeit, eine leichtgradige Behauchtheit, eine leichtgradige Heiserkeit und eine leichtgradige Gepresstheit – R0B1H1-G1. Die Stimmeinsätze sind überwiegend weich, die mittlere Sprechstimmlage liegt mit d' im Normbereich (unverändert zum Ausgangsbefund). Das Sprechstimmvolumen ist voll, die Dynamik unauffällig, der Stimmumfang altersentsprechend. Die Lautstärke und das Sprechtempo sind etwas erhöht. Angesichts der bei der Untersuchung bestehenden Rhinitis wird eine Rhinophonia clausa festgestellt. Atemfunktion und Belastbarkeit der Stimme ergeben keine pathologischen Befunde. Die Artikulation, die grammatikalischen Fähigkeiten, der Wortschatz und das Sprachverständnis sind altersentsprechend.

Die Tendenz zur stimmlichen Hyperfunktion ist noch erkennbar.

Vor Beginn der Therapie war die Stimmqualität R3B2H3-G3. Somit kann eine deutliche Verbesserung der Stimmqualität festgestellt werden (□ Abb. 9.1).

Bewertung durch Frau B.

In der abschließenden Beurteilung durch die Mutter gibt diese an, noch eine geringe Presstendenz in Sabines Stimmqualität zu vernehmen. Verhaucht klinge die Stimme ihrer Meinung nach nicht. Auch die Heiserkeit sei nahezu völlig verschwunden. Sie bewertet die Gepresstheit noch mit 2, die Verhauchung mit 0 und die Heiserkeit mit 1 (□ Tabelle 9.2). Dies ist eine deutliche Verbesserung des Stimmklanges in der subjektiven Beurteilung.

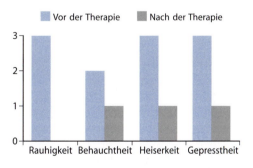

□ **Abb. 9.1.** Bewertung des Stimmklanges im RBH-G-System **vor** und **nach** der Therapie

Tabelle 9.2. Einstufung des Schweregrades der Stimmstörung durch die Eltern **nach** der Therapie

Heiserkeit							
Unauffällig	0	**1**	2	3	4	5	Sehr heiser
Verhauchung							
Unauffällig	**0**	1	2	3	4	5	Sehr verhaucht
Gepresstheit							
Unauffällig	0	1	**2**	3	4	5	Sehr gepresst

Fazit

Das aufgezeigte Fallbeispiel soll möglichst realitätsnah die Umsetzung des Therapieansatzes verdeutlichen. Der positive Verlauf ist nicht zuletzt auch auf die ausgezeichnete Mitarbeit der Eltern zurückzuführen.

Es wird deutlich, was in vielen Fällen in der Praxis erlebbar ist: Die Eltern orientieren sich bezüglich ihrer Therapiemotivation vor allem an **ihrem eigenen auditiven Eindruck**.

- Aus phoniatrischer Sicht wäre, da zwar keine Knötchen mehr sichtbar sind, die lupenlaryngoskopische und logopädische Untersuchung aber keinen völligen Normalbefund ergeben, die Fortsetzung der Therapie möglicherweise vertretbar gewesen.
- Die Eltern waren andererseits aufgrund ihres eigenen Eindruckes der Stimme ihrer Tochter nicht mehr von der Therapienotwendigkeit zu überzeugen.

Dieser Auffassung sollte selbstverständlich Rechnung getragen werden, indem auf die Fortsetzung der Therapie verzichtet wird, zumal davon auszugehen ist, dass sich der Heilungsprozess weiter fortsetzt (s. oben). Empfehlenswert wäre in diesem Falle, den Heilungsprozess durch großzügig angesetzte logopädische und phoniatrische Kontrolltermine zu verfolgen.

Erfolgskontrollen in der Praxis

10.1 **Dokumentationsverfahren und Bewertungskriterien** – 132
10.1.1 Phoniatrischer Befund – 133
10.1.2 Logopädischer Befund – 133
10.1.3 Perzeptive Stimmanalyse – 135
10.1.4 Akustische Stimmanalyse – 138

10.2 **Therapiestudien** – 142

10.3 **Anwendbarkeit in der Praxis** – 147

10.1 Dokumentationsverfahren und Bewertungskriterien

Qualitätssicherung und Qualitätsmanagement erfordern die Dokumentation und den Nachweis von Therapieeffekten. Eine Reihe von **Messmethoden** und **Beurteilungskriterien**, die zur Wirksamkeitsbestimmung der Therapie kindlicher Dysphonien eingesetzt werden können, werden eingeführt. Anschließend werden **Beurteilungskriterien** unter verschiedenen **Ge**sichtspunkten vorgestellt. Zum einen wird die Forschungsrelevanz der Beurteilungskriterien bewertet, zum anderen die Umsetzbarkeit für den logopädischen Alltag.

Wirksamkeitsnachweise in der Logopädie

Jede Therapeutin, die ihr Handeln reflektiert, ist daran interessiert, die eigene Arbeit weiter zu verbessern und Veränderungen während der Therapie zu dokumentieren. Durch dieses Vorgehen wird auch für andere Therapeutinnen ableitbar und auf andere Fälle übertragbar, welche Intervention zu welchem Zeitpunkt und für welchen Patienten am besten geeignet ist. Mit Hilfe **qualitätssichernder Maßnahmen** haben Logopädinnen die Möglichkeit, ihre hoch qualifizierte Arbeit auch über den Rahmen der Therapie hinaus darzustellen. Nachdem die Grundlagenforschung im Bereich Logopädie und ihren Nachbardisziplinen zunimmt, gewinnen **Wirksamkeitsnachweise** auch in diesem Zusammenhang immer mehr an Bedeutung. Zukünftig müssen Therapieeffekte und Vergleiche von Therapiekonzepten im Rahmen von Therapiestudien evaluiert werden. Mit Hilfe dieser Untersuchungen können Aussagen über die **Wirksamkeit**
- im Sinne einer »biologischen« **Effizienz** (»efficacy«: Führt ein Behandlungsverfahren unter optimalen Voraussetzungen überhaupt zu Effekten?) und
- im Sinne der »realisierbaren« **Effektivität** (»effectiveness«: Ist das Behandlungsverfahren auch unter Alltagsbedingungen wirksam?)

getroffen werden (vgl. Guggemoos-Holzmann u. Werecke 1995).

Vor diesem Hintergrund wäre es im Interesse einer optimalen Patientenversorgung wünschenswert, dass in den unterschiedlichen logopädischen Disziplinen **standardisierte und wirksame Therapieansätze** in den Vordergrund rücken und unwirksame Ansätze nicht mehr durchgeführt werden. Zur Klärung dieser Fragen können sinnvoll dokumentierte Befunde und Verläufe bewertet werden. Vergleichende Untersuchungen tragen so dazu bei, die wirksamen Therapieansätze herauszufiltern. Die Veränderungen während der Therapie sollten genau dokumentiert und anhand von Beurteilungskriterien im Vergleich zu den Ausgangsbefunden interpretiert werden.

Effektivität der Stimmtherapie bei Kindern

Effekte einer Stimmtherapie bei Kindern können auf sehr unterschiedlichen Wegen evaluiert werden (s. Publikationen aus dem Bereich der Biometrie und der Stimmtherapie und Diagnostik bei Erwachsenen: Fratalli 1998; Stemple 2000; Carding 2000, Shrivastav 2002, Baken 1999). Die **Ermittlung der Therapieeffekte** kann über unterschiedlichste Tests erfolgen. Die Qualität der Tests zur Bestimmung von Therapieeffekten hängt von der Güte der Tests ab. Idealerweise erfüllen die Tests die **Testgütekriterien** Objektivität, Validität und Reliabilität.

- Die **Objektivität** bei Messung von Effekten in der Kinderstimmtherapie bedeutet, dass das Ergebnis nicht vom Untersucher beeinflusst wird.
- Die **Validität** gibt darüber Aufschluss, **was** ein Testverfahren misst, ob z. B. der Messwert auch tatsächlich für das Kind mit sei-

ner entsprechenden Symptomatik von Belang ist.
- Die **Reliabilität** eines Verfahrens sagt aus, wie **genau** ein Test misst, also z. B. inwieweit das Ergebnis bei Messwiederholungen unbeeinflusst bleibt.

Die gewählten Tests für den Effektivitätsnachweis der Kinderstimmtherapie werden je nach Fragestellung und Durchführbarkeit die einzelnen Testgütekriterien in unterschiedlichem Maße erfüllen. Tests zum Nachweis von Therapieeffekten sollten auch unter diesen Gesichtspunkten beurteilt werden.

Zur Effektivitätsbestimmung der Therapie kindlicher Dysphonien können unterschiedliche Parameter herangezogen und interpretiert werden. Abhängig von den erwarteten Effekten muss bereits vor Therapiebeginn festgelegt werden, mit welcher Messmethode Veränderungen sinnvoll bestimmt werden können. Es können sog.
- **objektive Untersuchungsverfahren** von **subjektiven** und
- **standardisierte** von **informellen Verfahren**

unterschieden werden. Die Bewertung des erzielten Therapieeffektes hängt dann von der jeweiligen Interpretation der gemessenen Ergebnisse ab.

Je nachdem, was mit der jeweiligen Messung ausgesagt werden soll, können **Schwerpunkte in der Auswahl** der Bewertungskriterien oder Tests gesetzt werden.

> ❗ **Beachte**
> Messungen, die im logopädischen Alltag angewendet werden, sind unter dem Gesichtspunkt der Umsetzbarkeit und Effektivität auszuwählen; Messungen, die wissenschaftlichen Untersuchungen dienen, sind nach den Kriterien der jeweiligen wissenschaftlichen Fragestellung auszusuchen.

10.1.1 Phoniatrischer Befund

Der Kehlkopfbefund wird von HNO-Ärzten und Phoniatern erhoben. Beim phoniatrischen Befund können die Anatomie und die Funktion des kindlichen Kehlkopfs beurteilt werden. Eine Normalisierung pathologischer Veränderungen oder funktioneller Pathologien kann mit Hilfe des phoniatrischen Befundes dokumentiert werden. Dies bedeutet, dass bei einem Kind mit hyperfunktioneller Dysphonie vor dem Beginn einer logopädischen Therapie z. B. Knötchen sichtbar sein können, die nach der Therapie rückgebildet oder gar nicht mehr nachweisbar sind. Der kindliche Kehlkopf stellt sich dann – im Idealfall – völlig ohne pathologischen Befund dar.

Die Dokumentation von ärztlicher Seite sollte **vor** Beginn einer Therapie stattfinden. Die lupenlaryngoskopische Untersuchung ist für die Kinder oft nicht sehr angenehm, sodass sich viele Kinder möglicherweise nicht zu einer weiteren lupenlaryngoskopischen Untersuchung motivieren lassen. Eine mangelnde Kooperationsbereitschaft der Eltern oder des Kindes, organisatorische Gründe, Kostengründe usw. können in Einzelfällen dazu führen, dass ein behandeltes Kind keine phoniatrische Kontrolluntersuchung erhält.

Außerdem werden bei der phoniatrischen Untersuchung nur die sichtbaren Kriterien bewertet. Auditiv wahrnehmbare Kriterien, die sich im Verlauf der Therapie verbessern, stimmen nicht zwangsläufig mit dem phoniatrischen Befund überein. Aus den genannten Gründen ist der stroboskopische Befund als alleiniger Parameter zum Effektivitätsnachweis einer Therapie nicht ausreichend.

10.1.2 Logopädischer Befund

Im Rahmen der logopädischen Befunderhebung bei kindlicher Dysphonie soll die Logopädin zu den in ◘ Übersicht 10.1 aufgeführten und im ▶ Kap. 3.3, »Befunderhebung bei kindlicher Dysphonie«, näher erläuterten Merkmalen Aussagen treffen.

An erster Stelle steht hier die **Bewertung** der klanglichen Parameter **durch die Therapeutin**.

Diese Bewertung sollte zum einen **direkt am Patienten** vorgenommen werden (subjektiver Eindruck), zum anderen unbedingt **anhand einer Aufnahme auf einem Tonträger**,
- die reproduzierbare subjektive Bewertungsverfahren und
- reproduzierbare objektive Bewertungsverfahren

ermöglicht.

Geeignete Aufnahmegeräte. Bewährt hat sich die Verwendung eines **digitalen Aufnahmegerätes** (DAT-Rekorder, Mini-Disc-Rekorder), da die Aufnahmequalität sehr zufrieden stellend ist. Aber auch **gute Analoggeräte** können eingesetzt werden.

Bei den digitalen Verfahren, die mit **Kompression der Daten** arbeiten (z. B. Mini-Disc), ist zu bedenken, dass hier bestimmte Parameter des Signals, die normalerweise vom menschlichen Ohr nicht wahrgenommen werden, unberücksichtigt bleiben. Weitestgehend ungeklärt ist dabei noch, ob diese nicht für das geschulte Ohr der Therapeutin wesentliche Informationen enthalten könnten. Erste Studien fanden bisher geringe Unterschiede in einzelnen Frequenzbereichen zwischen den digitalen Aufnahmeverfahren (Winholtz u. Titze 1998).

Auch die **digitale Videotechnik** kann zur Dokumentation eingesetzt werden. Durchschnittliche Geräte erreichen zumeist eine gute Tonqualität.

Auswahl des Aufnahmeverfahrens. Kriterium für die Auswahl des jeweiligen Verfahrens ist die beabsichtigte Auswertung der akustischen Parameter. Sollen die Daten per Computer weiterverarbeitet werden, empfiehlt sich ein DAT-Rekorder. Wichtig ist besonders die Auswahl des Zubehörs wie des geeigneten Mikrofons, da dies entscheidenden Einfluss auf die Klangqualität nimmt. Dieser Aufnahmen lassen sich gut im logopädischen Alltag durchführen.

> **Tipp**
>
> Die Aufnahmen sollten vor, während und nach Abschluss der Behandlung angefertigt und mit dem jeweiligen Aufnahmedatum versehen werden. Aus Gründen der besseren Vergleichbarkeit der Sprechproben sollten die Aufnahmen inhaltlich immer gleich gestaltet sein.

> **Beachte**
>
> Das Anfertigen von Aufnahmen und die Dokumentation des logopädischen Befundes sind für den Effektivitätsnachweis kindlicher Stimmtherapie unabdingbar. Diese Form des Nachweises ist im logopädischen Alltag ohne wesentlichen zeitlichen und technischen Mehraufwand möglich.

Inhalte der Aufnahmen. Folgende Inhalte mit einer Gesamtaufnahmedauer von zwei bis drei Minuten bieten sich für die Aufnahme der Kinderstimme an:

> **Übersicht 10.1.**
> Untersuchungsparameter der Stimmqualität
>
> - Stimmklang
> - Mittlere Sprechstimmlage
> - Tonhaltedauer
> - Vitalkapazität
> - Tonumfang
> - Stimmeinsätze
> - Singstimme (Tonumfang, Brust- und Kopfregister, Dynamik, Tontreffsicherheit)
> - Rufstimme
> - Nasalität
> - Belastbarkeit
> - Schwelltonvermögen

10.1 · Dokumentationsverfahren und Bewertungskriterien

- Erzählen einer (immer der gleichen) Bildergeschichte.
Ersatzweise: Kurzer Lesetext (falls schon möglich).
- Längeres Phonieren des Vokals /a/ (ca. 5 s).
- Phonieren der Vokalreihe /a/, /i/, /e/, /o/, /u/.[1]
- Nachsprechtext, z. B.: »Conni hat den Ball geholt und zu mir geworfen. Ich habe ihn gefangen und wieder zurückgeworfen.«
- Spontansprachlicher Text: Beschreibung eines Spiels oder eines Ereignisses.

Aufnahmequalität. Die Aussagekraft und Verwendbarkeit der Aufnahmen ist unter anderem abhängig von der Qualität der Aufnahme. Auf die Ausschaltung verfälschender akustischer Signale, wie z. B. Hintergrundgeräusche oder Übersteuerung, sollte geachtet werden. Dieser Aufwand lohnt aber gerade im Hinblick auf die Reproduzierbarkeit und auch die mögliche objektive Analyse von Sprechproben. Wichtig ist auch, darauf zu achten, dass das Aufnahmematerial nicht zu kurz ausfällt, da eine ausreichend lange Sprechprobe einen besseren Gesamteindruck der durchschnittlichen Stimmqualität vermittelt, als dies z. B. zwei bis drei Sätze können. Zu empfehlen ist für die Einzelsequenz einer Sprechprobe eine Dauer von ca. zwei bis drei Minuten.

Aufnahmebedingungen. Die Therapeutin sollte darauf achten, dass die Sprechprobe dem tatsächlichen Stimmstatus des Kindes entspricht und nicht eine verfälschte, »künstlerisch modifizierte« Sprechprobe auf Band festgehalten wird. Dies gilt auch für die Wahl des Sprechzeitpunktes: Das Kind sollte einerseits schon einige Sätze vor der Aufnahme gesprochen haben, andererseits jedoch nicht zu lange vorher die Stimme eingesetzt haben, um Einsprech- und Belastungseffekte zu verhin-

dern bzw. konstant zu halten. Der Abstand zum Mikrofon sowie der Winkel der Kopfhaltung des Kindes haben ebenfalls Einfluss auf die Klangqualität. Die Kontrolle dieser Störvariablen verlangt einen einfühlsamen Umgang der aufnehmenden Person mit dem Kind. Sinnvoll ist sicher auch die mehrfache Anfertigung von Aufnahmen, um das Kind an einen unbeschwerten Umgang mit der Aufnahmesituation zu gewöhnen (◘ Übersicht 10.2).

10.1.3 Perzeptive Stimmanalyse

Zur subjektiven Bewertung der Stimmqualität durch die auditive Wahrnehmung der Therapeutin (perzeptive Analyse) bietet sich für die kindliche Dysphonie das RBH-Systems zur Beurteilung heiserer Stimmen im Erwachsenenalter an (Nawka u. Anders 1996), zurzeit das einzige standardisierte Verfahren im deutschsprachigen Raum. Die Beurteilung des Stimmklanges kann sowohl direkt im Rahmen der logopädischen Befunderhebung am Patien-

---

◘ **Übersicht 10.2.**
Grundsätze, die bei Stimmaufnahmen zu beachten sind

- Verwendung von gleich bleibendem Aufnahmematerial,
- eine ausreichend lange Dauer des Aufnahmetextes (mindestens 2–3 min),
- Gewöhnung des Kindes an die Aufnahmesituation, um natürliche Sprechproben zu erhalten,
- Kontrolle der Aufnahme möglichst rasch nach der Anfertigung, um bei eventuellen Mängeln eine zeitlich entsprechende Wiederholungsaufnahme anzufertigen,
- konstant gehaltene Aufnahmebedingungen (z. B. Zeitpunkt der Aufnahme, Abstand zum Mikrofon).

---

[1] Anhand der Phonation des /a/ und der gesamten Vokalreihe, lassen sich die Presstendenz und ein harter Stimmeinsatz gut ermitteln.

ten als auch anhand von Bandaufnahmen erfolgen. Im angloamerikanischen und japanischen Sprachraum existieren Beurteilungsskalen zur Analyse des Stimmklanges, die verschiedene Dimensionen evaluieren, aber für den deutschsprachigen Raum noch nicht adaptiert sind (GRBAS-Scale, Hirano et al. 1981; Voice assessment protocol for children and adults, Pindzola 1997). Da kulturelle Unterschiede sich auch in unterschiedlichen Stimmmustern widerspiegeln, dürfen solche Verfahren nicht unbesehen übernommen werden.

Das RBH-G-System zur Beurteilung kindlicher Dysphonien

Im Folgenden wird gezeigt, wie sich das RBH-System zur Beurteilung kindlicher Dysphonien erweitern lässt. Die Parameter **Rauigkeit (R)**, **Behauchtheit (B)** und **Heiserkeit (H)** werden dabei in der von Nawka und Anders vorgesehenen Ausprägungsskala von 0–3 bewertet:

- 0=nicht vorhanden,
- 1=leicht oder geringgradig,
- 2=mittelgradig,
- 3=hochgradig.

Nawka und Anders (1996) urteilen selbst, dass dieses System seine Grenzen hat und viele weitere stimmliche Charakteristika nicht beschrieben werden. Da der Parameter »Gepresstheit« für den Stimmklang der kindlichen hyperfunktionellen Dysphonie eine entscheidende Rolle spielt, wurde er ergänzend in das Bewertungssystem aufgenommen und ebenfalls mit den Ausprägungsgraden 0 bis 3 in der oben beschriebenen Skala bewertet.

> **Beispiel**
>
> Die Dokumentation der Sprechprobe eines Kindes mit hyperfunktioneller Dysphonie, bei dem eine mittelgradige Rauigkeit, eine mittelgradige Behauchtheit und eine mittelgradige Heiserkeit mit hochgradiger Gepresstheit vorliegt, würde also so lauten: R2B2H2-G3.

> **Beachte**
>
> Mit den vier Kriterien Rauigkeit, Behauchtheit, Heiserkeit und Gepresstheit ist nur ein **Teilbereich der logopädischen Befunderhebung** abgedeckt. Weitere Stimmkriterien wie Stimmeinsätze, mittlere Sprechstimmlage, Volumen, Dynamik, Stimmumfang, Nasalität, Atemfunktion und Belastbarkeit der Stimme sind für die Beurteilung der kindlichen Stimmfunktion ebenso wichtig (vgl. ▶ Kap. 3.3 »Befunderhebung bei kindlicher Dysphonie«) und im RBH-G-System nicht erfasst.

Die Stimmkriterien außerhalb des RBH-G-Systems sollten **gesondert notiert** werden. Bei diesen Beschreibungskriterien der Stimmfunktion macht eine Gradeinteilung wenig Sinn. Hier gibt die Beschreibung des Einzelkriteriums besser Aufschluss über die Stimme und ihre Veränderung im Lauf einer Therapie.

Die Dokumentation des logopädischen Befundes in der hier beschriebenen Form lässt recht umfassend und detailliert Aussagen zur Veränderung der Stimmfunktion im Verlauf einer Stimmtherapie zu. So können deskriptiv (beschreibend) Aussagen zum erzielten Therapieeffekt getroffen werden.

> **Exkurs**
>
> Die Stimmqualität kann auch mittels **anderer Kriterien** beurteilt werden. So verwendet Nienkerke-Springer (2000) z. B. zur Erfassung klanglicher Parameter der pathologischen Kinderstimme die **Visual-Analog-Scale** (VAS), die von Wewers et al. (1990) eingeführt wurde. In dieser kommen perzeptive Stimmparameter wie Heiserkeit, Behauchtheit, Hyperfunktion, Hypofunktion, Krächzen, Rauigkeit, Instabilität, harte Einsätze, Knarren, Stimmlage hoch und Stimmlage tief zum Ausdruck. Studien von Kreimann und Gernratt (1998) haben jedoch demonstriert, dass Skalen der perzeptiven Beurteilung von Stimmparametern nur eine geringe Reliabilität aufweisen, besonders in den Bereichen mittlerer Merkmalsausprägung. Das bedeu-

tet, dass bei akustisch sehr schwer oder sehr leicht gestörten Stimmen die Fragebögen gute Ergebnisse zeigen, bei Störungen mittleren Grades die Messgenauigkeit jedoch abnimmt. Zudem wurde die Validität der meisten Skalen nie überprüft.

> **Beachte**
>
> Die perzeptive Beurteilung des Stimmklanges durch die geschulte Praktikerin ist ein wichtiger Teil im Dokumentations- und Klassifikationsprozess einer Stimmstörung, der jedoch durch Verfahren anderer Messebenen ergänzt werden sollte. Man unterscheidet Verfahren der **objektiven Messebene** (z. B. Computeranalysen) von Methoden der **subjektiven Messebene** (z. B. Ratings der betroffenen Familie).

Beurteilung durch die Eltern

Neben der Erfassung des Stimmklanges durch die Logopädin ist zum Effektivitätsnachweis auch die **Beurteilung des Stimmklanges und der Qualität der Stimmgebung durch die Eltern** einsetzbar. Mit Hilfe der Elternurteile kann überprüft werden, ob sich die Beurteilung im Verlauf der Therapie verändert, und es können Rückschlüsse auf einen möglichen Transfer in den Alltag gezogen werden. Diese Einschätzung setzt aber voraus, dass die Eltern darin geschult sind, klangliche Unterschiede zu erkennen.

Viele Eltern stimmauffälliger Kinder beschreiben die Stimme ihres Kindes als **heiser, gepresst** oder **verhaucht**. Weil diese Begriffe allgemein verständlich sind, können diese Kriterien für die Schweregradeinstufung durch die Eltern verwendet und bei der Anamneseerhebung mit abgefragt werden. Die Begriffe werden den Eltern vor der Beurteilung erklärt:

- Mit dem Parameter »Gepresstheit« soll der Krafteinsatz der Kinder bei Phonation, verbunden mit visuellen Zeichen der Anstrengung, wie z. B. dem Hervortreten der Halsvenen, dokumentiert werden.
- »Verhauchung« beschreibt die Ausprägung des unphysiologischen Luftaustritts, der die Phonation begleitet.
- »Heiserkeit« beschreibt einen dünnen Stimmklang mit aphonen Abschnitten und geringer Tragfähigkeit der Stimme.

Zur nochmaligen Begriffserläuterung werden den Eltern die genannten drei Kriterien vor ihrer jeweiligen Beurteilung erklärt und von der Therapeutin vorgemacht. Damit wird sichergestellt, dass die Begriffe stets gleich verwendet werden.

Um den **Effekt der zentralen Tendenz**[1] (vgl. Wormser, 1973) **zu vermeiden**, wird zur Graduierung der Ausprägung der Störung eine Beurteilungsskala von 0 bis 5 gewählt. Die Übertragung des Stimmbefunds in eine Zahlenskala, ähnlich dem deutschen Schulnotensystem (Ordinalskala), erfolgt, ohne den Zahlenwerten konkrete Begriffe zuzuordnen. In der Arbeit mit den Eltern hat sich diese Schweregradeinteilung als sehr praktikabel erwiesen. So werden die Eltern angeleitet, die Stimmqualität nach den oben beschriebenen Kriterien zu »benoten«. Zusätzlich wird den Eltern erklärt, »0« entspreche einer gesunden, klanglich unauffälligen Stimme, »5« entspreche der maximalen Ausprägung des Symptoms.

> **Tipp**
>
> Die Eltern bewerten den Stimmklang des Kindes **vor Aufnahme und nach Abschluss** der Therapie. Sie nehmen die Abschlussbewertung nach diesem Stufenschema vor, ohne nochmals ihre Erstbewertung gezeigt zu bekommen.

> **Beachte**
>
> Die Elternbeurteilung ergibt einen weiteren interessanten Beitrag zur Bewertung der Effek-

---

[1] Der Effekt der zentralen Tendenz bezeichnet die Neigung einzelner Probanden, bei Fragebögen mit abgestuften Antwortmöglichkeit einen neutralen mittleren Wert zu wählen, anstatt eine extreme Beurteilung abzugeben.

tivität der Kinderstimmtherapie und lässt sich gut in den logopädischen Alltag integrieren.

Auditive Beurteilung durch unabhängige Beobachter und Experten

Für den ausführlicheren Effektivitätsnachweis auch unter wissenschaftlichen Gesichtspunkten bietet es sich an, die von der Logopädin angefertigten Aufnahmen von einer Gruppe von Experten als unabhängige Beobachter beurteilen zu lassen. Die Bewertung nach dem RBH-System als standardisierte Methode durch eine Expertengruppe ermöglicht eine **reproduzierbare Bewertung heiserer Kinderstimmen**. Besonders die Beurteilung durch eine fachkompetente Gruppe unabhängiger Beobachter minimiert die Gefahr einer fehlerhaften Einzelbeurteilung und verstärkt die Aussagekraft der erzielten Ergebnisse. Auch Nawka und Anders (1996) verweisen auf die Vorteile der Beurteilung durch eine Gruppe von Experten, nicht zuletzt um auch Grenzbefunde, denen die recht grobe vierstufige Skala nicht gerecht wird, zu erfassen.

«Wegen der Forderung, keine Zwischenwerte zuzulassen, können die in der Grundgesamtheit auftretenden Grenzbefunde durch einen Beurteiler allein nicht beschrieben werden. Die Mehrheit bzw. der Mittelwert der Einzelurteile dient der Klassifizierung der Heiserkeit im Gruppenurteil.» (Nawka u. Anders 1996, S. 18–19)

Diese Form der Beurteilung ist allerdings nur anhand der Bewertung **von Aufnahmen auf Tonträgern** möglich, weshalb die Urteile natürlich auch von der Qualität der Aufnahmen in Bezug auf Geräuschfreiheit und Natürlichkeit der Sprechproben abhängig sind.

> **ⓘ Tipp**
>
> Die Bewertung durch eine Expertengruppe ist für den logopädischen Alltag zum Effektivitätsnachweis häufig zu aufwändig und nicht praktikabel, liefert aber für wissenschaftliche Fragestellungen aufschlussreiche Informationen.

10.1.4 Akustische Stimmanalyse

Die akustische Analyse des Stimmsignals ist wahrscheinlich das gebräuchlichste **objektive Messverfahren** zur Dokumentation der Effekte einer Therapie. Die Möglichkeit, schon auf normalen PCs, die mit Soundkarte, Mikrofon und Lautsprecher ausgerüstet sind, solche Programme zu benutzen, macht diese Art der Evaluation auch für den Einsatz in therapeutischen Praxen zunehmend interessant. Zudem wird Software zu den verschiedensten Stimmparametern zu relativ geringen Preisen angeboten. Ihr Einsatz setzt jedoch voraus, dass die Therapeutin sich in die den Messungen zugrunde liegenden theoretischen Bezüge einarbeitet und mögliche Faktoren berücksichtigt, die die Ergebnisse beeinflussen können.

> **ⓘ Tipp**
>
> Die meisten Programme erlauben die Bestimmung von **Tonhöhe** und **Intensität** einer Stimme und die Darstellung von **Veränderungen** dieser Parameter über die Zeit (Shrivastav 2002).

Stimmfeldmessung

Eine Sonderstellung in der Bewertung der Stimmfunktion beim Kind im Rahmen der logopädischen Befunderhebung nimmt die Stimmfeldmessung ein.

> **❗ Beachte**
>
> Die Stimmfeldmessung beruht auf einer simultanen Erfassung von Tonhöhen- und Intensitätsumfang der Stimme (Böhme 1997) und spiegelt auch die **Interaktion** dieser Parameter wider. Mit Hilfe der Stimmfeldmessung können Aussagen zur mittleren Sprechstimmlage, zum Stimmumfang und zur Dynamik getroffen werden.

Für die Bewertung der Erwachsenenstimme ist die Stimmfeldmessung unabdingbar. Auch im Kindesalter ist sie zur Dokumentation sicher

10.1 · Dokumentationsverfahren und Bewertungskriterien

sinnvoll, aber gerade bei kleinen Patienten häufig nicht durchführbar. Die Stimmfeldmessung erfordert zum einen eine gewisse Kooperationsbereitschaft, aber auch musikalische Fähigkeiten, die gerade bei Kindern im Vorschulalter nicht unbedingt gegeben sind. Hacki und Heitmüller (1999) setzen in einer Studie mit 180 Kindern die Stimmfeldmessung allerdings schon bei Vierjährigen ein.

Ist die Durchführung der Stimmfeldmessung **im Vorschulalter** möglich, kann sie als weitere Säule zur Dokumentation und zum Nachweis eines Effektes der Stimmtherapie herangezogen werden. Zum Effektivitätsnachweis der Stimmtherapie **im Schulalter** sollte die Stimmfeldmessung als Beurteilungskriterium unbedingt eingesetzt werden.

> **Beispiel**
>
> ▪ Abbildung 10.1 zeigt ein typisches Stimmfeld bei hyperfunktioneller Dysphonie bei einem 4-jährigen Mädchen. Die y-Achse zeigt jeweils den Schalldruckpegel in Dezibel (dB), ist also das Maß für die Lautheit eines Tones, die x-Achse gibt die Grundfrequenz der Töne in Hertz wieder mit der entsprechenden Klassifikation der Klaviertastatur in der oberen Abbildung. In der unteren Abbildung werden Bassregister, Bruststimm- und Kopfstimmfunktion voneinander getrennt als Ellipsen oder Kreise dargestellt. Insgesamt ergab die Stimmfeldmessung bei diesem Kind eine Einschränkung der Dynamik besonders im unteren Bereich (55–90 dB) und eine reduzierte Kopfstimmfunktion. Die mittlere Sprechstimmlage wird hier als der Ton definiert, der fünf Halbtöne über dem tiefsten Ton liegt. Mit dem Ton h ist die mittlere Sprechstimmlage bei einer Vierjährigen deutlich zu tief. In ▪ Abb. 10.2 fällt besonders der enorme Stimmumfang (e–c‴) eines fünfjährigen Chorknaben auf. Gleichzeitig ist die Dynamik stark eingeschränkt (60–85 dB). Die Bruststimmfunktion ist reduziert (s. ▪ Abb. 10.2, unten).

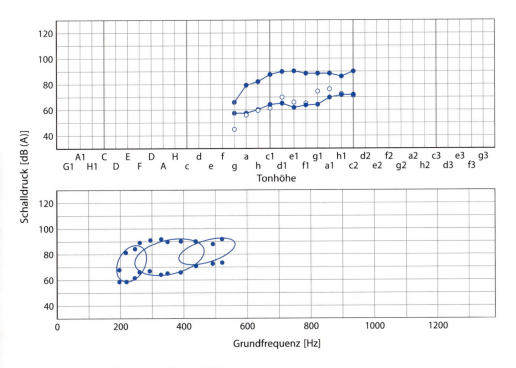

▪ **Abb. 10.1.** Stimmfeld eines vierjährigen Mädchens

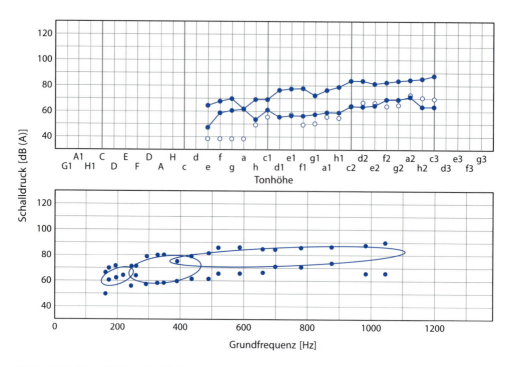

◘ Abb. 10.2. Stimmfeld eines fünfjährigen Sängerknabens

Spektralanalytische Verfahren

Eine weitere Möglichkeit, den Effekt einer Therapie zu messen, ist die spektralanalytische Auswertung von Sprechproben der Kinder. Im **Spektogramm** findet sich eine dreidimensionale Darstellung des aufgenommenen Sprechaktes. Die Spektralanalysen gelten allgemein als Methode zur Bestimmung der **Stimmqualität** (Shrivastav 2002). Man unterscheidet breitbandgefilterte und schmalbandgefilterte Spektogramme. Erstere sind für die Analyse der Vokalformanten besser geeignet, Letztere erlauben die Darstellung der harmonischen Teiltöne.

Heiserkeitsanalyse. Für die Heiserkeitsanalyse sind die Vokale der Sprechproben von besonderem Interesse. Ein Vokal setzt sich aus dem Grundton und harmonischen Teiltönen (Obertöne) zusammen. Die Frequenzen der Obertöne sind stets ganzzahlige (harmonische) Vielfache der Grundtonfrequenz (Biesalski u. Frank 1982). Die Intensität der jeweiligen Obertöne unterscheidet sich von Vokal zu Vokal. Durch den Luftraum im Ansatzrohr wird ein Teil dieser Obertöne hervorgehoben, ein anderer Teil abgeschwächt. Die hervorgehobenen Anteile werden als **Formanten** bezeichnet. Jeder Vokal hat seine speziellen Formanten, anhand derer er charakterisiert ist (Wendler u. Seidner 1987; Biesalski u. Frank 1982). So liegen z. B. bei einem /a/, das ein Kind mit einer Grundfrequenz von 256 Hz spricht, die Formanten F_1 bei 1.030 Hz, F_2 bei 1.370 Hz und F_3 bei 3.170 Hz (Baken 1999). Bei heiseren Stimmen mit verändertem Schwingungsablauf kommt es durch Bildung von **Luftturbulenzen auf Glottisebene** zur Entstehung zusätzlicher Geräusche. Dadurch nehmen harmonische Klanganteile ab und nichtharmonische zu. Dies kann bis zum Verschwinden der Vokalformanten führen, wodurch die Differenzierung der Vokale erschwert wird (Biesalski u. Frank 1982). Arnold und Emanuel (1979) konnten bei der Analyse dysphoner Kinderstimmen einen **höheren spektralen Geräuschanteil** feststellen als bei gesunden Kinderstimmen. Böhme

(1997) weist auf den Nutzen der spektralanalytischen Auswertung von Sprechproben im Kindesalter hin, um (vornehmlich für diagnostischen Zwecke) wichtige Zusatzbefunde zu erhalten.

Quantifizierende Messdateninterpretation der Spektogramme. Dafür eignen sich neben der Auswertung durch Experten **computergestützte Verfahren,** die aus dem Frequenzspektrum der Sprechproben bestimmte Quotienten berechnen, z. B. aus Grundton und harmonischen (ganzzahligen) Obertönen der Grundfrequenz und Geräuschanteilen mit der jeweiligen Intensität. Üblicherweise wird in den graphischen Darstellungen die **Tonhöhe** auf der Ordinate dargestellt, die **Zeit** entlang der Abszisse und die **Lautintensität** durch farbliche Markierung oder Strichdicke der Darstellungen. Die Einteilung des **Heiserkeitsgrades** kann nach Vorhandensein und Intensität von Geräuschanteilen im Bezug zu den Formanten erfolgen. Yanagihara (1967) führte nach einer sonagraphischen Klangdarstellung eine solche **Heiserkeitsgraduierung** ein. Er unterteilt nach Analyse der Vokale /a/, /e/, /i/, /o/ und /u/ Heiserkeit in vier Typen:
- **Typ I:** Leichteste Heiserkeit, geringe Geräuschanteile in den Formantbereichen der Vokale
- **Typ II:** Leichte Heiserkeit, zusätzliches Geräusch oberhalb 3.000 Hz bei /a/, /e/ und /i/
- **Typ III:** Mittelgradige Heiserkeit, Ausweitung und Verstärkung der Geräuschanteile oberhalb 3.000 Hz
- **Typ IV:** Hochgradige Heiserkeit, die Hauptformanten von /a/, /e/ und /i/ sind durch Geräusche ersetzt. Starke Geräuscheinbrüche auch in die tiefen Formanten aller Vokale und weitere Geräuschzunahme oberhalb 3.000 Hz

Andere objektive Beurteilungskriterien. Neben der Betrachtung der »störenden« Geräuschanteile im Rahmen der spektralanalytischen Auswertung können für die objektive Beurteilung von Sprechproben auch der **Grundfrequenzverlauf** und die **Einschwingzeit** betrachtet werden. Personen mit funktionstüchtiger Stimme sind in der Lage, einen Ton über längere Zeit zu halten. Für Personen, die an Stimmstörungen leiden, kann diese Funktion beeinträchtigt sein (Biesalski u. Frank 1982). Auch der **Stimmeinsatz** kann im Sinne der Intonationsfähigkeit als Parameter für eine gesunde Stimmfunktion betrachtet werden (Wendler u. Seidner 1987). So kann die Zeit, bis es einer Person mit Dysphonie im Vergleich zu einem Stimmgesunden gelingt, den angestrebten Klang aufzubauen, erheblich verlängert sein.

Zusammenfassung

Wirksamkeitsnachweis
- Um die Therapieverläufe für den Patienten so wirksam wie möglich zu gestalten und zur Dokumentation der eigenen, hoch qualifizierten Arbeit, ist es wichtig, **Therapieverläufe und Effekte zu dokumentieren und zu bewerten.**
- Sinnvoll dokumentierte und bewertete Befunde tragen dazu bei, **standardisierte und wirksame Behandlungsprogramme** aufzustellen.
- Die Kriterien **Objektivität, Reliabilität** und **Validität** bestimmen die Güte eines Verfahrens.

Phoniatrischer Befund
- Der phoniatrische Befund kann sehr deutlich über die **Effektivität der Stimmtherapie** beim Kind Aufschluss geben und ist eine wichtige Säule der Beschreibung und Bestimmung von Therapieresultaten.
- Mit dem **stroboskopischen Befund** werden nur **sichtbare Effekte** dokumentiert, auditive bleiben unberücksichtigt.

- Zum Effektivitätsnachweis logopädischer Stimmtherapie beim Kind sollten **phoniatrische und logopädische Beurteilungskriterien** herangezogen werden.

Logopädischer Befund
- Zum Effektivitätsnachweis logopädischer Therapie ist es nötig, den **logopädischen Befund** festzuhalten und eine **Bewertung des Stimmklanges und der Stimmfunktion** vorzunehmen.
- Über den **Vergleich des Ausgangs- mit dem Abschlussbefund** können belegbare Aussagen zum Effekt der Therapie getroffen werden.
- Der **Stimmklang** kann nach dem **RBH-System** (Nawka u. Anders 1996) beurteilt werden. Der zusätzliche Parameter »Gepresstheit« empfiehlt sich für das Störungsbild kindliche Dysphonie.
- Dokumentiert und bewertet werden sollten auch die Stimmeinsätze, die mittlere Sprechstimmlage, das Volumen, die Dynamik, der Stimmumfang, die Nasalität, die Atemfunktion und die Belastbarkeit der Stimme.

Akustische Stimmanalyse
- Falls die Durchführung **im Vorschulalter** möglich ist, kann die Stimmfeldmessung die logopädische Dokumentation sinnvoll ergänzen.
- **Im Schulalter** sollte auf die Stimmfeldmessung zur Dokumentation von Therapieeffekten nicht verzichtet werden.
- Die spektralanalytische Auswertung war bisher aufgrund der technischen Aufwändigkeit eher dem Wissenschaftsbereich vorbehalten.
- Das Spektogramm eignet sich durch die **gute Handhabbarkeit vieler Programme** zunehmend auch für den Einsatz in der logopädischen Praxis.

10.2 Therapiestudien

Eine Studie zur Wirksamkeit der Therapie bei kindlichen Stimmstörungen im Vorschulalter wird vorgestellt, die **praktische Anwendung der Bewertungskriterien** demonstriert und der **Effekt der Therapie** bewertet. Schließlich wird ein **Standard zum Wirksamkeitsnachweis** für die alltägliche Praxis vorgeschlagen.

Nach dem hier besprochenen Therapiekonzept wurden in einer Studie im Raum München in den Jahren 1995 bis 2001 ca. 100 Kinder im Alter zwischen 3;5 und 12 Jahren in phoniatrisch-logopädischer Zusammenarbeit therapiert. Im Folgenden werden die qualitativen Ergebnisse einer Einzelfallanalyse beschrieben, und anschließend werden erste quantitative Befunde vorgestellt.

Qualitative Ergebnisse

In einer Einzelfallanalyse (Haug 2001) wurden anhand mehrerer Kriterien die Effekte der Kinderstimmtherapie nach Anwendung des vorgestellten Therapiekonzeptes bei drei Kindern (im Alter von 5–6 Jahren) beurteilt, und dabei wurde gleichzeitig die Anwendbarkeit dieser Kriterien geprüft. Mittels fünf verschiedener Beurteilungskriterien, die vor und nach der Therapie dokumentiert wurden, sollte der Effekt der Therapie nachgewiesen werden.

Nach diesem Beurteilungsschema konnte von den drei in der Studie untersuchten Kindern in einem Fall ein deutlich positiver Effekt nachgewiesen werden und in zwei Fällen ein positiver.

Die jeweils vor und nach Abschluss der Therapie herangezogenen Messmittel (Beurteilungskriterien) waren
- der stoboskopisch-phoniatrische Befund,
- der logopädische Befund,
- die perzeptive Beurteilung des Stimmklanges durch 18 Experten,
- die perzeptive Beurteilung des Stimmklanges durch die Eltern,
- die spektralanalytische Auswertung des Vokals /a/.

Die Anordnung der Stimmaufnahmen erfolgte auf einem digitalen Tonträger in randomisierter, d. h. auf Zufall beruhender Reihenfolge. Die Bewertung wurde nach dem RBH-System von Nawka und Anders (1996) zur Beurteilung kranker Stimmen vorgenommen. Der spektralanalytischen Auswertung einzelner Sprechproben lagen ebenfalls digitale Aufnahmen zugrunde.

Phoniatrischer Befund. Er erwies sich hier als richtungsweisendes Beurteilungskriterium. In der Studie zeigte sich, dass in einem subjektiv »erfolgreich« verlaufenen Fall nach der Therapie tatsächlich keine Knötchen mehr nachweisbar waren. Der phoniatrische Befund fand seine Entsprechung auch im logopädischen Befund (s. unten). Der phoniatrische Befund gilt als weitgehend objektiv und reliabel. Die Validität ist jedoch nicht uneingeschränkt gegeben, da im Zusammenhang mit Stimmstörungen die klangliche Komponente ebenso große Bedeutung hat wie der sichtbare Befund.

Logopädischer Befund. Die Beurteilung der Stimmqualität durch eine Logopädin erwies sich als sinnvoll, da mittels des logopädischen Befundes die **klangliche Komponente** des Störungsbildes, die im phoniatrischen Befund keine Entsprechung findet, sehr differenziert betrachtet, dokumentiert und bewertet wurde.

Im logopädischen Befund konnte eine Verbesserung des klanglichen Befundes dokumentiert werden. Die logopädische Befunderhebung gilt als ein valides Messmittel. Die Gütekriterien Objektivität und Reliabilität sind jedoch nicht erfüllt, da es denkbar ist, dass von unterschiedlichen Personen in unterschiedlichen Situationen möglicherweise auch differierende Aussagen getroffen werden können.

Perzeptive Beurteilung durch die Eltern. Die Beurteilung durch die Eltern lieferte interessante Resultate. Die Elternurteile bieten wahrscheinlich als **einziges** Beurteilungskriterium mögliche Hinweise auf den **Transfer** der Therapieinhalte. In der hier beschriebenen Arbeit wurde z. B. für den Parameter »Gepresstheit« auf der Skala von 0–5 der Ausprägungsgrad 2 festgehalten, da das Kind nach Angaben der Mutter in »Stresssituationen« in eine leicht gepresste Stimmgebung verfalle. Die Aussagekraft der Elternurteile steigt, wenn sichergestellt ist, dass die Eltern auch in der Lage (geschult) sind, entsprechende Urteile abzugeben. Die Eltern gaben ihre Urteile sehr rasch und zielsicher ab. Daraus kann der vorsichtige Schluss gezogen werden, dass die Einschätzungen der tatsächlichen Meinung der Eltern entsprachen, sie mit den gewählten Parametern und Ausprägungsgraden gut zurechtkamen und keine »Verlegenheitsurteile« entstanden. Wenn man berücksichtigt, dass die Aussagen aufgrund der geringen Fallzahl nicht verallgemeinert werden können, sind die Elternurteile in dieser Form zum Effektivitätsnachweis der Kinderstimmtherapie vertretbar und sinnvoll, wenn sie auch nur mit Einschränkungen das Gütekriterium der Validität erfüllen.

> **Beispiel**
>
> Leoni kommt wegen Phonationsverdickungen zur Therapie. Die Eltern beschreiben ihre Stimme als »extrem heiser und verhaucht und etwas gepresst«. In der Einstufung des Schweregrades der einzelnen Parameter sind sie der Mei-

nung, ihre Tochter sei zwar wirklich heiser, aber bestimmt gebe es Kinder, deren Heiserkeit und Verhauchung noch ausgeprägter sei. Ihr Urteil ist in ◘ Tabelle 10.1 dargestellt.

Nach Abschluss der Therapie, die sehr gut verlaufen ist, sind die Eltern mit dem Stimmklang ihrer Tochter sehr zufrieden. Nur hin und wieder, wenn Leoni dem Gesagten besondere Wichtigkeit verleihen möchte, klinge ihre Stimme zwar nicht heiser, aber recht gepresst. Diese Beschreibung spiegelte sich in der Schweregradeinstufung wider, wie in ◘ Tabelle 10.2 gezeigt wird.

> **Beispiel**
> **Perzeptive Stimmanalyse durch Experten.** Die perzeptive Stimmanalyse durch Experten war eine weitere Säule in der Kriterienreihe. Sie ermöglicht eine reproduzierbare Bewertung heiserer Kinderstimmen. Die Beurteilung durch eine fachkompetente Gruppe unabhängiger Beobachter minimiert die Gefahr einer fehlerhaften Einzelbeurteilung und verstärkt die Aussagekraft der erzielten Ergebnisse, was die Objektivität erhöht. Zudem finden Grenzbefunde ihre Entsprechung im Gruppenurteil (s. oben). In dieser Studie nahmen 21 fachkompetente Hörer (Logopädinnen) die Bewertung vor; nur 18 Urteile konnten verwertet werden, da sich drei Experten nicht an die von Nawka und Anders (1996) angegebenen Regeln zur Erstellung der Urteile hielten. In den Einzelfallanalysen zeigte sich auch, dass die Urteile nicht zwangsläufig übereinstimmten. So wurden die Merkmalsausprägungen häufig von einer Hälfte mit dem noch geringeren Grad (z. B. Grad 2) und von der anderen Hälfte der Teilnehmer mit dem nächst höheren Grad (z. B. 3) bewertet. Hier wird die Feststellung der Autoren des RBH-Systems deutlich, dass gerade **im Grenzbereich** keine einhelligen Urteile gewonnen werden können, ihren Ausdruck aber in der **Mittelwertberechnung** finden (Nawka und Anders 1996). Sicher ist die Bewertung der Stimmen von der Expertengruppe sehr aussagekräftig. Die Streuung der Urteile sollte aber in der Auswertung berücksichtigt werden und dementsprechend eine größere Anzahl von Beobachtern eingesetzt werden.

Die 18 Experten bewerteten Rauigkeit, Behauchtheit und Heiserkeit nach Therapieende, wie in ◘ Tabelle 10.3 ersichtlich:

Aus diesen Ergebnissen resultiert durchschnittlich nach Beendigung der Therapie
— eine leichtgradige Rauigkeit von 1,1,
— eine leichtgradige Behauchtheit von 0,9 und
— eine leichtgradige Heiserkeit von 1,2.

Vor Therapiebeginn lag eine mittelgradige Rauigkeit von 2,4, eine mittelgradige Behauchtheit von 2,1 und eine hochgradige Heiserkeit von 2,6 vor. Auf- bzw. abgerundet ergeben sich, ver-

◘ **Tabelle 10.1.** Einstufung des Schweregrades der Stimmstörung durch die Eltern **vor** der Therapie

Heiserkeit							
Unauffällig	0	1	2	3	**4**	5	Sehr heiser
Verhauchung							
Unauffällig	0	1	2	3	**4**	5	Sehr verhaucht
Gepresstheit							
Unauffällig	0	1	2	**3**	4	5	Sehr gepresst

◘ **Tabelle 10.2.** Einstufung des Schweregrades der Stimmstörung durch die Eltern **nach** der Therapie

Heiserkeit							
Unauffällig	**0**	1	2	3	4	5	Sehr heiser
Verhauchung							
Unauffällig	0	**1**	2	3	4	5	Sehr verhaucht
Gepresstheit							
Unauffällig	0	1	**2**	3	4	5	Sehr gepresst

10.2 · Therapiestudien

Tabelle 10.3. Perzeptive Analyse des Stimmklanges durch Experten (n=18)

Rauigkeit			Behauchtheit		Heiserkeit	
	Vorher	Nachher	Vorher	Nachher	Vorher	Nachher
Grad 0	0 x	4 x	0 x	3 x	0 x	1 x
Grad 1	3 x	9 x	2 x	14 x	0 x	12 x
Grad 2	4 x	5 x	12 x	1 x	7 x	5 x
Grad 3	11 x	0 x	4 x	0 x	11 x	0 x

einfacht dargestellt, für das klangliche Ergebnis nach Therapieende R1B1H1. Vor Beginn der Therapie wurde die Stimmqualität mit R2B2H3 beschrieben. Somit besserten sich nach der RBH-Beurteilung durch Experten die Rauigkeit und Behauchtheit um je ein Intervall, die Heiserkeit um zwei Intervalle.

> **Beispiel**
>
> **Abbildung 10.3** verdeutlicht diese Entwicklung noch einmal graphisch. Die 18 Expertenurteile werden im Vergleich vor und nach der Therapie dargestellt. Durch die Berechnung der Mittelwerte werden auch Grenzbefunde hin zum besseren oder schlechteren Urteil deutlich.

Ergebnisse der Spektralanalyse. In der genannten Untersuchung wurde eine spektralanalytische Auswertung des Vokals /a/ der eigens angefertigten Demobänder vor und nach der Therapie vorgenommen. Im Vergleich der Aufnahmen zeigte sich z. B. eine Abnahme der interharmonischen Geräuschanteile im Vergleich zu den Darstellungen vor Therapiebeginn. Auch die Grundfrequenzverläufe waren nach der Therapie schwankungsfreier als vor Therapiebeginn. Die Einschwingzeit bzw. die Zeit, die bis zum Klangaufbau benötigt wurde, war nach der Therapie im Vergleich zur vorher angefertigten Aufnahme deutlich verkürzt (**Abb. 10.4**).

Aufgrund der geringen Anzahl der Proben konnten für den Bereich der kindlichen hyperfunktionellen Dysphonie keine verallgemeinerbaren Ergebnisse gewonnen werden, obwohl die Beobachtungen sehr aufschlussreich waren. Sinnvoll wäre die Auswahl von immer identischem Wortmaterial, das dann spektralanalytisch verglichen werden würde. Durch eine größere Menge der zu untersuchenden Proben könnte eine genauere Analyse stattfinden.

> **! Beachte**
>
> Unter der Bedingung von ausreichend großen und qualitativ hochwertigen Aufnahmen erfüllt die Spektralanalyse weitgehend die Gütekriterien Objektivität, Validität und Reliabilität. Der Einsatz der spektralanalytischen Auswertung zur objektiven Dokumentation und Erfolgskontrolle der Kinderstimmtherapie kann zukünftig noch interessante Erkenntnisse zu diesem Thema bringen.

Effektivität der Therapien. Im Rahmen der Einzelfalldarstellungen wurden die Befunde **nach Beendigung** der Therapie mit den Befunden **vor Beginn** der Therapie verglichen. Anhand dieser Ergebnisse wurde der Effekt der

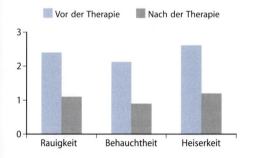

Abb. 10.3. Vergleich von 18 Experimenturteilen **vor** und **nach** der Therapie

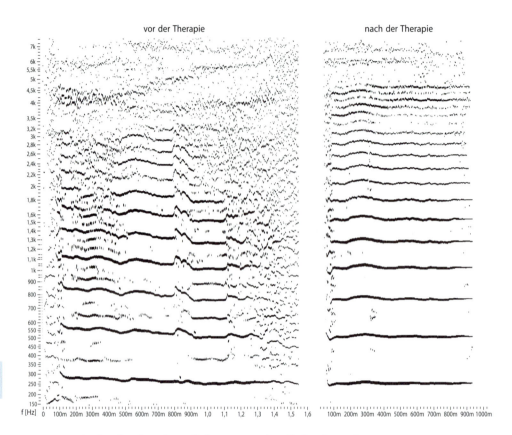

☐ Abb. 10.4. **Spektralanalyse des Vokals /a/ vor und nach der Therapie**

Therapie ermittelt. Zur Beurteilung der Effektivität der einzelnen Therapie wurde folgendes deskriptives Schema festgelegt:

- Ein **deutlich positiver Effekt** der Therapie lag vor, wenn sich im Vergleich zum Ausgangsbefund eine deutliche Besserung in allen fünf Beurteilungskriterien erkennen ließ.
- Ein **positiver Effekt** der Therapie lag vor, wenn in mindestens drei der genannten Beurteilungskriterien eine Verbesserung ermittelt werden konnte.
- **Kein Effekt** der Therapie wurde verzeichnet, wenn sich im Vorher-Nachher-Vergleich bei weniger als drei der Beurteilungskriterien Verbesserungen zeigten.
- Traten in einem oder mehr Beurteilungskriterien Verschlechterungen auf, lag ein **negativer Effekt** der Therapie vor.

Nach diesem Beurteilungsschema konnte von den drei in der Studie untersuchten Kindern in einem Fall ein deutlich positiver Effekt nachgewiesen werden und in zwei Fällen ein positiver.

Quantitative Ergebnisse

Aus der quantitativen Auswertung der Daten von 100 therapierten Kindern nach dem hier beschriebenen Vorgehen sind für die praktisch tätige Therapeutin besonders die Stichprobe von 15 Vorschulkindern im Alter zwischen 3;5 und 6;5 Jahren interessant. Die stimmtherapeutische Betreuung wurde von drei verschiedenen, nach dem hier beschriebenen Therapieverfahren ausgebildeten Logopädinnen übernommen.

Messkriterien waren der logopädische Befund, der phoniatrische Befund, die perzeptive Analyse des Stimmklanges durch 18 Experten und die Eltern sowie eine Spektralanalyse des Vokals /a/. Alle Werte wurden zu zwei Zeitpunkten erhoben: vor Beginn der Therapie und nach Abschluss der Behandlung (◘ Tabelle 10.4). Die Kriterien der Auswertung entsprachen den zuvor beschriebenen.

Im Ergebnis der durchschnittlich 5;1-jährigen Kinder ergab sich in 12 von 15 Fällen ein positiver und deutlich positiver Effekt (positive Veränderungen in drei bis fünf der eingesetzten Messmittel). In sechs Fällen zeigten sich sogar deutlich positive Veränderungen in allen fünf Messmitteln im Vergleich zum Ausgangsbefund. Nur bei drei Kindern zeigten sich keine Effekte, d. h., nur zwei der eingesetzten Messmittel zeigten positive Effekte. In keinem Fall wurde eine Verschlechterung zum Ausgangsbefund verzeichnet (s. ◘ Tabelle 10.4).

Schlussfolgerungen

Zusammenfassend eignen sich die gewählten Kriterien unter den beschriebenen Voraussetzungen zum Wirksamkeitsnachweis. Die Expertenbewertung und mit Einwänden auch die spektralanalytische Auswertung sind sicher nur im wissenschaftlichen Bereich oder an entsprechenden Zentren anwendbar. Das gewählte Beurteilungsschema erwies sich als praktikabel. In verbesserter Form wäre aber eine unterschiedliche Gewichtung der Einzelkriterien sinnvoll. Die drei Kinder der Einzelfallstudie und die fünfzehn der quantitativen Analyse waren Vorschulkinder. Damit kann der Behauptung, hyperfunktionelle Stimmstörungen im Vorschulalter seien nicht therapierbar, unter Berücksichtigung der geringen Fallzahl, sehr kritisch gegenübergetreten werden. Die Diskussion zum möglichen Zeitpunkt des Therapiebeginns bei kindlicher hyperfunktioneller Dysphonie sollte daher neu aufgegriffen werden.
In den Fällen mit deutlich positiven Effekten der Therapie war eine optimale Elternmitarbeit gegeben. Die Erfahrungen von Kolleginnen bestätigen, dass die Chancen, die Therapie rasch und erfolgreich durchzuführen, mit der Mitarbeitsbereitschaft der Eltern steigt. Dies gilt auch für die Möglichkeiten der Eltern oder direkten Betreuungspersonen, auf ursächliche Faktoren, die die Stimmstörung bedingen oder aufrechterhalten, Einfluss zu nehmen.

> **Zusammenfassung**
> — In einer **Studie** mit 15 Vorschulkindern wurden als **Messmittel** eingesetzt: der phoniatrische und logopädische Befund, die perzeptive Beurteilung des Stimmklanges durch Eltern und Experten und eine Spektralanalyse des Vokals /a/.
> — Die qualitative Auswertung zeigte die **sinnvolle Ergänzung von Messmitteln** auf objektiver und auf subjektiver Ebene.
> — Die **quantitative Auswertung der Daten** zeigte deutliche Verbesserungen in den eingesetzten Messmitteln bei mindestens zwölf der behandelten Kinder.

10.3 Anwendbarkeit in der Praxis

Im Folgenden wird der Einsatz praktikabler Messmethoden zum Wirksamkeitsnachweis im therapeutischen Alltag diskutiert.

Übertragen auf die **Durchführbarkeit im logopädischen Alltag** sollte zum Effektivitätsnachweis
— der phoniatrische Befund,
— der logopädische Befund und
— die Elternbeurteilung

herangezogen werden. Mit Hilfe dieser drei Kriterien können eindeutige Aussagen zum Effekt der Therapie getroffen werden. Die Erhebung

Tabelle 10.4. Wirksamkeit der Therapie bei 15 Vorschulkindern

	Alter zu Beginn	Stundenzahl	Eingangsdiagnose	Logopädischer Befund	RBH-System (Experten)	Phoniatrischer Befund	Elternbogen	Spektralanalyse	Gesamtwertung
1	5;2	10	Hyperfunktionelle Dysphonie	++	++	++	++	++	++
2	3;5	14	Hyperfunktionelle Dysphonie	+	++	++	0		+
3	4;8	20	Hyperfunktionelle Dysphonie, Stimmlippenknötchen	+	0	+	0	0	0
4	5;7	40	Hyperfunktionelle Dysphonie	+	+	++	+	0	+
			Sigmatismus						
5	6;2	30	Hyperfunktionelle Dysphonie	++	++	++	++	+	++
			Dyslalie						
6	4;2	10	Hyperfunktionelle Dysphonie	0	0	+	0	0	0
			Stimmlippenpolyp						
7	5;0	30	Hyperfunktionelle Dysphonie	++	+	++	0	+	+
			MFS						
8	6;1	40	Hyperfunktionelle Dysphonie	++	++	++	++	++	++
			SEV, Dyslalie						
9	6;0	20	Hyperfunktionelle Dysphonie, Stimmlippenknötchen, Sigmatismus, MFS	++	+	++	0	+	+
10	4;9	10	Hyperfunktionelle Dysphonie	+	0	+	0	0	0
11	5;1	30	Hyperfunktionelle Dysphonie, MFS, Stimmlippenknötchen	++	+	+	++	++	++
12	5;9	20	Hyperfunktionelle Dysphonie	+	++	0	++	++	+
			Phonationsverdickungen						
13	4;3	10	Hyperfunktionelle Dysphonie	+	++	+	+	++	++
			Phonationsverdickungen						
14	5;8	30	Hyperfunktionelle Dysphonie	++	++	++	++	+	++
15	3;9	20	Hyperfunktionelle Dysphonie	0	+	+	++	++	+
n=15	5;1	22	Durchschnitt						

++ deutlich positiver Effekt. + positiver Effekt. 0 kein Effekt. – negativer Effekt. *MFS* Myofunktionelle Störung.

des phoniatrischen Befundes, des logopädischen Befundes und der Elternbeurteilung sind im logopädischen Alltag gut umsetzbar. Auf diese Weise kann ein wichtiger Beitrag zur Qualitätssicherung in der Therapie kindlicher hyperfunktioneller Dysphonien geleistet werden.

> **! Beachte**
> In der logopädischen Praxis ist der Vergleich der Ausgangs- und Abschlussbefunde des phoniatrischen und des logopädischen Befundes und die Beurteilung durch die Eltern zum Effektivitätsnachweis anwendbar.

Zur Festlegung des Ausmaßes des erzielten Therapieeffektes kann das in der Studie verwendete Bewertungssystem in modifizierter Form angewendet werden. So liegt ein deutlich positiver Effekt der Therapie vor, wenn in allen drei Teilbereichen eindeutige Verbesserungen vorliegen. Hier sollten auch die Stufe der Verbesserung mit einbezogen werden. So stellt z. B. nach der RBH-Skala eine Verbesserung im logopädischen Befund von R3B3H3-G3 auf R0B0H0-G0 eine außerordentliche Verbesserung dar. Ein positiver Effekt liegt vor, wenn in zwei Bereichen eine Verbesserung erzielt wurde. Kein Effekt liegt vor, wenn sich in keinem Bereich Verbesserungen nachweisen lassen.

> **! Beachte**
> Das vorgestellte Schema ist eine Möglichkeit zum Effektivitätsnachweis im logopädischen Alltag. Es ist als **Basissystem** aufzufassen. Zur exakten Definition und Beurteilung von Therapieeffekten und -verläufen werden zukünftig **normierte Bewertungen** auf der Grundlage perzeptiver Beurteilungen und akustischer Messungen zum Einsatz kommen.

Die wissenschaftliche Erforschung von Therapieeffekten in der Therapie kindlicher Dysphonien bedarf weiterer Untersuchungen. Bisher veröffentlichte Konzepte basieren meist auf »allgemeinen Erfahrungen« oder weisen studientechnische Mängel auf, die die Aussagekraft der Ergebnisse anzweifeln lassen. In Zusammenarbeit mit Biometrikern korrekt durchgeführte Untersuchungen im Sinne sorgfältig geplanter Studien im Kontrollgruppendesign, bei denen die Probanden zufällig den einzelnen Versuchsbedingungen zugeordnet werden (randomisierte, prospektive und kontrollierte Interventionsstudien), sind erforderlich. So können verlässliche Aussagen zum Störungsbild selber und zum Effekt von Therapien kindlicher Dysphonien erwartet werden.

> **Zusammenfassung**
> — Zur **Bestimmung der Effektivität** der kindlichen Stimmtherapie sind
>   - der phoniatrische Befund,
>   - der logopädische Befund und
>   - die Elternbeurteilung im logopädischen Alltag
> einsetzbar.
> — **Ausgangs- und Endbefund** werden miteinander verglichen und interpretiert.
>   - Die Resultate können von deutlich positiven Effekten der Therapie bis hin zu negativen Effekten reichen.
> — Das vorgestellte Bewertungssystem ist als **Basissystem zur Dokumentation von Therapieeffekten** in der logopädischen Praxis aufzufassen.
> — Durch die **Zusammenschau von quantitativen und qualitativen Studien**, denen Bewertungssysteme dieser Art zugrunde liegen, könnten zukünftig weitere interessante Aussagen zum Störungsbild der kindlichen Dysphonie und zu geeigneten Therapiemethoden getroffen werden.

Anhang

11.1	**Anamnesebögen zur kindlichen Dysphonie**	**– 153**
11.1.1	Anamnesebogen I: Aktuelle Stimmproblematik	– 153
11.1.2	Anamnesebogen II: Entwicklungsbereiche	– 155
11.1.3	Anamnesebogen III: Familiäre Faktoren	– 157
11.1.4	Anamnesebogen IV: Psychosoziale Faktoren	– 158
11.1.5	Anamnesebogen V: Sozialkommunikative Faktoren	– 159
11.2	**Diagnostikbögen zur kindlichen Dysphonie**	**– 160**
11.2.1	Diagnostikbogen I: Stimmstatus – Perzeptive Beurteilung	– 160
11.2.2	Diagnostikbogen II: Stimmstatusfunktionsprüfung	– 162
11.2.3	Diagnostikbogen III: Entwicklungsbereiche	– 163
11.3	**Elterninformation: Stimme**	**– 165**
11.3.1	Die Stimme – wie funktioniert sie eigentlich?	– 165
11.3.2	Wissenswertes rund ums Thema Stimme	– 165
11.4	**Elterninformation: Stimmentwicklung des Kindes**	**– 168**
11.5	**Elterninformation: Stimmstörungen bei Kindern**	**– 169**
11.5.1	Ab wann spricht man von einer Stimmstörung?	– 169
11.5.2	Was passiert bei einer Stimmstörung im Kehlkopf?	– 170
11.5.3	Medizinische Befunde bei Stimmstörungen	– 170
11.5.4	Welche Folgen hat eine Stimmstörung?	– 171
11.6	**Elterninformation: Motorische Entwicklung**	**– 171**
11.7	**Elterninformation: Spiele zur motorischen Förderung**	**– 171**
11.7.1	Grobmotorische Spiele	– 171
11.7.2	Feinmotorische Spiele	–172
11.7.3	Mundmotorische Spiele	– 173

11.8	**Informationen für Chorleiterinnen und Pädagoginnen**	**– 174**
11.8.1	Stimmcheck: Ihre eigene Stimme	– 174
11.8.2	Stimmhygiene	– 175
11.9	**Arbeitsblätter für Familiengespräche**	**– 176**
11.9.1	Ursachenmodell	– 176
11.9.2	Leitfaden für Familiengespräche	– 176
11.9.3	Phasen eines Familiengesprächs	– 177
11.9.4	Anregungen für die Familie	– 177
11.10	**Beobachtungsbögen**	**– 178**

11.1 Anamnesebögen zur kindlichen Dysphonie

11.1.1
Anamnesebogen I: Aktuelle Stimmproblematik

Allgemeine Angaben

Untersucherin: _____
Datum des Anamnesegesprächs/fortgeführt am: _____

Name des Kindes _____
Geboren am _____
Anschrift und Telefonnummer _____

Schulart/Klasse/Kindergarten _____
Geschwisterreihe _____
Beruf der Mutter _____
Beruf des Vaters _____
Anlass, den Arzt zu konsultieren _____

Einstufung des Schweregrades der Stimmstörung durch die Eltern

Heiserkeit							
Unauffällig	0	1	2	3	4	5	Sehr heiser
Verhauchung							
Unauffällig	0	1	2	3	4	5	Sehr verhaucht
Gepresstheit							
Unauffällig	0	1	2	3	4	5	Sehr gepresst

Beschreibung der Stimmpathologie (aus Sicht der Eltern/des Kindes)

Bestehen der Stimmstörung seit _____
Konstanz der Stimmstörung _____

Reaktion der Umwelt auf die Stimmstörung _____

Umgang der Eltern mit der Stimmstörung

Subjektive Beschwerden (z. B.: Hustenreiz, Räusperzwang usw.)

Stimmbelastungen (z. B.: Musikunterricht, Chor, Hobbys, Lärm)

Untersuchungen/Behandlungen der stimmgebenden Organe

Vermutliche Ursache der Stimmstörung

Hörvermögen

Zeit-, Personen- und Situationsabhängigkeit der Beschwerden

Zeit:	Ort:	Situationen:	Personen:
Morgens	Kindergarten	Ermüdung	Spielkameraden
Mittags	Schule	Anspannung	Geschwister
Abends	Zu Hause	Stress	Erwachsene
Jahreszeiten	Spielplatz	Freude	Autoritätspersonen

Begleitsymptomatik

Akustisches Verhalten

Erkrankungen im HNO-Bereich/andere chronische Erkrankungen/Allergien

11.1.2
Anamnesebogen II: Entwicklungsbereiche

Motorisches Verhalten

Bewegungsdrang

Koordination

Feinmotorik (Hand-Auge-Koordination, Krafteinsatz)

Grobmotorik (Krafteinsatz, Stimmigkeit der Bewegung)

Motorische Entwicklung

Sitzen

Krabbeln

Laufen

Auffälligkeiten bzgl. Gleichgewicht

Sprachentwicklung

Erste Worte/Einwortäußerungen

Zweiwortäußerungen

Mehrwortäußerungen

Komplexe Satzgefüge

Besonderheiten in der Vokal-/Konsonantentwicklung

Schreiverhalten im Säuglingsalter (Dauer/Häufigkeit/Klang)

Schreiverhalten momentan (Dauer/Häufigkeit/Klang)

Emotionalverhalten

Umgang mit Aggression

Umgang mit Ängsten

Sensibilität

Auftreten

Umgang mit Kritik/Frustrationstoleranz

Mit wem identifiziert sich das Kind in der Familie?

Ausdauer

Extro-/Introversion

Bewältigungsstrategien bei Konflikten

Habituelle Faktoren

Ungünstige Stimmgewohnheiten (z. B. Räuspern)

Auditives Verhalten

Rhythmusgefühl

Musikalität

Empfindsamkeit für akustische Signale

11.1.3
Anamnesebogen III: Familiäre Faktoren

Kommunikationsverhalten innerhalb der Familie

Phonatorische Vorbilder innerhalb der Familie

Hörstörungen in der Familie

Rauchverhalten in der Familie

Musikalität der Eltern

Erziehungsstil der einzelnen Familienmitglieder

Leistungsanforderungen

11.1.4
Anamnesebogen IV: Psychosoziale Faktoren

Bedeutung des Kindergartens/der Schule im Leben des Kindes

Fernsehgewohnheiten

Phonatorische Vorbilder des Kindes im weiteren Sinne (z. B. Lehrer, Erzieher)

Lieblingsbeschäftigungen des Kindes

Singt das Kind zu Hause/im Chor?

Lärmpegel/Raumangebot

11.1.5
Anamnesebogen V: Sozialkommunikative Faktoren

Identifikation des Kindes mit verbalen, nonverbalen und vokalen Vorbildern

Durchsetzungsverhalten in der Schule/mit Geschwistern/anderen Kindern

Nonverbales Verhalten (Gestik, Mimik)

Vokales Verhalten

Verbal-argumentatives Verhalten

Informationsverarbeitung (Zuhörverhalten, Verständnissicherung)

Sprechpausen/Schweigen

Verstärkendes/hemmendes Gesprächsverhalten (Unterbrechen, Blickkontakt)

Gesprächseinstieg/Beendigung

Verteilung der Gesprächsanteile (demokratisch?)

11.2 Diagnostikbögen zur kindlichen Dysphonie

11.2.1
Diagnostikbogen I: Stimmstatus – Perzeptive Beurteilung

Name des Kindes:
Untersucherin:
Datum:

Stimmqualitäten

Gradeinteilung:

	Rauigkeit	Behauchtheit	Heiserkeit	Ergänzung: Gepresstheit
Grad 0= nicht vorhanden				
Grad 1= leichtgradig				
Grad 2= mittelgradig				
Grad 3= hochgradig				

Stimmeinsätze	Unauffällig	Hart	Verhaucht
Lautstärke	Unauffällig	Laut	Leise
Dynamik	Unauffällig	Eingeschränkt	
Volumen	Unauffällig	Eingeschränkt	
Mittlere Sprechstimmlage	Im Normbereich	Zu hoch	Zu tief
Stimmumfang	Im Normbereich	Eingeschränkt	
Sprechtempo	Unauffällig	Schnell	Langsam
Belastbarkeit	Unauffällig	Eingeschränkt	

11.2 · Diagnostikbögen zur kindlichen Dysphonie

Atemfunktion: 1. Sprechatmung 2. Ruheatmung	Unauffällig	Hochatmung	Schnappatmung
Prosodie	Unauffällig	Eingeschränkt	Übertrieben
Tonansatz	Unauffällig	Nach hinten verlagert	
Artikulation	Unauffällig	Eng, wenig Kieferöffnung	Kaum Lippenrundung
Haltung/Tonus	Unauffällig	Hypoton	Hyperton
Nasalität	Unauffällig	Hyponasal	Hypernasal

Begleitsymptomatik			Bemerkungen
Räusperzwang	Nein	Ja	
Hervortreten der Halsvenen	Nein	Ja	
Missempfindungen	Nein	Ja	
Tonus	Hypoton	Hyperton	

11.2.2
Diagnostikbogen II: Stimmstatusfunktionsprüfung

Mittlere Sprechstimmlage

Tonhaltedauer

Vitalkapazität

Tonumfang

Stimmeinsätze

Singstimme (Tonumfang, Brustkopfregister, Dynamik, Tontreffsicherheit)

Rufstimme

Nasalität

Belastbarkeit

Schwelltonvermögen

11.2.3
Diagnostikbogen III: Entwicklungsbereiche

Kommunikationsverhalten

Nonverbales Verhalten_____

Mimik und Gestik_____

Körperhaltung_____

Verbal-argumentatives Verhalten_____

Nein sagen_____

Etwas fordern_____

Positive und negative Gefühle äußern_____

Kontaktverhalten: Gespräche beginnen und beenden_____

Vokales Verhalten_____

Sprachentwicklung

Artikulation_____

Grammatik_____

Sprachverständnis_____

Motorik

Zungen- und Mundmotorik _____

_____

Myofunktionelle Fähigkeiten _____

_____

Feinmotorik _____

_____

Grobmotorik _____

_____

Auditive Diskriminationsfähigkeit

Tonhöhe _____

_____

Lautstärke _____

_____

11.3 Elterninformation: Stimme

11.3.1 Die Stimme – wie funktioniert sie eigentlich?

Die menschliche Stimme ist schon ein faszinierendes Phänomen, wenn man die Vielfalt der Töne und Laute bedenkt, die wir Menschen produzieren können. Von den tiefen, zweitonigen Kehllauten mancher Volksstämme bis hin zum Falsett und zum Pfeifregister, den höchsten Tönen einer Gesangsstimme reicht die Bandbreite. Wie kann ein so kleines, unscheinbares Organ wie der Kehlkopf nur so viele verschiedene Töne produzieren? Um dies zu verstehen, sollten Sie sich ein Bild von den Vorgängen und Mechanismen der Stimmgebung machen. Die Leistungsfähigkeit unserer Stimme, aber auch die Entstehung von Stimmstörungen wie heiseren oder gepressten Stimmklängen werden dann erklärbar.

Die Stimme, genauer der Grundton einer Stimme, entsteht im **Kehlkopf**, einem knorpeligen, etwa zweieinhalb Zentimeter kleinen Gebilde, das die obere Begrenzung der Luftröhre bildet. Dieser »Aufsatz« war ursprünglich gar nicht zur Lautproduktion gedacht, er hatte zunächst eine reine Schutzfunktion für die Luftröhre. Der **Kehldeckel**, ein durch Muskeln beweglicher Anhang des Kehlkopfes, ermöglicht es uns auch heute noch, beim Schlucken die Luftröhre abzuschließen. So können Speisen und Getränke sicher in die dahinter liegende Speiseröhre gleiten. Wenn wir uns **verschlucken**, hat eben dieser Mechanismus nicht schnell genug oder nicht ausreichend funktioniert. Auch wenn wir etwas Schweres anheben wollen, hilft der Kehlkopf mit seiner **Verschlussfunktion** quasi mit, indem wir durch ihn den nötigen Druck im Körper aufbauen können.

Aber der Kehlkopf bekam im Laufe der menschlichen Entwicklung noch eine zweite Funktion hinzu, die **Stimmfunktion**. Dies wurde möglich, weil sich im Inneren des Kehlkopfes zwei mit Schleimhaut umkleidete Gewebelappen befinden, die sog. **Stimmlippen**. Bei der Atmung werden sie weit geöffnet, um die Luft ungehindert durch die Luftröhre in die Lunge ein- und ausströmen zu lassen. Im Zusammenspiel vieler kleiner Muskeln ist es uns aber auch möglich, die Stimmlippen miteinander in Kontakt zu bringen, also die **Stimmritze** zu schließen. Dies geschieht wesentlich durch das Zusammendrücken zweier kleiner Knorpel, der Stellknorpel, an denen die Stimmlippen im rückwärtigen Teil des Kehlkopfes ansetzen. Aber auch in den Stimmlippen selbst verlaufen Muskeln, die uns zur Regulierung der Spannung dienen.

Ähnlich wie ein aufgepusteter Luftballon, dessen Verschluss mit den Fingern gespannt wird, ein Geräusch produziert, wenn die Luft langsam entweicht, kann man sich die Vorgänge im Kehlkopf **beim Sprechen** vorstellen: Wir nähern die Stimmlippen aneinander an. Die Luft unserer Ausatmung entweicht langsam aus der Lunge, und die Muskeln und Gewebeteile im Kehlkopf beginnen so im Luftstrom zu schwingen. Diese Schwingung wird für uns dann als Ton hörbar. Allerdings können wir mit dem Kehlkopf wesentlich differenzierte Laute als ein Luftballon produzieren.

11.3.2 Wissenswertes rund ums Thema Stimme

Durch die feine Regulierbarkeit der inneren Kehlkopfmuskeln lassen sich bei der Stimmgebung die unterschiedlichsten Töne herstellen. Im Wesentlichen können wir die **Lautstärke** und die **Höhe eines Tons**, aber auch die **Qualität des Stimmklanges** verändern.

Tonhöhe

Die Höhe eines Tons ist immer von der jeweiligen Spannung der Stimmlippen abhängig. Mit zunehmender Spannung verändert sich nämlich auch das Schwingungsverhalten des Gewebes. Für die Herstellung der gerade benötigten Spannung der Stimmlippen, z. B. beim Singen, sind **drei verschiedene Muskelgruppen** verantwortlich: (1) Die Muskeln, die die Stellknorpel zusammendrücken, (2) die Muskeln, die längs in den Stimmlippen verlaufen und (3) die Muskeln, die eine Kippung des Schildknorpels hervorrufen können. Durch diese Kippung werden die in ihrem vorderen Ansatz mit dem Schildknorpel verbundenen Stimmlippen noch zusätzlich gespannt, was uns z. B. beim Singen die höheren Tonlagen ermöglicht.

Die Stimmlippen verändern mit zunehmender Spannung ihre Form und damit verändert sich auch der produzierte Ton: Bei tiefen Tönen sind sie kurz und dick, bei hohen Tönen jedoch haben sie eine lange, dünne Form, ähnlich wie die stärker gespannten Seiten einer Gitarre auch die höheren Töne produzieren.

Lautstärke

Sprechen ist hörbare Ausatmung. Je schneller die Luft aus der Lunge entweicht, umso stärker muss auch die Stimmlippenspannung sein. Sonst könnten wir nicht sprechen. Durch **Erhöhung des Luftdrucks** bei der Ausatmung und durch **Verstärkung der Muskelspannung** in den Stimmlippen lässt sich die Lautstärke des Tones erhöhen oder bei nachlassender Spannung und geringem Luftdruck ein leiserer Ton erzeugen.

Sprechstimmlage

Jeder Mensch hat eine individuelle Sprechstimmlage. Das ist der Ton, auf dem wir hauptsächlich sprechen, wenn wir entspannt sind. Einerseits ist dieser Ton abhängig von Größe und Bau des Stimmapparates – also naturgegeben –, andererseits hängt er aber auch von individuellen Angewohnheiten und gesellschaftlichen Vorgaben ab. In alten Filmen aus den 40er-Jahren haben Frauen beispielsweise eine wesentlich höhere Sprechstimmlage als heute. Natürlich sprechen wir nicht nur auf einem Ton, das wäre zu monoton. So geht die Stimme beispielsweise bei Fragesätzen am Ende nach oben. Aber wir kehren immer wieder zu diesem Grundton zurück, z. B. wenn die Stimme zum Satzende hin bei einem Punkt absinkt.

Stimmqualitäten

Je nachdem, wie wir unsere Muskeln im Kehlkopf einsetzen und den Luftdruck aus der Lunge regulieren, klingt unsere Stimme. Bei der **gepressten Stimmgebung** werden die Stimmlippen fest zusammengedrückt, es entsteht ein heiserer Stimmklang. Bei einer anderen Art der Stimmgebung hat ein Sprecher zu wenig Muskelspannung im Kehlkopf. Die Stimmlippen schließen nicht richtig, es bildet sich ein Spalt, durch den zusätzlich Luft beim Sprechen entweicht. Die Stimme klingt dann **behaucht**. Der Sprecher wirkt meist etwas kurzatmig, er zieht schon nach kurzer Sprechphase hörbar Luft ein. Manche Sprecher drücken auch nur die Aryknorpel fest zusammen, sodass ihre Stimme **knarrend** klingt. Mit dieser Technik lässt sich auf eine einzige Einatmung sehr lange sprechen.

Vom Laut zur Sprache

Der Grundton, der im Kehlkopf entsteht, wird im Raum oberhalb des Kehlkopfes bis hin zu den Lippen ausgeformt und verstärkt. Ob später nun ein »o« oder ein »a« beim Sprechen zu hören ist, hängt von den Einstellungen dieses oberen Bereiches ab, z. B. von der Zungenstellung oder der Lippenrundung. Durch fließende Bewegungen der Zunge und der Lippen entsteht das, was wir **Sprachlaut** nennen. Ein kurzer Verschluss und anschließendes Öffnen der Lippen beim Sprechen kann z. B. die Laute »p«, oder »b« oder »m« hervorbringen. Was dann schließlich zu hören ist, wird durch den Einsatz weiterer Räume und Mechanismen bestimmt: Halte ich die Lippen verschlossen, entweicht z. B. bei »m« parallel zum Lippenverschluss Luft durch die Nase und bei »b« schwingen die Stimmlippen mit, während sie bei »p« bewegungslos sind. Das sind hochkomplexe Vorgänge, die uns im Alltag selten bewusst werden. So sind bei der Produktion einer einzigen Sprechsilbe mehr als 100 Muskeln beteiligt.

Der Schall, der bei der Stimmgebung produziert wird, breitet sich nach allen Richtungen aus und versetzt das umgebende Gewebe in **Schwingungen**. Der Körper eines Sprechers wirkt also wie ein Verstärker. Je besser ein Ton verstärkt wird, umso klangvoller und lauter scheint er uns zu sein. Man spricht von **Resonanz** oder **Volumen einer Stimme**. Die beste Resonanz haben Klangkörper aus besonders schwingungsfähigem Material: eine Gitarre aus Holz klingt besser als eine aus Beton.

Beim Menschen spricht man von **Durchlässigkeit**. Gemeint ist damit ein Zustand größter Schwingungsfähigkeit des Gewebes, den wir immer dann erreichen, wenn es uns gelingt, alle Muskeln locker zu lassen. Je angespannter wir sind, umso klangarmer ist unsere Stimme. Ausgebildete Sänger können ihre Resonanzräume optimal einsetzen und so mit ihrer Stimme ganze Opernhäuser füllen, ohne ein Mikrofon benutzen zu müssen.

Auch die **Weite der Kieferöffnung** beim Sprechen spielt für die Lautstärke eine Rolle. Wenn ein Sprecher z. B. die Zahnreihen kaum öffnet, also »nuschelt«, braucht er eine größere Energie (Schalldruck), also letztlich mehr Stimmkraft als ein Sprecher, der den Mund weit öffnet.

Was die Stimme ausdrückt

Die menschliche Stimme ist wohl das persönlichste und ausdrucksstärkste Mittel, das uns beim täglichen Miteinander-Reden zur Verfügung steht. Nicht nur **was** wir sagen, ist für die zwischenmenschliche Beziehung von großer Wichtigkeit, sondern auch, **wie** wir es sagen. Jeder Mensch reagiert spontan, intuitiv und gefühlsmäßig auf die Stimmeigenschaften seiner Gesprächspartner. Unsere Stimme gehört somit zum **Ausdruck unserer Persönlichkeit**. Immer dann, wenn wir zu anderen sprechen, übermitteln wir mit unserer Stimme Botschaften über das wörtlich Gesagte hinaus. Wir teilen unser Befinden und unsere Stimmungen mit. Stress und innere Anspannung bei einem Vortrag übermitteln sich so den Zuhörern durch die Stimme. Ob wir fröhlich sind oder traurig, müde oder euphorisch, hören andere ebenso. Oft entscheiden wir unbewusst auch aufgrund von Stimmeigenschaften über Sympathie und Antipathie. Dies spielt besonders am Telefon eine Rolle, wenn wir hauptsächlich auf diese Art der Information über den Menschen am anderen Ende angewiesen sind. Die Bewertung einer Person aufgrund ihrer Stimme geht bis weit in den Persönlichkeitsbereich hinein. Wir ordnen der Stimme sogar bestimmte Charaktereigenschaften zu, z. B. Introversion und Extroversion.

Ein weiteres stimmliches Phänomen ist die »**innere Spiegelung**«. Der Spannungszustand im Kehlkopf eines Sprechers wird dabei von den Hörern unbewusst imitiert. Wenn wir einem aufgeregten Sprecher mit hoher, zittriger Stimme – also großer Spannung der Kehlkopfmuskeln – zuhören, überträgt sich die innere Spannung auf die Zuhörer, sie leiden mit. Und umgekehrt: Wenn wir einem guten Redner mit angenehmer Stimme lauschen, bauen sich auch unsere inneren Spannungen ab.

Die Stimmung spiegelt sich in der Stimme und wird auch von anderen, oft jedoch nur intuitiv, wahrgenommen. Schon die Alltagssprache zeigt diesen Zusammenhang: Da verschlägt es uns den Atem oder die Stimme, da klingt eine Stimme wie geriebenes Glas, oder jemand hört sich am Telefon müde oder traurig an. Die Wörter »Stimme« und »Stimmung« haben nicht umsonst denselben Ursprung. Schauspieler machen sich die Variabilität der Stimmeigenschaften zu Nutze, um in die verschiedensten Rollen zu schlüpfen und uns die unterschiedlichsten Regungen zu entlocken.

Bei Kindern ist dieser Zusammenhang noch direkter, da sie ihre Gefühle weniger zensieren und verstecken als wir Erwachsenen. Die Stimme des Kindes ist neben seinem sonstigen Verhalten also **eine wichtige Informationsquelle** für uns, wie das Kind sich fühlt, zumal die meisten Kinder Gefühle noch nicht in Worte fassen können. So können wir direkt am Stimmklang ablesen, ob ein Kind sich »groß« fühlt und mit tiefer Stimme stolz verkündet, was es gerade geschafft hat, oder ob es sich verunsichert und entmutigt fühlt, wenn die Stimme beim Spielen plötzlich höher und gepresster klingt.

Auch im Tagesablauf klingt unsere Stimme nicht immer gleich, sondern schwankt in Abhängigkeit von Personen, Situationen und Stimmungen. Ob Ihr Kind müde ist oder wütend, hören Sie dann an seiner Stimme. Morgens nach dem Aufstehen klingt sie anders als abends, und sie verändert sich auch bei verschiedenen Spielen und Spielkameraden.

Von der Sprache zur Kommunikation

Miteinander Sprechen heißt auch miteinander in Kontakt treten. Dieser Kontakt drückt sich auf drei Ebenen aus. Eine davon wurde schon erwähnt: die stimmliche Ebene, auf der wir Botschaften über uns und unser Befinden versenden. Man nennt diese Ebene auch **vokale Ebene**. Daneben existiert auch noch die sog. **verbale Ebene**. Das ist der Inhalt dessen, was wir sagen, aber auch unsere Argumentationsfähigkeit und unser Ausdrucksvermögen wird darunter gefasst. Die dritte Ebene vermittelt Informationen mit Hilfe von Gestik, Mimik, Blickkontakt und Körperhaltung. Diese sog. **nonverbale Ebene** unterstreicht das Gesagte, liefert aber auch zusätzliche Informationen, z. B. über die Art des Kontaktes zwischen zwei Gesprächspartnern, über die Befindlichkeit des Sprechers und darüber, ob er das, was er sagt, auch meint. Im Idealfall versenden alle drei Ebenen ohne Widersprüche dieselbe Botschaft. Bei einer geglückten, stimmschonenden Kommunikation arbeiten alle drei Ebenen gleich intensiv zusammen, sodass kein Kanal überlastet wird.

11.4 Elterninformation: Stimmentwicklung des Kindes

Die Stimmentwicklung des Kindes beginnt mit dem ersten Schrei des Neugeborenen. Zunächst klingt die Stimme noch kraftlos und undifferenziert, aber schon ab der achten Lebenswoche können wir an der Art des Schreiens unterscheiden, ob sich das Kind wohl fühlt oder nicht. Wesentliche Informationen kommen dabei von der Art und Weise des Gebrauchs der Stimmlippen: Je härter und gepresster der Verschluss der Stimmlippen zu Beginn einer Schreiphase ist (man spricht von **harten Stimmeinsätzen**), umso wahrscheinlicher ist es, dass dem Kind etwas nicht passt, es Hunger oder eine nasse Windel hat oder ihm einfach langweilig ist. Wichtig für uns ist zu wissen, dass ein Säugling in der ersten Zeit nach der Geburt zwar schlecht sieht, aber Stimmen und Geräusche schon im Mutterleib hören kann. Obwohl er unsere Worte noch nicht versteht, nimmt er das Auf und Ab der Melodie der Stimme und den Klang und Rhythmus unserer Sprache wahr. Später im Verlauf seiner sprachlichen Entwicklung erprobt dann das Kind seine Stimme, wobei die tieferen Klanganteile zunächst überwiegen. Bereits am Ende des ersten Lebensjahres ahmt das Kind stimmliche Vorbilder aktiv nach.

Der **Grundton der Stimme** eines Kindes sinkt bis zum zweiten und dritten Lebensjahr allmählich ab und bleibt dann bei Jungen und Mädchen bis zum 8. Lebensjahr weitgehend konstant. Danach wird die Sprechstimmlage allmählich tiefer, bis mit der Pubertät im sog. **Stimmwechsel**, die Stimme der Jungen die Tiefe einer Männerstimme erreicht hat. Sie ist dann etwa eine Oktave tiefer als die Frauenstimme. Auch bei Mädchen wird in der Pubertät die Stimme tiefer, allerdings nur etwa drei Töne. Die durchschnittliche mittlere Sprechstimmlage beim gesunden Vorschulkind liegt in einem Bereich von a bis d' (220–294 Hz), der Stimmumfang beträgt dann etwa eine Oktave (h–h'/247–494 Hz), der eines Schulkindes bis vierzehn Jahren knapp zwei Oktaven (durchschnittlich von d–f'/147–698 Hz).

Stimme als Kommunikationsmittel

Die Stimmentwicklung beginnt, wie gesagt, mit dem ersten Schrei. Das Schreien eines Kindes wirkt dabei als Alarmsignal, um die Umwelt auf sich aufmerksam zu machen. Dies ist für einen Säugling überlebensnotwendig. Zunächst informiert das Schreien, übrigens ein angeborenes Verhalten, nur über den Grad des kindlichen Missbehagens, nicht aber über die genaue Ursache. Weitere Lautäußerungen entstehen als Zufallsprodukt der Ausatmung. Später folgen Phasen des **Spiels mit der Stimme**: Der Säugling quietscht, brummt, kreischt, flüstert, gurrt. Das Potenzial des Stimmapparates wird so ausgelotet. Der Säugling lernt Kontrolle über hohe und tiefe Stimmregister und über die Veränderungsmöglichkeiten in Melodik, Dauer, Intensität und Klangfarbe der Stimme. Dieses Spielen mit der Stimme um des Spielens willen wird von uns Erwachsenen aufgegriffen, weil wir mit dem Kind in Kontakt treten wollen. Für uns hat das gegenseitige Nachahmen also eine zusätzliche **kommunikative Funktion**. Dabei variieren wir unsere Laute in Stimmlage, Rhythmus, Tempo und Lautstärke und dienen so als Modell für einen kreativen Umgang mit der Stimme.

Auch der **Stimmumfang** wird vom Säugling erprobt. Dabei produziert er auf- und abgleitende melodische Lautfolgen, die zum Teil schon mit einer verlängerten Ausatmungsphase einhergehen. Schon in der zweiten Hälfte des ersten Lebensjahres wird für das Kind der **kommunikative Gebrauch seiner Stimme** immens wichtig. Es will sich uns mitteilen! Da es noch nicht sprechen kann, drückt es Gefühle, Bedürfnisse und Absichten allein über seine Stimme aus. Erst später, etwa ab dem zehnten Monat, beginnt ein Kind auch Gesten zur Mitteilung zu verwenden, und erst ab dem zwölften Monat folgen dann erste Wörter.

11.5 Elterninformation: Stimmstörungen bei Kindern

Die kindliche Stimme ist nicht von Geburt an ausgereift, sondern muss sich erst nach und nach entwickeln. Die dazu nötige Feineinstellung der an der Stimmgebung beteiligten Muskeln und Knorpel im Kehlkopf muss von jedem Kind erst erlernt werden, und dieser Prozess des Lernens ist anfällig für Störungen durch äußere und innere Einflüsse.

11.5.1 Ab wann spricht man von einer Stimmstörung?

Ab wann ist es nun eine Stimmstörung und wann sind es noch normale Schwankungen der Stimme, wie wir sie alle kennen? Kinder entwickeln sich mit unglaublicher Schnelligkeit. Jeden Tag können neue Fertigkeiten beobachtet werden. So ist es auch in der Stimmentwicklung. Es ist klar, dass das Kind eine große Leistung vollbringt, bis alles perfekt funktioniert. Rückschritte und Missklänge sind in der Stimmentwicklung normal, bis die Stimme voll ausgereift ist und differenziert eingesetzt werden kann. Von daher sind Phasen der Rauigkeit, besonders im Zusammenhang mit häufigen Erkältungen, die Kinder nun mal haben, nichts Besorgniserregendes.

Aufmerksam sollten Sie werden, wenn stimmliche Auffälligkeiten andauern, d. h. bereits über einen längeren Zeitraum bestehen, z. B. mehrere Wochen oder Monate oder gar schon seit Jahren. Diese Zeitangaben sind natürlich willkürlich. Wenn Ihnen an der Stimme Ihres Kindes etwas auffällt, Sie sich Sorgen machen oder das Kind selbst ein Bewusstsein für seine gestörte Stimme entwickelt oder über Missempfindungen im Hals klagt, sollten Sie sich nicht scheuen, sich beraten zu lassen. Auch ständiges Räuspern und Husten sollte medizinisch abgeklärt werden.

11.5.2 Was passiert bei einer Stimmstörung im Kehlkopf?

Durch einen unökonomischen Stimmgebrauch werden die Stimmlippen zu fest miteinander in Kontakt gebracht. Die Muskeln pressen dabei die Stimmlippen regelrecht zusammen. Als Folge kann sich die Schleimhaut im Kehlkopf röten und mehr Schleim produzieren. So kommt es zu **Räusperzwang oder ständigem Hustenreiz**.

Das Kind klagt vielleicht über ein Gefühl der **Enge im Hals** oder über **Halsschmerzen**.

Die obere Hautschicht der Schleimhaut bildet durch die Reizung mehr Zellen als gewöhnlich. Es kommt schließlich zu Hornablagerungen in Form von örtlich begrenzten kleinen Knötchen oder zu einer ödemartigen Verdickung der gesamten Stimmlippen. Diese Veränderungen sind **Schutzmechanismen gegen den zu starken Druck**. Die Verdickungen führen dazu, dass die Stimmlippen in ihren Schwingungen behindert werden. Die Stimmen der Kinder klingen dann rau und gepresst oder zu tief, und die Töne werden beim Singen nicht mehr richtig getroffen.

Bei **länger andauernder Belastung** können die Muskeln jedoch auch ermüden, und ein kompletter Stimmlippenschluss ist dann nicht mehr möglich. Die Stimme klingt verhaucht und kraftlos, die Atmung wird schnappend. Manchmal springen die Verkrampfungen auch auf weiter entfernte Muskelgruppen über, die jetzt für die erschlafften Stimmlippen versuchen, die Arbeit zu übernehmen und dabei ebenfalls überanstrengt werden. So arbeiten z. B. die äußeren Halsmuskeln häufig mit, verdicken sich und treten schließlich beim Sprechen von außen gut sichtbar hervor.

11.5.3 Medizinische Befunde bei Stimmstörungen

Vielleicht fragen Sie sich, ob die Stimmprobleme Ihres Kindes nicht angeboren sein könnten.

Viele Eltern berichten bei ansonsten unauffälligen Kindern, sie hätten von Beginn an lauter und schriller geschrien als andere Kinder. Angeborene Stimmstörungen sind jedoch relativ selten und finden sich dann nur im Rahmen von Erkrankungssyndromen. Bei den Syndromen ist die Trisomie 21 sicherlich das bekannteste, das mit einem tiefen, rauen Schreiverhalten einhergeht. Manchmal gibt es auch angeborene Besonderheiten des Kehlkopfaufbaus, Kehlkopfasymmetrien oder Hörstörungen im Sinne einer Innenohrschwerhörigkeit sowie Lippen-, Kiefer-, und Gaumenspalten, die zur Entstehung einer Stimmstörung führen können. Auch aufgrund von Hormonstörungen oder traumatischen Einwirkungen auf den Kehlkopf, z. B. bei Unfällen, kommt es manchmal zu Stimmproblemen.

Die häufigste Form der Stimmstörung bei Kindern beruht jedoch auf einem **zu kräftigen Gebrauch der Stimmfunktion**. Dabei werden die Stimmlippen permanent überlastet. Man spricht dann von einer **hyperfunktionellen Dysphonie**. Jungen sind davon dreimal häufiger betroffen als Mädchen. Außer einem hörbar auffälligen Stimmklang findet der Arzt meist bereits organische Veränderungen an Kehlkopf und Stimmlippen dieser Kinder, denn die Folge der Überbeanspruchung ist die oben beschriebene Schutzreaktion der Kehlkopfschleimhaut in Form von Verdickungen auf den Stimmlippen. Solche **Stimmlippenknötchen** treten bei 25 bis 57 Prozent aller heiseren Kinder auf. Seltener findet man **Stimmlippenzysten und Polypen**, die in einem kleinen Eingriff abgetragen werden können. **Akute oder chronische Kehlkopfentzündungen** (Laryngitiden) spielen ebenfalls eine Rolle bei der Entstehung von Stimmstörungen. Falls Sie oder Ihr Kind einmal eine solche Kehlkopfentzündung mit starker Heiserkeit haben, sollten Sie während dieser Erkrankung jede stimmliche Beanspruchung vermeiden und Ihre Stimme schonen, da es sonst zu Monate bis Jahre dauernder chronischer Heiserkeit kommen kann.

11.5.4 Welche Folgen hat eine Stimmstörung?

Kinder mit gestörten Stimmen sind in ihrer **Kommunikationsfähigkeit beeinträchtigt.** Sie können Gefühle und Stimmungen schlechter ausdrücken, haben Probleme, modulationsreich, d. h. mit Betonungen zu sprechen, lesen in der Schule ungern laut vor und können häufig nicht mitsingen, weil sie die Töne nicht richtig treffen, nicht hoch singen können oder permanent »brummen«. Dies alles wirkt sich auf ihr **Selbstbild** aus, sie fühlen sich benachteiligt gegenüber anderen Kindern, denen Singen und Sprechen so offensichtlich leicht fällt. Stimmgestörte Kinder werden häufig auf ihre Stimme angesprochen, z. B. mit der Frage, ob sie erkältet seien. Sie können dadurch im Laufe der Zeit ein Störungsbewusstsein entwickeln, das zu **Sprechängsten und Vermeidungsverhalten** führen kann. Sie fühlen sich als Person abgelehnt, zumal ein gestörter Stimmklang auf viele Zuhörer unangenehm wirkt. Das liegt daran, dass wir beim Zuhören unbewusst die Spannungszustände im Kehlkopf desjenigen, dem wir zuhören, nachvollziehen. Wenn ein Kind sich also sehr anstrengen muss beim Sprechen, tun wir dies unbewusst auch. Und da uns dies unangenehm ist, hören wir nicht mehr richtig zu. Diese schleichenden Prozesse können zu einem negativen Selbstbild führen (Was ich sage, ist nicht so wichtig! Meine Stimme klingt nicht schön!) und sich bis hin zur späteren Berufswahl des Kindes auswirken, wenn es einmal verinnerlicht hat, dass es eben nicht so gut sprechen oder singen kann wie andere.

11.6 Elterninformation: Motorische Entwicklung

Wenn ein Kind nicht gut malen kann, wird es dies höchstwahrscheinlich auch nicht gerne tun. Wenn uns Kinder also sagen, sie wollen nicht malen oder basteln, sollten wir hellhörig werden. Meist verbirgt sich dahinter ein Nichtkönnen. Leider ist dies ein Kreislauf, der sich selbst verstärkt. Denn wie soll ein Kind etwas gut können, was es nicht häufig trainiert?

Sie können jedoch durch die gezielte Auswahl von Spielen **der normalen motorischen Entwicklung nachhelfen.** Dadurch wecken Sie die Freude an der jeweiligen Bewegungsform und stärken ganz nebenbei das Selbstvertrauen des Kindes. Spielen Sie z. B. häufig Ball mit Ihrem Kind, wenn Sie finden, dass es beim Fangen und Werfen noch sicherer werden könnte. Spielerisch lernt Ihr Kind dabei, seine Muskelkraft zielgerichtet und dosiert einzusetzen. Und genau diese Fähigkeit benötigt es auch bei der Stimmgebung, wenn die Kehlkopfmuskeln nicht überlastet werden sollen.

Jede Tätigkeit der Hand und der Finger bewirkt auch eine veränderte Spannung in der Mundmuskulatur. Mit der **Förderung der Fein- und Grobmotorik Ihres Kindes** tun Sie also nebenbei sehr viel für die Stimmfunktion. Sie können Ihr Kind auch in einem Sportverein oder einer Bastelgruppe anmelden oder ein Instrument lernen lassen, wenn es Spaß daran hat. Auch diese Aktivitäten sind einer gesunden motorischen (und damit auch stimmlichen) Entwicklung förderlich.

11.7 Elterninformation: Spiele zur motorischen Förderung

11.7.1 Grobmotorische Spiele

Säckchenspiel (ab zwei Mitspielern)
Ein mit Reiskörnern gefülltes Stoffsäckchen wird einem Mitspieler so zugeworfen, dass er es gut fangen kann. Dabei wird bei jedem Wurf laut mitgezählt, wie oft das Säckchen bereits gefangen wurde. Ziel ist es, dass das Säckchen nicht auf den Boden fällt, also möglichst oft gefangen wird. Die Kinder können dabei zeigen, wie gut sie schon zuspielen und fangen können. Spielen mehr als zwei Kinder mit, wandert das Säckchen im Kreis herum.

1-2-3, fang den Ball (für zwei Spieler)
Sie stehen einander gegenüber, jeder hat einen Ball in der Hand. Nun wird rhythmisch bis drei gezählt und dann gleichzeitig der Ball dem Gegenüber zugeworfen und gefangen. Schwieriger ist es, wenn die Bälle unterschiedlich groß sind. So kann man z. B. mit einem kleinen und einem großen Ball gleichzeitig spielen.

Luftballon tippen (für beliebig viele Mitspieler)
Ein aufgepusteter Luftballon soll den Boden nicht berühren. Dazu wird er abwechselnd von den Mitspielern in die Luft gestupst, und es können verschiedene Körperteile benutzt werden: Finger, Handfläche, Kopf, Fuß usw.

Balancieren
Lassen Sie Ihr Kind balancieren. In der Wohnung können Sie einen Parcours aufbauen. Geeignet sind dafür Rundhölzer, Springseil, Schiffstau, Pappscheiben usw., die Sie so auf dem Boden verteilen, dass das Kind darüber balancieren kann, ohne den Boden zu berühren. Im Handel gibt es Plastikkegel zum Gleichgewicht halten und anderes Bewegungsspielzeug.

11.7.2 Feinmotorische Spiele

Ausschneiden
Lassen Sie Ihr Kind mit einer abgerundeten Kinderschere Muster und Formen ausschneiden, die es anschließend bemalen und auf Papier kleben kann.

Kneten
Außer der üblichen Knetmasse gibt es noch spezielle Sorten, die man nach dem Formen brennen kann. Auch Ton oder Salzteig (zwei Teile Mehl, zwei Teile Salz, ein Teil Wasser anrühren) eignen sich dafür. Auf diese Weise kann Ihr Kind sich auch Spielzeug selber herstellen, z. B. Zubehör für den Kaufladen oder Tiere für den Zoo.

Malen
Malen mit unterschiedlichem Material, z. B. dicke oder dünne Buntstifte, Filzstifte, Wachsmalkreide, Wasserfarben, Fingerfarben usw. fördert die Geschicklichkeit Ihres Kindes.

Ausmalen
Sie können fertige Malbücher verwenden oder selbst Figuren aufmalen. In Spielwarenläden gibt es auch Schablonen, mit denen die Kinder die Umrisse verschiedener Figuren selbst aufzeichnen können. Beim Ausmalen übt Ihr Kind die genaue Beherrschung der Stiftbewegung. Bieten Sie zunächst größere Motive an, die Ihr Kind gut bewältigen kann.

Faltspiele
Der Hut, das Schiffchen oder der Flieger aus Zeitungspapier sind beliebte Faltarbeiten für Kinder. In Buchläden gibt es Bastelbücher, die Ihnen Anleitungen liefern. Beim Falten übt ein Kind exakte Bewegungen und sauberes Arbeiten an den Faltkanten. Das Geschenkeeinpacken ist eine gute Vorübung dazu und lässt den Kindern Raum für eigene Ideen.

Steckspiele

Im Handel gibt es verschiedene Steckspiele, bei denen bunte Plastiksteinchen in eine Unterlage mit Löchern gesteckt werden. Auch Perlenauffädeln und Nähspiele wie »Ausnähen ohne Nadel«, bei denen mit einem Schnürsenkel Motive auf einer mit Löchern vorgestanzten Unterlage nachgenäht werden, machen Kindern Spaß.

Geschicklichkeitsspiele

In Spielwarengeschäften gibt es Spiele, die die Auge-Hand-Koordination fördern. Bei Packesel oder Packpferdchen werden kurze Holzstäbchen auf dem Rücken eines Tieres so zur Traglast aufgetürmt, dass möglichst nichts herunterfällt. Nach diesem Prinzip funktionieren auch andere Spiele (z. B. Turmbau zu Babel, Der Rabe usw.). Mikado ist ein Geschicklichkeitsspiel mit Holzstäbchen, die zu Mustern auf den Tisch geworfen werden und dann einzeln abgeräumt werden sollen, ohne dass sich darunter oder daneben liegende mitbewegen. Dieses Spiel gibt es für kleinere Kinder auch mit extra großen Stäben.

Hammerspiel

Auf einer Platte aus Kork werden farbige, gelochte Holzteile zu Mustern oder Bildern gelegt und anschließend mit kleinen Metallstiften und einem Hammer festgenagelt.

Puzzle

Für kleinere Kinder eignen sich Puzzle mit wenigen Teilen und große Holzpuzzle mit kleinen Griffen an den einzelnen Formen. Je nach Können des Kindes kann man die Anzahl der Teile steigern.

Flohhüpfen

Verschieden große Plastikplättchen müssen in ein Ziel bewegt werden, indem jeder Spieler mit einem Plättchen zwischen Daumen und Zeigefinger seine »Flöhe« so wegschnipst, dass sie voranhüpfen.

Angelspiel

Es gibt fertige Angelspiele mit Magnetangeln und Fischen mit Drahtschlaufen. Die Spieler sollen aus einem Aquarium nun möglichst viele Fische angeln, ohne dabei hineinzusehen.

11.7.3 Mundmotorische Spiele

Pustespiele

Lassen Sie Ihr Kind Seifenblasen machen. Die in den käuflichen Behältern befindliche Flüssigkeit lässt sich mit Geschirrspülmittel und Wasser selbst wieder herstellen. Windrädchen und Papierschlangen bewegen sich im Luftstrom umso schneller, je stärker gepustet wird. Wattebälle kann man wunderbar um die Wette über den Tisch oder in ein vorher vereinbartes Ziel pusten. Tröten, Pfeifen und andere Blasinstrumente fördern die Lenkung und Dosierung des Luftstroms ebenfalls, können aber strapaziös für Ihre Ohren werden.

Spiele für die Zunge

Scheibenwischer. Die Zungenspitze erscheint abwechselnd im linken und rechten Mundwinkel.

Gummibärchen waschen. Zunge herausstrecken und mit der Zungenspitze einem Gummibärchen, das vor den Mund gehalten oder auf einen Zahnstocher gesteckt wird, den Bauch, den Kopf usw. »waschen«.

Anstreicher. Einen Lutscher mit der Zungenspitze von oben nach unten und wieder nach oben abschlecken.

Spiele für die Lippen

Wie macht das Schwein? Die Lippen zum »Schweinchenrüssel« nach vorne stülpen und grunzen.

Ohne Hände. Gegenstände oder klein geschnittenes Obst werden, ohne die Hände zu benutzen, nur mit den Lippen von einem Teller aufgenommen.

Lippenwettkampf. Spaghetti o. Ä. um die Wette nur mit den Lippen in den Mund ziehen, ohne die Hände zu Hilfe zu nehmen.

11.8 Informationen für Chorleiterinnen und Pädagoginnen

Singen ist für Kinder ein elementarer Bereich beim Spielen und Lernen. Schon das Kleinkind »singt«, bevor es zu sprechen beginnt. Singen fördert eine vertiefte Atmung, schult das Rhythmusgefühl und verdeutlicht spielerisch die Zusammenhänge der Tonabfolgen. Durch den bewussten Einsatz wird die Stimme trainiert und variabel. Singen ist als Ventil für Gefühle und Stimmungen, Spaß und Lebensfreude wichtig für Kinder.

> **❗ Beachte**
> **Aber:** Lassen Sie Kinder nicht zu laut oder zu tief singen. Lassen Sie nie den gesamten Stimmumfang aussingen. In Schulbüchern und Liederbüchern sind die Melodien in der Regel so hoch gesetzt, dass sich Schüler wie Lehrer quälen müssen. Setzen Sie diese Lieder getrost eine Terz tiefer.

In einer Studie wurde die optimale Tonlage für Grundschüler berechnet. Die Melodie sollte demnach um ê kreisen.

Lehrerinnen, Chorleiterinnen und Erzieherinnen sollten ihr **eigenes Stimmverhalten überprüfen** und das Nachahmungsbedürfnis der Kinder nicht unterschätzen. Deshalb:

- Singen Sie lieber nicht vor, wenn Sie erkältet sind!
- Achten Sie generell auf Ihre eigene Stimme, auch beim Sprechen. Vorsicht: Nachahmung!
- Wenn Ihnen ein Kinderlied in der natürlichen, für Kinder geeigneten Lage noch zu hoch erscheint (s. oben), setzen Sie es nicht noch tiefer, sondern lassen Sie ein Kind vorsingen, oder setzen Sie Instrumente und Handzeichen ein.
- Wenn Kinder dazu neigen, Konflikte stimmlich austragen, bieten Sie schon im Vorfeld Lösungsmöglichkeiten an.
- Planen Sie immer, egal was Sie unterrichten, Möglichkeiten zum Bewegen, sich Abreagieren und Toben für die Kinder ein. Lassen Sie sitzende Kinder aufstehen oder kleine Bewegungsspiele am Platz machen (Makarena, »Himpelchen und Pimpelchen gehen in den Wald«) usw.
- Lassen Sie die Kinder gähnen!
- Schalten Sie Nebengeräusche möglichst aus, oder unterteilen Sie die große Gruppe, wo immer möglich, in Kleingruppen.
- Suchen Sie stimmschonende Alternativen für heisere Kinder: Lassen Sie sie den Rhythmus klatschen oder mit einem Instrument begleiten. Sie haben dann das Gefühl, mitmachen zu können.
- **Niemals:** Bitte verbieten Sie nie einem Kind mitzusingen mit der Bemerkung, es brumme, treffe die Töne nicht, könne wohl nicht singen. So ein Urteil und vor allen Kindern bloßgestellt zu werden erzeugt mitunter eine Angst vor dem Singen, die ein Leben lang anhalten kann.

11.8.1 Stimmcheck: Ihre eigene Stimme

- Wird Ihnen ab und zu aus Ihrer Umgebung signalisiert, Sie sprächen zu laut oder zu leise?
- Haben Sie das Gefühl, Sie sprechen zu hoch oder zu tief?
- Flüstern Sie häufiger?
- Räuspern Sie sich öfter?
- Können Sie meistens Stimmschonung und Stimmruhe nicht einhalten, wenn Sie erkältet und heiser sind?
- Rauchen Sie?
- Spüren Sie ab und zu ein Kloßgefühl, ein Brennen oder ein Gefühl der Enge im Hals?
- Machen Ihnen hohe Partien beim Singen in letzter Zeit Schwierigkeiten?

Wenn Sie mehrere dieser Fragen mit »Ja« beantwortet haben, sollten Sie etwas für Ihre eigene Stimme tun. Es folgen einige Tipps, was sich im Alltag positiv auf Ihre Stimme auswirkt. Wenn Sie aber trotz Stimmhygiene andauernde Beschwerden haben, sollten Sie einen Fachmann bzw. eine Fachfrau aufsuchen. Gehen Sie bitte unbedingt zum Arzt, wenn eine Erkältung länger als vierzehn Tage andauert.

11.8.2 Stimmhygiene

Räuspern vermeiden
Permanentes Räuspern beansprucht die Stimmlippen. Sie reiben sich förmlich aneinander auf beim Räuspervorgang. Etwas schonender ist es, zu husten statt zu räuspern. Manchmal hilft aber auch ein Schluck Wasser, um das lästige Gefühl in der Kehle loszuwerden. Auch einige Male trocken zu schlucken ist ein alltagstaugliches Mittel.

Luftfeuchtigkeit/Trinken
Unser Sprechapparat ist mit Schleimhaut ausgekleidet. Damit diese nicht austrocknet und es zu Stimmproblemen kommt, müssen Sie viel trinken. Besonders auch dann, wenn die Luftfeuchtigkeit gering ist, z. B. in beheizten Räumen. Luftbefeuchter sind hier eine gute Hilfe. Lutschen Sie etwas für die Stimme: Salbeibonbons, Lakritzbonbons und salzhaltige Pastillen (Emser Pastillen, Isler Moos, Ipalat usw.) sind bewährte Mittel für die Stimme. Aber bitte keine zu scharfen Hustenbonbons mit Menthol, Kampfer u. Ä. verwenden, denn die trocknen die Schleimhäute nur zusätzlich aus.

Flüstern vermeiden
Viele Menschen meinen, ihrer überlasteten Stimme Gutes zu tun, indem Sie flüstern. Leider ist das Gegenteil der Fall. Beim Flüstern ist die muskuläre Beanspruchung sogar noch größer als beim normalen Sprechen.

Stimmruhe
Bei jeder Erkältung mit Heiserkeit sollten Sie Ihre Stimme schonen. Das bedeutet für Lehrer, keinen Unterricht zu halten, und für Sänger, Konzerte abzusagen. Wenn Sie meinen, dies ginge auf gar keinen Fall, dann bedenken Sie, dass Sie bei Stimmbelastung unter Umständen Wochen bis monatelang andauernde Stimmprobleme riskieren. Die durch die Erkältung angegriffenen Stimmlippen werden durch permanentes Sprechen derart überlastet, dass es zu Ermüdungserscheinungen der Muskeln kommen kann. Die Stimme klingt dann kraftlos und leise, die Kopfstimmfunktion bei Sängern ist eingeschränkt.

Gähnen
Gähnen ist ein wirksames Mittel, die Muskeln oberhalb des Kehlkopfes zu dehnen und wirkt gegen Enge- und Kloßgefühle in der Kehle. Gähnen Sie deshalb so oft wie möglich. Lautstarkes Gähnen ist zudem eine effektive Stimmübung. Hören Sie einmal wie voll und resonanzreich Ihre Stimme dabei klingt, wenn Sie »aus vollem Halse« gähnen.

Wenn Sie rauchen ...
... sollten Sie wissen, dass beim Sprechen die Schleimhäute in Rachen und Kehlkopf besonders gut durchblutet werden und Schadstoffe so stärker aufgenommen und eingelagert werden können. Das gilt besonders für die Zigarette zwischen zwei Schulstunden oder abends in geselliger Runde. Langfristig kann das zu Veränderungen der oberen Zellschichten führen. Übrigens: Das gilt auch für das Passiv-Rauchen.

Sprechstimmlage einhalten
Übung: Suchen Sie Ihre eigene entspannte Stimmlage, indem Sie
- ein gelangweiltes, aber zustimmendes Geräusch wie in einem Telefongespräch machen: »m-m« oder
- beim Kauen eines wohlschmeckenden Essens (oder der Vorstellung davon) einen bequemen, anerkennenden Brummton (mm-mm) erzeugen.

Dieses Geräusch ist der Ton, zu dem in entspanntem Zustand Ihre Stimme immer wieder zurückkehren sollte.

11.9 Arbeitsblätter für Familiengespräche

11.9.1 Ursachenmodell

Die ◨ **Abb. 11.1** zeigt ein Ursachenmodell für kindliche Stimmstörungen, das für das jeweils betroffene Kind individuell ausgefüllt werden kann.

11.9.2 Leitfaden für Familiengespräche

1. Information und Aufklärung
- Vervollständigung der Informationen über das Familiensystem
- Aufklärung: Stimmhygiene – stimmschädigendes Verhalten
- Anatomie, Physiologie der Atmung, Phonation und Artikulation
- Umdeutung der Störung als kreative Leistung des Kindes

2. Vermutliches Ursachenmodell
- Hypothetisches Ursachenmodell für das jeweilige Kind erstellen

3. Wahrnehmungsschulung
- Stimmqualitäten
- Stimmschwankungen
- Kommunikationsverhalten
- Eigene Begrifflichkeit für den Stimmgebrauch des Kindes finden

4. Handlungsvereinbarung
- Faktoren der Überforderung aufzeigen/ aufzeigen lassen
- Kriterien zur Entlastung des Kindes vereinbaren
- Beobachtungsaufgaben

5. Familientraining
- Verhaltensalternativen im Rollenspiel trainieren
- Erziehungsstil diskutieren lassen
- Video- oder Kassettenaufnahmen mit dem Kind als Aufhänger nutzen

11.9.3 Phasen eines Familiengesprächs

Vorbereitungsphase
- Was will ich erreichen?

Kontaktphase
- Begrüßung
- Voraussetzung: Sie sind nicht Therapeutin, sondern in der Rolle eines gleichwertigen Kommunikationspartners, der Informationen über den Klienten benötigt. Sie sprechen also »von Mensch zu Mensch«. Den gemeinsamen Gesprächsmittelpunkt bildet das zu behandelnde Kind.
- Verstehensphase: Person (Motiv/Gefühle) – Problem (Bedarf)

Informationsphase
- Vervollständigung der notwendigen Informationen
- Aufklärung über Arbeitsweise, Setting, Ablauf, Kosten usw.
- Verständnissicherung durch kontrollierten Dialog

Phase der Handlungsvereinbarung
- Wie, was, wann, in welchem Zeitraum?
- Woran merken wir (Therapeutin und Familie) eine Veränderung?
- Ergebnis zusammenfassen

Zielanalyse
- Was ist mein Ziel?
- Was will der Klient?
- Verständnissicherung durch kontrollierten Dialog

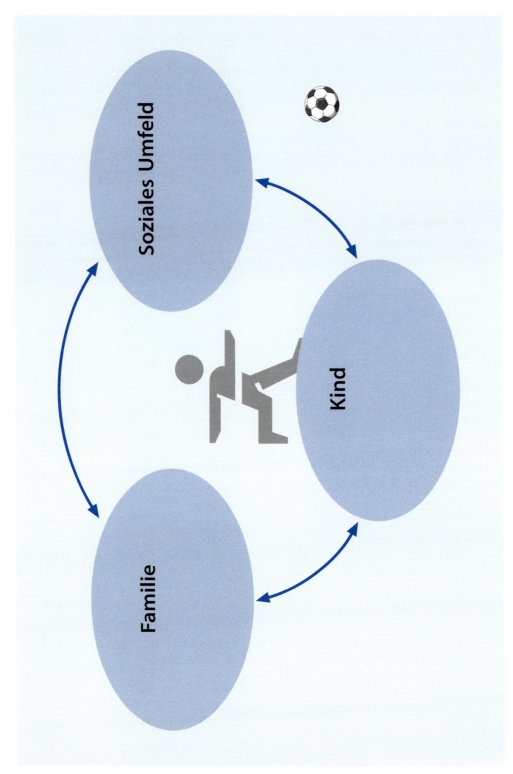

Abb. 11.1. Kopiervorlage zum Ursachemodell bei kindlichen Stimmstörungen

- Lösung möglich?
- Fragen und Einwände klären

Schlussphase
- Kontakt bestätigen
- Verabschiedung

Nachbereitungsphase
- Was habe ich erreicht?

11.9.4 Anregungen für die Familie

1. Das Kind
- Setzt das Kind mehr seine sprachlichen Fähigkeiten (Argumente usw.) ein, oder versucht es, sich mit der Stimme durchzusetzen?
- Kann es sich auch mit Mimik und Gestik (ohne zu sprechen) verständlich machen, oder wirkt es eher starr und unbeweglich?
- Argumentiert das Kind, oder versucht es sich körperlich durchzusetzen?
- Kann es sich gut ausdrücken?
- Wie spricht das Kind mit Gleichaltrigen, Erwachsenen, den Geschwistern?
- Ist das Kind eher ruhig und nach innen orientiert oder lebhaft und nach außen gerichtet?
- Ist es sensibel, und zeigt es dies seiner Umgebung?
- Wie geht das Kind mit Misserfolgen um?
- Kann es sich durchsetzen, und wie tut es das?
- Hat das Kind Ängste und Aggressionen, und wie zeigt es sie, oder stellt es sich mutiger dar, als es ist?
- Ist seine emotionsgetönte, laute Stimme »stimmig«, d. h. Ausdruck von Lebensfreude, oder wirkt sie aufgesetzt, gemacht?
- Wie geht das Kind mit Aggressionen und Ängsten um?
- Kann es seine Gefühle auch stimmlich ausdrücken?
- Ist es kontaktfreudig, und wie erfüllt es Leistungsanforderungen?
- Wem ist das Kind in der Familie ähnlich, und an wem orientiert es sich?

2. Die Familie
- Welche Rolle nimmt Ihr Kind in der Familie ein (z. B. das Jüngste, die Vermittlerin usw.)?
- Welche Leistungsanforderungen werden an das Kind gestellt (Schule, Kindergarten, zu Hause, Freizeit)? Wie geht es damit um?
- Wie würden Sie das Kind im Vergleich zu seinen Geschwistern beschreiben?
- Wie ist die Geschwisterbeziehung, bestehen chronische Konflikte?
- Gibt es in der Familie jemanden, der ähnlich mit seiner Stimme oder Aussprache umgeht wie das Kind?
- Wer setzt sich in der Familie durch, und wie tut er das (z. B.: Argumente/Lautstärke)?
- Wie hoch ist der Lärmpegel zu Hause?
- Wie sind die Gesprächsanteile unter den Familienmitgliedern verteilt?
- Welche Bedeutung haben Sprechpausen/Schweigen für die Familienmitglieder?
- Welche Grenzen setzen Sie dem Kind für den Umgang mit seiner Stimme? Hält es sie ein?

3. Das Umfeld
- Mit welchen Personen identifiziert sich das Kind?
- Wen ahmt es in seinem Stimmverhalten nach?
- Gibt es Unterschiede in der Stimmgebung des Kindes beim Spiel mit Gleichaltrigen, mit den Geschwistern oder mit Erwachsenen?

11.10 Beobachtungsbögen

Beobachtungsbogen: Änderungen des Stimmklanges

Beobachten Sie doch einmal eine Woche lang Ihr Kind. Wie verändert sich der Stimmklang bei verschiedenen Tageszeiten, Spielsituationen und Spielkameraden?

Zeit:	Ort:	Situationen:	Personen:
Morgens	Kindergarten	Ermüdung	Spielkameraden
Mittags	Schule	Anspannung	Geschwister
Abends	Zu Hause	Stress	Erwachsene
Jahreszeiten	Spielplatz	Freude	Autoritätspersonen

Beobachtungsbogen: Stimmqualitäten

Elternbeurteilung

Entscheiden Sie jeweils, wie die Stimme des Kindes in einer bestimmten Situation klingt: rau, behaucht, heiser, gepresst oder wie die Stimme eben sonst beschreiben werden könnte. Die Situation, in der das Kind beobachtet wird, sollte kurz notiert werden. Die Beurteilungsskala erstreckt sich über: **überhaupt nicht (0) … bis sehr stark (5)**. Das sind die Ausprägungsgrade der beobachteten Stimmqualität.

Heiserkeit		
Unauffällig	0 1 2 3 4 5	Sehr heiser
Verhauchung		
Unauffällig	0 1 2 3 4 5	Sehr verhaucht
Gepresstheit		
Unauffällig	0 1 2 3 4 5	Sehr gepresst

Beobachtungsbogen: Lautstärke

Lautstärke	Zu leise	1	2	3	4	5	Zu laut
		☐	☐	☐	☐	☐	

Literatur

Aliki (1984) Gefühle sind wie Farben. Beltz und Gelberg, Weinheim

Allen M (1989) A comparison of self-report, observer, and physiological assessment of public speaking anxiety reduction techniques using meta-analysis. Communication Studies 40:127–139

Andolfi M (1982) Familientherapie. Das systemische Modell und seine Anwendung. Lambertus, Freiburg

Andrews ML (1986) Voice therapy for children. Singular Publishing Group, San Diego

Andrews ML (2000) The influence of social factors in voice disorders in children. In: Stemple JC (ed) Voice therapy. Clinical studies. Singular Publishing Group, San Diego

Andrews ML, Summers AC (2002) Voice therapy for children and adolescents. Singular Publishing Group, San Diego

Arnold KS, Emanuel FW (1979) Spectral noise levels and roughness severity ratings vor fowels produced by male children. Journal of Speech and Hearing Research 22: 613–626

Baken RJ (1999) Clinical measurement of speech and voice. Singular Publishing Group, London

Bateson G (1981) Ökologie des Geistes. Suhrkamp, Frankfurt/Main

Bateson G (1984) Geist und Natur. Suhrkamp, Frankfurt/Main

Beushausen U (1998) Kindliche Dysphonien im Vorschulalter – Ein psycholinguistisches Therapieverfahren. Sprache – Stimme – Gehör 3:147–152

Beushausen U (2001) Ratgeber bei kindlichen Stimmstörungen. Schulz-Kirchner, Idstein

Biesalski P, Frank F (1982) Phoniatrie und Pädaudiologie. Thieme, Stuttgart, S. 251–253

Böhme G (1997) Sprach-, Sprech-, Stimm- und Schluckstörungen. Band 1. Urban und Fischer, Stuttgart, S. 109–131

Böhme G (2001) Sprach-, Sprech- und Stimmstörungen, Band 2. Urban und Fischer, Stuttgart, S. 118–121

Böhme G, Rosse E (1969) Zur Häufigkeit, Altersverteilung, Therapie und Prognose von Stimmlippenknötchen. Folia Phoniatrica 21:121–128

Braun G, Wolters D (1991) Das große und das kleine Nein. Verlag an der Ruhr, Mühlheim

Brinckmann A, Treess U (1980) Bewegungsspiele. Rowohlt, Reinbeck

Cardenas B (1997) Diagnostik mit Pfiffigunde. Testzentrale, Hogrefe, Göttingen

Carding P (2000) Evaluating voice therapy. Measuring the effectiveness of treatment. Whurr publishers, London

Coblenzer H, Muhar E (1976) Atem und Stimme. Österreichischer Bundesverlag, Wien

De Jong P, Berg I (1998) Lösungen (er-)finden. Verlag modernes Lernen, Dortmund

Dewart H, Summers S (1995) The pragmatics profile of early communication skills. NFER-Nelson. Windsor

Dickmann C, Flossmann I, Klasen R, Schrey-Dern D, Stiller U, Tockuss C (1994) Logopädische Diagnostik von Sprachentwicklungsstörungen. Thieme, Stuttgart

Dörner K, Nebel C, Redlich A (1981) Geschichten für gestresste Kinder. Herder, Freiburg

Döpfner M (1989) Soziale Informationsverarbeitung – ein Beitrag zur Differenzierung sozialer Inkompetenzen. Zeitschrift für Pädagogische Psychologie 3:329–247

Dodge KA, Garber J (1991) The development of emotional regulation and dysregulation. Cambridge University Press, New York

Dohmen A, Funke R, Kamke C, Pietrek M, Vogt S (2001) Ein organisch-funktionelles Ursachenmodell. Unveröffentlichtes Manuskript der Fachhochschule Hildesheim

Ellmer S, Mebus M (1991) Falldarstellung der Therapie einer juvenilen hyperfunktionellen Dysphonie. Projektarbeit an der Lehranstalt für Logopädie in Aachen

Eggert D (1974) Lincoln-Oseretzky-Skala Kurzform. Deutsche Bearbeitung. Testzentrale, Hogrefe, Göttingen

Fernau-Horn H (1954) Zur Übungsbehandlung funktioneller Stimmstörungen. Pholia Phoniatrica 6:239–245

Fischer-Voosholz M, Spenthof U (2002) Orofaziale Muskelfunktionsstörungen. Springer, Berlin Heidelberg New York

Fratalli C (1998) Outcomes measurement in speech-language pathology. Thieme, New York

Friebel V (1995) Wie Stille zum Erlebnis wird. Herder, Freiburg

Friedrich S, Friebel V (1994) Nur Mut kleiner Bär. Entspannung für Kinder zur Angstbewältigung. Musikbär, Schriesheim

Frostig M (1985) Frostig-Test der motorischen Entwicklung (FTM). Testzentrale, Hogrefe, Göttingen

Gaßmann U, Linder GA, Peters I (1990) Juvenile Stimmstörungen – Theoretische Grundlagen und Vorschläge zur Therapie. Projektarbeit an der Lehranstalt für Logopädie in Köln

Geipel A, Hindemith C (1995) Diagnostik und Therapie bei kindlicher Stimmstörung. Projektarbeit an der Lehranstalt für Logopädie in Mainz

Geisler D, Frey J (1996) Streiten gehört dazu, auch wenn man sich lieb hat. Ravensburger, Ravensburg

Gernhardt R (1997) Lichte Gedichte. Haffmanns, Zürich

Guggemoos-Holzmann I, Werecke KD (1995) Medizinische Statistik. Blackwell Wissenschaften, Berlin

Gundermann H (1989) Heiserkeit und Stimmschwäche. Fischer, Stuttgart

Hacki T, Heitmüller S (1999) Development of child's voice permutation, mutation. International Journal of Pediatric Otorhinolaryngology 49:141–144

Hammer S (2002) Stimmtherapie mit Erwachsenen. Springer, Berlin Heidelberg New York

Hanson J, Bartelt B, Kluge G, Passolt W (1976) Zur Prognose kindlicher Stimmstörungen. HNO Praxis 1:170–174

Haug C (2001) Ein psycholinguistisches Therapieverfahren als effektive Behandlungsmethode der juvenilen hyperfunktionellen Dysphonie? – Eine explorative Studie. Unveröffentlichtes Manuskript

Haynes BJ, Marshall WL (1984) Generalization of tratment effects in training public speakers. Behavior Research Therapy 22:519–533

Heinbach W (1988) Gehörgerechte Repräsentation von Audiosignalen durch das Teiltonmuster. Dissertation, München

Hermann-Röttgen M (1990) Spiele für die Sprachtherapie, Teil E Atem und Stimme. Verlag gruppenpädagogischer Literatur, Wehrheim

Hermann-Röttgen M (1997) Organische und funktionelle Zusammenhänge bei kindlichen Stimmbandknötchen und ihre Behandlungsmöglichkeit. In Lotzmann G (Hrsg) Die Sprechstimme. Fischer, Stuttgart, S. 215–228

Hinsch U, Pfingsten R (1997) Gruppentraining sozialer Kompetenzen (GSK). Psychologische Verlagsunion, Mannheim

Hirano M, Kurita S, Nakashima T (1981) The structure of the vocal folds. In: Stevens KN, Hirano M (eds) Vocal fold physiology. University of Tokyo Press, Tokio

Höck K, Hess H, Schwarz E (1981) Der Beschwerdefragebogen für Kinder (BFB-K) und Kleinkinder (BFB-KK), Handanweisung. Berlin

Hoffmann L (2001) Das kleine Buch der Gefühle. Schulz-Kirchner, Idstein

Jacobson E (1990) Entspannung als Therapie. Progressive Relaxation in Theorie und Praxis. Pfeiffer, München

Jahn T (2000) Phonologische Störungen bei Kindern. Thieme, Stuttgart

Jandl E (2001) Ottos Mops. Beltz und Gelberg, Weinheim

Kaiser T (1998) Bleib bei mir, wenn ich wütend bin, Christophorus, Freiburg (Breisgau)

Kaiser T (1999) Das »Wut weg«-Buch, Christophorus, Freiburg (Breisgau)

Kalwitzki S (2002) Du schaffst das schon! Mutgeschichten. Loewe, Bindlach

Kempf, HD, Fischer J (1993) Rückenschule für Kinder, Rowohlt, Reinbeck

Kiphard EJ, Schilling F (1974) Körper-Koordinationstest für Kinder (KTK). Testzentrale, Hogrefe, Göttingen

Kittel G (1984) Dysphonie im Kindesalter, Laryngologie, Rhinologie, Otologie 63:208–211

Kittel G (1989) Phoniatrie und Pädaudiologie, Deutscher Ärtzeverlag, Köln

Kjellrup M (2000) Eutonie. Ehrenwirth, Bergisch Gladbach

Kreimann J, Gernratt, BR (1998) The perceptual structure of pathologic voice quality. Journal of the Acoustical Society of America 100:1787–1795

Kreul H (1998) Das kann ich! Von Mut und Selbstvertrauen. Loewe, Bindlach

Kreul H (1996) Ich und meine Gefühle. Loewe, Bindlach

Langen A, Sönnichsen I (2000) Die kleine Motzkuh. Coppenrath, Münster

Lauer N (1999) Zentral-auditive Verarbeitungsstörungen im Kindesalter. Thieme, Stuttgart

Lehmann G (1997) Rückenschule für Kinder. Gräfe und Unzer, München

Lendner-Fischer S (1997) Bewegte Stille. Kösel, München

Mangelsdorf-Büscher B (1977) Ein Therapieprogramm zur Behebung von funktionellen Stimmstörungen bei Kindern, Die Sprachheilarbeit 22:149–154

Mc Allister L, Rose M (2000) Speech-language pathology students: Learning clinical reasoning. In: Higgs J, Jones M (eds) Clinical reasoning in the health professions. Butterworth Heinemann, Oxford

Milutonovic Z (1994) Social environment and incidence of voice disturbances in children, Folia Phoniatrica 46: 135–138

Mol A, Bolz A (1980) Therapie der kindlichen hyperfunktionellen Stimmstörung in modifizierter Form der Erwachsenentherapie. Facharbeit der Lehranstalt für Logopädie Hamburg

Müller E (1994) Auf der Silberlichtstraße des Mondes. Autogenes Training für Kinder. Fischer, Frankfurt

Müller E (1994) Du spürst unter Deinen Füssen das Gras. Autogenes Training in Fantasie- und Märchenreisen. Fischer, Frankfurt

Nawka T, Anders LC (1996) Die auditive Bewertung heiserer Stimmen nach dem RBH-System, Thieme, Stuttgart

Nienkerke-Springer A (2000) Die Kinderstimme. Ein systemischer Förderansatz, Luchterhand, Neuwied

Nöstlinger C (1995) Anna und die Wut. Dachs, Wien

Palazzoli S, Boscolo ML, Cecchin G, Prata G (1981) Hypothetisieren–Zirkularität–Neutralität: Drei Richtlinien für den Leiter der Sitzung. Familiendynamik 6:123–139

Papst-Jürgensen H (1977) Sprach- und Stimmstörungen im Vor- und Grundschulalter. Die Sprachheilarbeit, Beiheft Nr 2:36–38

Petermann G (1996) Stimmbildung und Sprecherziehung. Ein Übungsbuch zur Arbeit mit jüngeren Kindern. Luchterhand, Neuwied

Petermann U, Petermann F (2000) Training mit sozial unsicheren Kindern. Beltz, Weinheim

Pfister M (2001) Der Regenbogenfisch hat keine Angst mehr. Nord-Süd-Verlag, Hamburg

Pindzola RH (1997) Voice Assessment Protocol for Children and Adults (VAP). Sage, New York

Literatur

Pirnay L (1980) Kindgemäße Entspannung. Lutz Pirnay, Lichtenbusch

Portmann R (2001) Spiele zum Umgang mit Aggressionen. Don Bosco, Ensdorf

Portmann R (1998) Spiele, die stark machen. Don Bosco, Ensdorf

Powell M, Filter M, Williams B (1989) A longitudinal study of prevalence of voice disorders in children from rural school division. Journal of Communication Disorders 22:375–382

Pschyrembel (1998) Klinisches Wörterbuch. DeGruyter, Berlin

Reinecker H (1994) Grundlage der Verhaltenstherapie. Beltz, Weinheim

Rohen J (1992) Topographische Anatomie. Schatthauer, Stuttgart

Rooyackers P (1999) Spiele zur Förderung von Kommunikation und Ausdruck. Don Bosco, Ensdorf

Rossi AM, Seiler WJ (1990) The comparative effectiveness of systematic desentization and an integrative approch in treating public speaking anxiety. Imagination, Cognition and Personality 9:49–66

Rustin L (2000) Social skills and the speech impaired. Whurr Publishers, London

Sandrieser P, Schneider P (2001) Stottern im Kindesalter. Thieme, Stuttgart

Sarimski K (1987) Ordinalskalen zur sensomotorischen Entwicklung. Testzentrale, Hogrefe, Göttingen

Satir V (1987) Familienbehandlung. Lambertus, Freiburg

Schilling F (1976) Checkliste motorischer Verhaltensweisen (CMV). Testzentrale, Hogrefe, Göttingen

Schleier E, Siegert (1972) Katamnestische Erhebung bei kindlichen Dysphonien. Ärztliche Jugendkunde 63: 190–194

von Schlippe A, Schweitzer J (1997) Lehrbuch der systemischen Therapie und Beratung. Vandenhoeck und Ruprecht, Göttingen

Schmidt-Gaden G (1992) Wege der Stimmbildung für Kinder und Erwachsene. Hieber, München

Schultz JH (1952) Das autogene Training. Thieme, Stuttgart

Schultz-Coulon HJ (1976) Das heisere Kind. Deutsches Ärzteblatt: 2203–2208

Schulze J (2002) Stimmstörungen im Kindes- und Jugendalter. Schulz-Kirchner, Idstein

Schulze J (1994) Dysphonien im Kindesalter. In Grohnfeldt M (Hrsg.) Handbuch der Sprachtherapie, Band 7. Kohlhammer, Stuttgart, S. 273–293

Schulze J (1992) Konzept für eine mehrdimensionale Therapie von Dysphonien im Kindesalter. Die Sprachheilarbeit 37: 160–169

Schulze J, Hermann D (1992) Neuropsychiatrische Aspekte bei der Entstehung von Dysphonien im Kindesalter. Die Sprachheilarbeit 37: 31–35

Schulze J, Schroeder W (1991) Zu einigen sozialen und erzieherischen Verursachungsfaktoren von Dysphonien im Kindesalter. Die Sprachheilarbeit 36:70–77

Schulze J, Schroeder W (1991) Psychologische Aspekte bei der Entstehung von Dysphonien im Kindesalter. Die Sprachheilarbeit 36: 155–162

Schulz von Thun F (1999) Miteinander reden 1+2. Sonderausgabe. Rowohlt, Reinbeck

Schwarz I, Stengel I, Strauch T (1998) Behandlungsschwerpunkte spezifischer Störungsbilder. In Böhme G (Hrsg.) Sprach-, Sprech- Stimm- und Schluckstörungen, Band 2. Fischer, Stuttgart, S. 137–141

Sedlackova E (1961) Donnees stroboscopiques en relation avec le developpement de la voix des enfants. Folia Phoniatrica 13:81–92

Shapiro E (1998) EQ für Kinder. Wie Eltern die Emotionale Intelligenz ihrer Kinder fördern können. Ernst Reinhardt, München

Shrivastav R (2002) The analysis of voice using instrumentation. In: Andrews LA, Summers AC (eds) Voice therapy for children and adulescents. Singular, San Diego

Siegert C (1972) Bemerkungen zum stroboskopischen Bild bei Kindern. HNO 20:181–184

Simon F, Simon C (2001) Zirkuläres Fragen. Carl-Auer-Systeme, Heidelberg

Sopko J (1986) Klinische Laryngologie, Band 1. Huber, Bern

Specht MKI, Petermann F (1999) Der Einsatz des Rollenspiels im Training sozial ängstlicher Kinder. Kindheit und Entwicklung 8:218–225

Starkweather CW (1987) Fluency and stuttering. Englewood Cliffs, New York

Stemple JC (2000) Voice therapy. Clinical studies. Singular Publishing Group, San Diego

Stock E (1967) Zur Häufigkeit und Prognose von Stimmstörungen in den 3.–6. Klassen. Die Sonderschule 4:238–240

Thomann C, Schulz von Thun F (1988) Klärungshilfe. Rowohlt, Reinbeck

Thyme K (1987) Die Akzentmehode. In: Gundermann H (Hrsg.): Aktuelle Probleme der Stimmtherapie. Fischer, Stuttgart

Tomm K (1998) Die Fragen des Beobachters. Carl Auer, Heidelberg

Vopel K (2002) Emotionales Lernen mit Kindern. Spiele und Experimente. Iskopress, Salzhausen

Vopel K (1999) Kinder können kooperieren. Bd. 1–4. Iskopress, Salzhausen

Vopel K (1998) Kinder ohne Stress. Band IV: Atem. Iskopress, Salzhausen

Vopel K (1998) Zauberladen. Phantasiereisen für Kinder von 3–6 Jahren. Iskopress, Salzhausen

Vopel K (1998) Zauberhände. Iskopress, Salzhausen

Vopel K (1997) Bewegung im Schneckentempo. Iskopress Salzhausen

Vopel K (1996) Bewegungsspiele für Kinder zwischen 3 und 6 Jahren. Iskopress, Salzhausen

Vopel, K (1996) Hallo Ohren. Spiele für Kinder zwischen 3 und 6 Jahren. Iskopress, Salzhausen

Walter JL, Peller JE (1994) Lösungsorientierte Kurztherapie. Verlag modernes Lernen, Dortmund

Watzlawick P, Beavin JH, Jackson DD (1969) Menschliche Kommunikation. Huber, Bern

Wendler J, Anders LC (1976) Hoarse voices – on the reliability of acoustic and auditory classifications. Proc XX Cong. IALP, Tokyo, p 438f

Wendler J, Seidner W (1987) Lehrbuch der Phoniatrie. Thieme, Leipzig

Wendler J, Seidner W, Kittel G, Eysholdt U (1996) Lehrbuch der Phoniatrie und Pädaudiologie. Thieme, Stuttgart

Wensell PU (1997) Hab' keine Angst, kleiner Moritz. Ravensburger, Ravensburg

Wewers ME, Lowe NK (1990) A critical review of visual analogue scales in the measurement of clinical phenomena. Rearch in Nursing Health 13:227–236

Wilson DK (1972) Voice problems of children. Wiliams und Wilkens, Baltimore

Windels S (1981) Eutonie mit Kindern. Kösel, München

Wirth C (1987) Stimmstörungen. Deutscher Ärzte Verlag, Köln

Wormser R (1973) Experimentelle Psychologie. UTB, München

Wuttke M (1988) Untersuchungen zum Einfluß der Sprechstimmfunktion der Kindergärtnerin auf Stimmgebrauch und Aufmerksamkeit der Kinder. Dissertation A, Halle

Yanagihara N (1967) Significance of harmonic changes and noice components in hoarseness. J Speech Res 10: 531–541

Zimmer R, Volkhammer M (1987) Motoriktest für vier- bis sechsjährige Kinder (MOT 4–6). Testzentrale, Hogrefe, Göttingen

Zimmermann S, Hanson J (1996) Therapeutische und prophylaktische Einflußnahmen bei kindlichen Dysphonien. In Gross M (Hrsg.) Aktuelle phoniatrisch-pädaudiologische Aspekte, Band 3. P Gross, Berlin, S. 110–112

Sachverzeichnis

A

abreagieren 23
Aggression 33
aktionale Kompetenz 106
akustisch auditive Wahrnehmung
 (s. Wahrnehmung) 22, 39, 61, 88, 90–92
akustische
– Reize, mangelnde zentrale Verarbeitung 22
– Stimmanalyse 138–142
akustisches Verhalten 32
Allergie 32
Amplituden 2
Analoggeräte 134
Anamnese/Anamneseerhebung 30–38
– aktuelle Stimmproblematik 32
– Entwicklungsbereiche 32
– familiäre Faktoren (s. auch Familie) 34–35
– soziale Faktoren 35–36
– sozial-kommunikative Faktoren 36–38
Anamnesebögen zur kindlichen Dysphonie 33, 153–159
anatomische Grundlagen der Kinderstimme 2
Anforderungen 23
Aphonie/aphone Anteile V, 15
Arbeitsblätter für Familiengespräche 176–178
Arbeitsweisen in der Stimmtherapie, dichotome 86
– bewusst machendes Vorgehen 86
– dichotome 86
– fantasieorientiert 86
– kontrastive 86
– materialorientiert 86
– rationale Vorgehensweise 86
– sukzessive 86
– themenorientiertes Vorgehen 86
– unbewusst spielerisches Vorgehen 86
– zielorientiertes 86
Argumentationsverhalten 36
argumentieren 115
Artikulation 2

– Baustein stimmtherapeutischer Übungen 88, 101
– – Übungsvorschläge 101
– – Ziele der Artikulations übungen 101
Aryknorpelluxation 10
assoziierte Störungen 85
Atemfehlfunktionen 14–15
– Hochatmung 15
– Schnappatmung 15
Atemwahrnehmung 96–97
Ätiologie, kindliche hyperfunktionelle Dysphonie 18–27
– aus medizinische Sicht 18
– Prognose 26–27
– aus psychologischer und entwicklungsphysiologischer Sicht 18–25
– Ursachen im Modell 25–26
Atmung/Atemfunktion 31
– Baustein stimmtherapeutischer Übungen 88, 95–97
– – Ziele der Atemübungen 96
– Sprechatmung 97
– Stimmtherapie 64
auditiv
– Aufmerksamkeit, auditive 22
– Diskriminationsfähigkeit, auditive 44
– Wahrnehmung, auditive/akustisch auditive (s. dort) 22, 39, 61, 88, 90–92
auditive Beurteilung 138
Aufklärung 76
Aufnahmetechnik, digitale 65, 134
Auftragsklärung 72
autogenes Training 92

B

Bausteine/Bausteinsystem 55
– Kommunikationstraining 111–115
– – Bewältigungsstrategien 114–115
– – Fertigkeiten 113–114
– – Wahrnehmung 111–113
– stimmtherapeutischer Übungen 88–103
– – Artikulation 88, 101
– – Atmung 88, 95–97

– – Fertigkeiten 88, 101–103
– – Phonation 88, 97–100
– – Tonusregulation 88, 92–95
– – Wahrnehmung 88, 90–92
Bedürfnisse 23
Beeinflussbarkeit 53
Befunderhebung, kindliche Dysphonie (s. auch Diagnostik) 13–15, 30, 38–46, 50
– Entwicklungsbereiche/ entwicklungsbedingte Faktoren V, 44–46
– logopädische 13–15
– phoniatrische 13
Begleitsymptome 10, 31
Behauchtheit 129
Belastbarkeit der Stimme 3, 38, 42
Beobachter, unabhängige 138
Beurteilungskriereien 132
– auditive Beurteilung 138
Bewältigungsstrategien, Kommunikationstraining 64
– Baustein Kommunikationstraining 114–115
Bewegungswahrnehmung 91
Bewertungskriterien und Dokumentationsverfahren 132–142
biopsychosoziales Ursachenmodell 58

C

chromosomale Veränderungen, Dysphonie 4
clinical reasoning 55
„coaching"/„promting" im Rollenspiel 116–117
computergestützte Verfahren 141

D

Definition, Stimmstörung 3–4
Dehnungs- und Lockerungsübungen 92–93, 101
Denken, systemisches 70
Diagnostik 3, 30–46
– Anamneseerhebung 30

- Befunderhebung, kindliche Dysphonie (s. dort) 13–15, 30, 38–46, 50
- Laryngoskopie 13
- logopädische Untersuchung 30
- perzeptiver Eindruck (s. dort) 38–40
- phoniatrische Untersuchung 30
- Screening 39
- Stimmfeldmessung 14
- stroboskopische Untersuchung 13

Diagnostikbögen zur kindlichen Dysphonie 160–164

Diaphragma laryngis (Stimmlippensynechien) 5–6, 10

dichotome Arbeitsweisen in der Stimmtherapie (s. Arbeitsweisen) 86

digitale Aufnahmetechnik 65, 134

Diskriminationsfähigkeit 22
- auditive 44

Dokumentation 65
- Dokumentationsverfahren und Bewertungskriterien 132–142

Down-Erkrankung 8

Durchbewegen, passives 92

Dynamik, Übungen 99

Dynamikbreite 2

Dysphonie (s. auch Stimmstörungen) V, 2–11, 27, 31–46
- Anamnese (s. dort) 31–38
- Befunderhebung (s. dort) 13–15, 30, 38–46
- chromosomale Veränderungen 4, 8
- Formen (*Übersicht*) 4
- gastroösophagealer Reflux 4, 9
- Häufigkeit (Inzidenzrate) 11
- hyperfunktionelle Stimmstörungen (s. dort) V, 4, 10–15, 18–27
- hypofunktionelle Stimmstörungen V, 10–11
- Kennzeichen der kindlichen Dysphonie 4
- organische und funktionelle Ursachen 11
- traumatisch bedingt (s. dort) 4, 9–10

E

Effekt der zentralen Tendenz 137

Effektivität (s. Wirksamkeit) 132–134

Effizienz (s. Wirksamkeit) 132

Eigenwahrnehmung 84, 87

Einschwingzeit 141

Elterninformationen 165–178

emotionale Entwicklung 21, 34, 39

Entspannungsübungen/-techniken 92–93

Entwicklungsbereiche/entwicklungsbedingte Faktoren V, 44–46

entzündliche Veränderungen 4–5
- akute Laryngitis 4–5

Epithelhyperplasien (s. Stimmlippenknötchen) 15

Erfolgskontrollen in der Praxis 131–149
- Anwendbarkeit in der Praxis 147–149
- Dokumentationsverfahren und Bewertungskriterien 132–142
- Therapiestudien 142–147

Erkrankungen 4

Erzieherin 23

Erziehungsstil 23–24, 35, 125
- Grenzen setzender 24
- „Laisser-faire"-Erziehungsstil 24

„etwas fordern" 44

Eutonie 92

F

Fähigkeiten des Kindes 23

Fallbeispiel 121–130
- Ausgangssituation 122
- Befunde nach Abschluss der Behandlung 129–130
- Hypothesen zur Verursachung 122–124
- Therapieverlauf 124–129

Familie/familiäre Faktoren V, 23–25, 34–35, 61, 124
- Hörstörungen in der Familie 35
- mehrsprachige Familien 67
- Musikalität der Eltern 35
- phonatorische Vorbilder 35
- Rauchverhalten der Eltern 35

Familiengespräche 61, 70–82, 124–127
- Arbeitsblätter für Familiengespräche 176–178
- Grundannahmen 72
- Information hypothetisches Modell 64
- kommunikative Voraussetzungen (s. dort) 72–74
- Literatur 81–82
- – für Eltern 81
- – für Therapeutinnen 82
- Phasen eines Familiengesprächs 74–76
- – Handlungsvereinbarungsphase, Familiengespräch 74
- – Informationsphase, Familiengespräch 74
- – Kontaktphase, Familiengespräch 74
- – Nachbereitungsphase, Familiengespräch 75
- – Schlussphase, Familiengespräch 75
- – Vorbereitungsphase, Familiengespräch 74
- Prinzipien systemisch orientierter Familiengespräche 70, 76–77
- rekursives System 72
- systemisches Denken 70
- Themenbausteine 77–82
- – Informationsaustausch 78
- – Ursachenmodell 78
- – Wahrnehmungsschulung 79–81
- Ziele 77

Familiensystem 23–24, 35, 124
- Einflüsse 24

Fernsehgewohnheiten 36

Fertigkeiten 64
- Baustein
- – Kommunikationstraining 113–114
- – stimmtherapeutischer Übungen 88, 101–103
- – – feinmotorische Spiele 103
- – – grobmotorische Spiele 102–103
- Motorikbereiche 102
- Ziel des Zusatztrainings 101

Flüsterstimme 14

Formanten/Vokalformanten 140

Fragebögen 65

Freizeitaktivitäten 23

Fremdwahrnehmung 84

Frequenzen 140

Frequenzspektrum 141

Frustrationstoleranz 21

Funktionsprüfung 38

G

gastroösophagealer Reflux, Dysphonie 4, 9

Gefühle äußern 44

Gefühlsausdruck, Kommunikationstraining 64

Gepresstheit 32

Geräuschanteil 140

Geschlechterverteilung 12

Geschwister/Geschwisterreihe 23, 37

Gespräche
- beenden 44
- beginnen 44

Gesprächsführung, indirekte 75

Sachverzeichnis

Gesprächskiller vermeiden 73
Gesprächsverhalten 37
Gestik 21
Granulome 10
Grundfrequenzverlauf 141
Grundton 140
Gruppentraining, Kommunikation 115–119
- Coaching/Promting im Rollenspiel 116–117
- kognitive Verfahren im Rollenspiel 117
- Modelllernen im Rollenspiel 64, 116
- Phasen eines Rollenspiels 118–119
- Shaping im Rollenspiel 117
- Verhaltensübung in vivo 117–118

H

habituelle Faktoren 21
Hals-, Nasen-, Ohrenarzt V
Haltung 40
Haltungsschulung 95
Handlungsvereinbarungsphase, Familiengespräch 74, 76
Häufigkeit (Inzidenzrate) 11
Heiserkeit V, 6, 32
- Analyse 140
- Graduierung 141
Hochatmung 15
Hörgeschädigte/Hörstörungen 22
- in der Familie 35
- vergleichbare Hörurteile 39
hormonell bedingte Stimmstörungen 4, 9
- Hypothyreose 9
Hörprüfung 31
Hörspiele zu Sprache und Stimme 91
hyperfunktionelle Stimmstörungen V, 4, 10–15, 18–27
- Ätiologie (s. dort) 18–27
- Erscheinungsbild 13–15
- logopädische Befunderhebung 13–15
- multimodaler/mehrdimensionaler Therapieansatz (s. dort) V, 26, 50–55, 64–65
- phoniatrische Befunderhebung 13
- Prognose 26–27
Hypothyreose 9

I

imaginative Verfahren 93
Informationsaustausch 76
- Familiengespräch 78
Informationsphase, Familiengespräch 74, 76
Informationsverarbeitung 36, 106
- soziale 109–110
Inkompetenz, soziale 106
Intention 95
intrapersonelle Konflikte im Persönlichkeitsausdruck 123
Intubationsfolgen 9–10
isometrische und isotonische Übungen 92

J

Jacobson, progressive Muskelentspannung 92–94

K

Kassettenaufnahmen 92
Kehlkopf, kindlicher 2
- Anatomie und Lage 2
- Asymmetrie 5
- Besonderheiten 2
- Unterschiede zum Erwachsenenkehlkopf 2
kinästhetische Wahrnehmung 90
- Ziele 90
Kinderarzt V
Kindergarten 21, 23
Klassifikation der Stimmstörungen 11
Knötchen s. Stimmlippenknötchen
kognitive
- Kompetenz 106
- Verfahren im Rollenspiel 117
Kommunikationsfähigkeit V, 20–21
- allgemeines kommunikatives Verhalten 33
- Dysbalance 20
- Gestik 21
- Mimik 21
- nonverbale Komponente 20, 44, 108
- sozial-kommunikative Faktoren 36–38
- verbale Komponente 20
- vokale Komponente 20, 108
- Wortschatzdefizit 21

Kommunikationsstil 21
Kommunikationsstrukturen 25
kommunikationstherapeutische Ansätze 50
Kommunikationstraining 61, 64, 05–119
- Bausteine des Kommunikationstrainings (s. dort) 111–115
- Bewältigungsstrategien 64
- Gefühlsausdruck 64
- Gruppentraining (s. dort) 115–119
- Rollenspiele (s. dort) 64, 116–119
- Studien zu sozialkommunikativen Defiziten 106–111
Kommunikationsverhalten 24–25, 35
Kommuniktion/kommunikative
- kommunikative Defizite 106–111
- – Modell sozialkommunikativer Kompetenz 108–112
- Entwicklung 39
- – Meilensteine als Richtwerte 44–46
- Fähigkeiten, Befunderhebung 44
- Kompetenz (s. dort) 106, 108–109
- nonverbale Aspekte der Kommunikation 108
- Umgebung 36
- vokale Komponente, Kommunikation 20, 108
- Voraussetzungen 72–74
- – aktives Zuhören 72–73
- – Gesprächskiller vermeiden 73
Kompetenz
- aktionale 106
- kognitive 106
- kommunikative 106, 108–109
- soziale 106
- sozialkommunikative 108–111
- sprecherische Kompetenz und Stimmkompetenz 107
Konditionierung, operante 49
Konflikte 24, 70, 72
- chronische 24
- Indikator 72
Konstitution 11
konstitutionelle Schwäche 18
Kontaktphase, Familiengespräch 74, 76
Kontraste 84
Kopiervorlage 37
Körperhaltung 44
Körperwahrnehmung 92
Krafteinsatz 3
Krisen 68
Kritik 33

L

Lärmpegel 21
Laryngitis, akute 4–5
Laryngoskopie 13
Laryngozele 6
Larynxanomalie 4–6
- Kehlkopfasymmetrie 5
- Laryngozele 6
- Larynxhypoplasie 5
- Stimmlippensynechien (Diaphragma laryngis) 5–6
- Sulcus glottidis 6
Larynxhypoplasie 5
Larynxpapillomatose 4, 6–7
- Heiserkeit 6
Larynxstenosen, sekundäre 9
Larynxtrauma 9
Lautheit 139
Lautstärke 14, 31
Lehrer 22
Leistungsanspruch/-anforderungen 23, 35, 125–126
Leistungsdruck 23
Leistungsfähigkeit, stimmliche 3
Lieblingsbeschäftigungen 36
Lippenspiele, mundmotorische 103
Literaturverzeichnis 179–182
Lockerungs- und Dehnungsübungen 92–93, 101
Logopädin 4
logopädische Untersuchung 30

M

Marionettenübung 95
Massage 92
materialorientierte dichotome Arbeitsweisen in der Stimmtherapie 86
medizinische Sichtweisen V, 48–49
mehrsprachige Familien 67
Messmethoden 132–133
- informelle Verfahren 133
- objektive Untersuchungsverfahren 133
- standardisierte Verfahren 133
- subjektive Untersuchungsverfahren 133
Messmittel 147
Mimik 21
Missempfindungen 3
Modelllernen im Rollenspiel 64, 116
Modulation, Übungen 99
Morbus *Down* 8

Motorik/Motorikbereiche/motorische Auffälligkeiten 19, 33–34, 37, 44, 102
- Feinmotorik 19–20, 34
- - feinmotorische Spiele 103
- Grobmotorik 19–20, 34
- - grobmotorische Spiele 103
- - Spannung (*s. dort*) 19
- Mundmotorik 20
- - mundmotorische Spiele 103
- Tests 45
multimodaler/mehrdimensionaler Therapieansatz V, 26, 50–55, 64–65
- Kriterien 53–55
- ursachenorientierte Therapieplanung 53–54
Mundmotorik 20
- mundmotorische Spiele 103
- - für die Lippen 103
- - für die Zunge 103
Musikalität 22, 33
- der Eltern 35
Muskelentspannung, progressive, nach *Jacobson* 92–94
Myasthenia gravis pseudoparalytica 8
myofunktionelle Störungen 20

N

Nachahmung 25
Nachbereitungsphase, Familiengespräch 75–76
Nasalität 42
Negativübungen 50
„nein" sagen 44

O

Obertöne 140
Objektivität 132
ökonomische Stimmgebung 84
operante Konditionierung 49

P

Pädiater 30
pathologische Stimmgebung V
Persönlichkeit 21
Persönlichkeitsausdruck, intrapersonelle Konflikte 123
perzeptive Stimmanalyse 135–138

perzeptiver Eindruck 38–40
- Diagnostikbogen 40
Pezziball 89
Phonation 2
- Baustein stimmtherapeutischer Übungen 88, 97–100
- - Resonanzübungen 98
- - Rufübungen 99
- - Übungen zur Dynamik 99
- - Übungen zur Modulation 99
- - Übungen zum physiologischen Stimmeinsatz 98
- - Übungen zur Singstimme 100
- - Ziele der Phonationsübungen 98
- Stimmtherapie 64
- Vorbilder, phonatorische 35
Phonationsverdickungen (*s.* Stimmlippenknötchen) V, 12–13
Phonationsvorgang 3
Phoniater V
phoniatrische Untersuchung 30
physiologische
- Grundlagen der Kinderstimme 2
- Stimmgebung V
- Vokaleinsetzung 89
physiologischer Stimmeinsatz, Übungen 98
Prävention von Stimmstörung 67
Presstendenz 15
Processus vocalis 10
Prognose
- Grenzen in der Therapie 67–68
- kindliche hyperfunktionelle Dysphonie 26–27
progressive Muskelentspannung nach *Jacobson* 92–94
psychische Faktoren V
psychosoziale Sichtweisen V

Q

qualitative Ergebnisse 142–146
Qualitätsmanagement 132
Qualitätssicherung 65
quantitative Ergebnisse 146–149

R

Randkantenverschiebung 15
Rauchverhalten 35
Raumangebot 23
Raumlagewahrnehmung 91

Sachverzeichnis

Räusperzwang 15
RBH-System 32
Reflux, gastroösopheagaler,
  Dysphonie 4, 9
Reliabilität 132
Resonanzübungen 98
Rhythmik 22
Rhytmusgefühl 33
Rollenspiele, Kommunikations-
  training 64, 116
– Coaching/Promting im Rollen-
  spiel 116–117
– kognitive Verfahren im Rollen-
  spiel 117
– Modelllernen im Rollenspiel 64,
  116
– Phasen eines Rollenspiels 118–119
– Shaping im Rollenspiel 117
– Verhaltensübung in vivo 117–118
Rollenverhalten 24
Rufstimme 42
Rufübungen 99

S

Sanduhrglottis (Schlussinsuffizienz)
  2, 122
Schalldruckpegel 139
Schallleitungsstörung 22
Schallquellen 36
Schlussphase, Familiengespräch
  75–76
Schnappatmung 15
Schreien 19
– Überschreien 25
Schreiverhalten 33
Schweigen 36
Schwelltonvermögen 42
Schwerhörigkeit 22
Schwerpunktsetzung 54
Schwingungsverhalten der Stimm-
  lippen 2
Screening 39
Selbstbewusstsein, geringes
  126–127
Selbstkontrolle V
Sensibilität 33
Sensorik 61
sensorische Verfahren 93
Setting der Therapie 65–67
– Qualitätssicherung 65
– „shaping" im Rollenspiel 117
Singen 21
Singstimme 42
– Übungen 100
Singtechnik 21

Situationshierarchie 87
soziale Faktoren/soziales Umfeld V,
  22–23, 25–26, 35–36, 124
– Fernsehgewohnheiten 36
– Informationsverarbeitung,
  soziale 109–110
– Inkompetenz, soziale 106
– Kompetenz, soziale 106
– Lieblingsbeschäftigungen 36
– psychosoziale Sichtweisen V
– sozial-kommunikative Fakto-
  ren 36–38
sozialkommunikative Defizite,
  Studien 106–111
– Modell sozialkommunikativer
  Kompetenz 108–109
– Ursachen sozialkommunikativer
  Defizite 110–111
– Wahrnehmung sozialkommuni-
  kativer Kompetenz 109–110
Spannung, grobmotorische 19
– Überspannung 19
– Unterspannung 19
Spektogramm 140
spektralanalytische Verfahren 140
Spiele (s. auch Übungen) 128
– feinmotorische Spiele 103
– grobmotorische Spiele 102–103
– Hörspiele zu Sprache und
  Stimme 91
– zur motorischen Förderung
  171–173
– mundmotorische Spiele (s.
  dort) 103
– Rollenspiele (s. dort) 64, 116–119
– Spiele mit Geräuschen 91
Sprache 61
Sprachentwicklung 33, 42
Sprachtherapeutin 4
– Rolle der Therapeutin in der
  Therapie 66–67
Sprechängste V
Sprechanstrengung V
Sprechatmung 97
sprecherische Kompetenz und Stimm-
  kompetenz 107
Sprechprobe 135
Sprechstimmlage, mittlere 2
Stimmanalyse
– akustische 138–142
– perzeptive 135–138
Stimmdynamikbreite 2
Stimme
– Belastbarkeit 38
– Flüsterstimme 14
– Rufstimme 42
– Singstimme 42
Stimmeinsatz 30, 42

– Übungen zum physiologischen
  Stimmeinsatz 98
Stimmentwicklung 2
Stimmfeldmessung 14, 138
Stimmfunktion 2–3
Stimmgebung V
– ökonomische 84
– pathologische V
– physiologische V
Stimmhygiene 175
Stimmklang 31
Stimmkompetenz 107
Stimmlage, Sprechstimmlage,
  mittlere 2
stimmliche
– Leistungsfähigkeit 3
– Vorbilder 22
Stimmlippen
– Parese 4, 7–8
– – doppelseitig 8
– – einseitig 8
– Polypen 4, 7
– Schwingungsverhalten 2
– Synechien (Diaphragma
  laryngis) 5–6, 10
– Zysten 4, 7
Stimmlippenknötchen (Phonations-
  verdickungen) V, 12–13
– Epithelhyperplasien 15
Stimmmissbrauch/
  stimmmissbräuchliches
  Verhalten V, 26
Stimmökonomie 85
Stimmprobleme 26
Stimmqualität 3, 40, 140
Stimmstatus 38, 41
Stimmstörungen (s. auch
  Dysphonien) V, 2–11, 27, 31–46
– Anamnese (s. dort) 31–38
– assoziierte Störungen 85
– Auftechterhaltung V
– Definition 3–4
– Entstehung V
– hormonell bedingte (s. dort) 4, 9
– hyperfunktionelle (s. dort) V, 4,
  10–15, 28–27
– hypofunktionelle 10–11
– Klassifikation 11
– Myasthenia gravis pseudopara-
  lytica 8
– organische und funktionelle
  Ursachen 11
– Prävention 67
– Schweregrad 39
Stimmtagebuch 88
Stimmtherapie (s. auch Therapie) 10,
  54, 64–65, 83–103
– Arbeitsweisen in der Stimmtherapie,

dichotome (s. dort) 86
- Atmung 64
- Bausteine stimmtherapeutischer Übungen (s. dort) 88–103
- begleitende/Begleitsymptome 10
- dichotome Arbeitsweisen in der Stimmtherapie 86
- mehrdimensionales Stimmtherapiekonzept 50
- Phonation 64
- Tonusregulation 64
- Training einzelner Fertigkeiten 64
- Übungsbereiche, stimmtherapeutische 54
- Wahrnehmung (s. dort) 22, 39, 61, 88, 90–92
- Wirkung therapeutsicher Übungen 65
- Ziele stimmtherapeutischen Übungen (s. dort) 83–88
Stimmumfang 2–3, 42
stroboskopische Untersuchung 13
Sulcus glottidis
Symptome V

T

Testgütekriterien 132
Therapie/Therapieverfahren V, 47–68
- Dokumentation 65
- Einflussfaktoren 55
- Entspannungsübungen/-techniken 92–93
- Fallbeispiele 55
- Familiengespräche (s. dort) 61, 70–82
- Fragebögen 65
- Hypothesensuche 55
- Inhalte der Therapie 54
- interdisziplinäres therapeutisches Vorgehen 8
- kommunikationstherapeutische Ansätze 50
- Kommunikationstraining (s. dort) 61, 64, 105–119
- Kontroversen 48–53
- Konzepte V
- medizinische Sichtweisen V, 48–49
- multimodaler/mehrdimensionaler Therapieansatz V, 26, 50–55, 64–65
- Prognose und Grenzen in der Therapie 67–68
- psychosoziale Sichtweisen V
- Rolle der Therapeutin in der Therapie 66–67
- Schwerpunkte und Planung 55–62
- Setting der Therapie (s. dort) 65–67
- standardisierte Therapieansätze 132
- bei Stimmstörungen, kindliche 63–68
- Stimmtherapie (s. dort) 10, 54, 64–65, 83–103
- systemische Ansätze 51
- verhaltenstherapeutische Ansätze (s. dort) 49–50
Therapiebereiche 54
Therapieeffekte 132
Therapieende 54–55
Therapieentscheidungen 55–62
Therapieerfolg 67
Therapiestudien 142–147
Therapiestunden mit dem Kind 127–129
Therapievertrag 85
Tonansatz 41
Tonbandaufnahmen 112–113
- digitale Aufnahmetechnik 65, 134
Tonhaltedauer 42
Tonus 40
Tonusregulation 64, 85
- Baustein stimmtherapeutischer Übungen 88, 92–95
- Übungen 93–95
Tonuswahrnehmung 91
Transfer 85, 87
traumatisch bedingte Dysphonie 4, 9–10
- Intubationsfolgen 9–10
- Larynxstenosen, sekundäre 9
- Larynxtrauma 9
„turn-talking" 25

U

Überbeanspruchung der kindlichen Stimme 18
Überforderung, Indikator 72
Überschreien 25
Übungen (s. auch Spiele) 128
- Artikulationsübungen 101
- Atmungsübungen 96
- Baustein stimmtherapeutischer Übungen (s. Phonation) 88, 97–100
- Dehnungs- und Lockerungsübungen 92–93, 101
- Dynamikübungen 99
- Entspannungsübungen/-techniken 92–93
- Fertigkeitsübungen 88, 101–103
- isotonische und isometrische Übungen 92
- Marionettenübung 95
- Modulationsübungen 99
- Negativübungen 50
- zum physiologischen Stimmeinsatz 98
- Resonanzübungen 98
- Rufübungen 99
- Singstimmübungen 100
- Tonusregulation 64
- Verhaltensübung in vivo 117–118
- Ziele stimmtherapeutischen Übungen (s. dort) 83–88
Umdeutung 71
Umwelt 11
Ursachen
- biopsychosoziales Ursachenmodell 58
- funktionelle 3
- nicht funktionelle 3
- im Modell 25–26
- – Familiengespräch 78
Ursachengefüge V, 26
- komplexes 26
ursachenorientierte Therapieplanung 53–54

V

Validität 132
verbale Komponente
- Kommunikationsfähigkeit 20
- verbal-augmentative Fähigkeit 25
Verhaltensmuster 21
verhaltenstherapeutische Ansätze 49–50
- Therapiestufen 49
- Ziele 49
Verhaltensübung in vivo 117–118
Verhauchung 32
Versagensangst 126–127
Verstärker 49
- negativer 49
- positiver 49
Verstärker 89
Verursachungsmodell, individuelles 53
Videotechnik 134
Vitalkapazität 42
Vokale 89
- physiologische Vokaleinsetzung 89

Sachverzeichnis

vokale Komponente, Kommunikationsfähigkeit 20, 108
Vokalformanten 140
Volumen 3
Vorbereitungsphase, Familiengespräch 74–76
Vorbilder
– phonatorische 35
– stimmliche 22

W

Wahrnehmung, auditiv/akustisch
auditive 22, 39, 61, 88, 90–92
– Atemwahrnehmung 96–97
– Baustein
– – Kommunikationstraining 111–113
– – stimmtherapeutischer Übungen 88
– Bewegungswahrnehmung 91
– Eigenwahrnehmung 84, 87
– Empfindsamkeit für akustische Signale 33
– Fremdwahrnehmung 84
– kinästhetische 90–91
– Körperwahrnehmung 92
– Raumlagewahrnehmung 91
– sozialkommunikative Kompetenz 109–110
– spezifische 90
– Spiele mit Geräuschen 91
– Tonuswahrnehmung 91
– unspezifische 90
Wahrnehmungsfähigkeit 22
Wahrnehmungsschulung 75, 79–81, 90

Wirksamkeitsnachweise 132–134
Wortschatzdefizit 21

Z

zentrale Tendenz, Effekt der 137
Ziele stimmtherapeutischen Übungen 83–88
– Auswahl der Übungen 86–88
– einzelne Ziele 84–85
– Methodik des Vorgehens 85–86
zirkuläres Fragen 71
Zuhören, aktives 72–73
Zuhörverhalten 37
Zungenspiele, mundmotorische 103
Zusatztraining 101

Druck: Saladruck Berlin
Verarbeitung: Buchbinderei Lüderitz&Bauer, Berlin

1	Was ist eine kindliche Stimmstörung?
2	Ätiologie der kindlichen hyperfunktionellen Dysphonie
3	Diagnostik der kindlichen hyperfunktionellen Dysphonie
4	Therapieverfahren
5	Die Therapie bei kindlichen Stimmstörungen
6	Therapiebereich Familiengespräche
7	Therapiebereich stimmtherapeutische Übungen
8	Therapiebereich Kommunikationstraining
9	Fallbeispiel
10	Erfolgskontrollen in der Praxis
11	Anhang
12	Literatur
13	Sachverzeichnis